《医学衷中参西录》遣方用药特色丛书

张锡纯特色验案

ZHANG XICHUN TESE YANAN

主 编 李成文

副主编 申旭辉 王旭晨 张 羽

编 委 李俊涛

石玲玲 张睿彤 王月清

刁贝贝 陈红娟

河南科学技术出版社

·郑州·

内容提要

《张锡纯特色验案》以《医学衷中参西录》为蓝本,将"中医近代第一人"张锡纯临床医案归纳整理,以临床科目为纲,以疾病为目,分内、妇、儿、外、五官诸科编排,便于读者系统学习张氏独特的辨证思路、组方原则、用药特点及配伍技巧,借助经典,启迪后学。本书适合中医临床医师、中医院校学生及广大中医爱好者研读、参考。

图书在版编目（CIP）数据

张锡纯特色验案/李成文主编. —郑州：河南科学技术出版社，2024.1

ISBN 978-7-5725-1119-6

Ⅰ.①张… Ⅱ.①李… Ⅲ.①医案-汇编-中国-现代 Ⅳ.①R249.7

中国国家版本馆 CIP 数据核字（2023）第 170616 号

出版发行：河南科学技术出版社
　　　　　北京名医世纪文化传媒有限公司
　　　　　地址：北京市丰台区万丰路 316 号万开基地 B 座 115 室　邮编：100161
　　　　　电话：010-63863186　010-63863168
策划编辑：邓　为　赵东升
责任编辑：赵东升　王明惠
责任审读：周晓洲
责任校对：龚利霞
封面设计：中文天地
版式设计：崔刚工作室
责任印制：程晋荣
印　　刷：河南省环发印务有限公司
经　　销：全国新华书店、医学书店、网店
开　　本：850 mm×1168 mm　1/32　**印张**：8.25　**字数**：215 千字
版　　次：2024 年 1 月第 1 版　　2024 年 1 月第 1 次印刷
定　　价：49.00 元

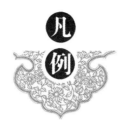

疾病名按照相关标准,参考教材并结合临床实际分类命名。

医案按内、妇、儿、外、五官分科。

内科医案按肺系、心系、脾胃、肝胆、肾系、气血津液、肢体经络排列。

妇科医案按月经病、带下病、孕产与产后病、乳房疾病、妇科杂病排列,并将传统外科疾病中与妇科相关的乳痈、乳癖、乳核、乳岩及便毒、杨梅疮等医案调整到妇科,对儿科疾病中涉及的妇科医案也调整到妇科,以满足临床需要。

儿科医案选择的年龄是十四岁(含十四岁)以下;对于部分医案中"一小儿"的提法则视医案出处的具体情况确定是否为儿科医案。

外科医案按疮疡、丹毒、流注、瘰疬、瘿、瘤/岩、皮肤病、性传播疾病、肛门直肠疾病排列。

五官科医案按眼、鼻、耳、口齿、咽喉顺序排列。

医案方药剂量原文照录,不加注解。

对部分医案或承上启下,或附于医论,或附于方剂,或附于本草,或案中只有方剂名称而无组成和剂量,采用加"编者注"的形式,将所用药物放在括号中,便于参考。

少数医案被张锡纯反复引用,但文字不尽一致,为减少重复,用括号标出其他出处,并加编者按。

每个医案均标出具体出处,方便快捷查找医案原文出处。

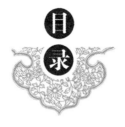

第一章 内科医案

感冒

案 1 李姓少年,得伤寒证已过旬日,表证未罢,时或恶寒,头犹微疼,舌苔犹白,心中微觉发热,小便色黄,脉象浮弦,重按似有力,此热入太阳之腑也。投以麻黄汤,为加知母八钱,滑石六钱,服后一汗而愈。(《医学衷中参西录·论伤寒脉紧及用麻黄汤之变通法》)

案 2 邻村夏姓,年三十余,秋冬令感冒风寒,周身恶寒无汗,胸间烦躁,原是大青龙汤证。医者投以麻黄汤,服后分毫无汗,而烦躁益甚,几至疯狂。其脉洪滑异常,两寸皆浮,而右寸尤甚。投以拙拟寒解汤(寒解汤:生石膏一两、知母八钱、连翘一钱五分、蝉蜕一钱五分,主治周身壮热,心中热而且渴,舌上苔白欲黄,其脉洪滑。或头犹觉疼,周身犹有拘束之意者。编者注),覆杯之顷,汗出如洗而愈。(《医学衷中参西录·伤寒风温始终皆宜汗解说》)

案 3 一妪年近六旬,感冒风寒,投以发表之剂,中有桂枝,一服而愈。后数月又得感冒证,兼有心中积热,自服原方,竟至吐血。由斯观之,此证既血热,有将衄之势,桂枝汤亦似难用,纵有表证宜解,拟用麻黄汤,去桂枝,加知母、芍药,方为稳妥。(《医学衷中参西录·治伤寒方》)

案 4 一人,年四十余。为风寒所束不得汗,胸中烦热,又兼

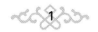

喘促。医者治以苏子降气汤,兼散风清火之品,数剂病益进。诊其脉,洪滑而浮,投以寒解汤,须臾上半身即出汗。又须臾,觉药力下行,至下焦及腿亦皆出汗,病若失。(《医学衷中参西录·治温病方》)

案5 一人年近四旬,身体素羸弱,于季冬得伤寒症,医者投以麻黄汤汗无分毫,求为诊治,其脉似紧而不任重按,遂于麻黄汤中加生黄芪、天花粉各五钱,一剂得汗而愈。(《医学衷中参西录·太阳病麻黄汤证》)

案6 一人年三十余。于冬令感冒风寒,周身恶寒无汗,胸间烦躁。原是大青龙汤证,医者投以麻黄汤。服后汗无分毫,而烦躁益甚,几至疯狂。诊其脉,洪滑异常,两寸皆浮,而右寸尤甚。投以寒解汤,覆杯之顷,汗出如洗而愈。审是则寒解汤不但宜于温病,伤寒现此脉者,投之亦必效也。(《医学衷中参西录·治温病方》)

案7 一人年逾弱冠,禀赋素羸弱。又专心医学,昕夕研究,颇费深思。偶于初夏,往邑中办事,因受感冒病于旅邸,求他医治疗,将近一旬,病犹未愈。时适愚自他处旋里,路经其处,闻其有病,停车视之,正值其父亦来看视,见愚喜甚,盖其人亦略识医学,素深信愚者也。时正为病人煎药。视其方乃系发表之剂,及为诊视,则白虎汤证也。嘱其所煎之药,千万莫服。其父求为疏方,因思病者禀赋素弱,且又在劳心之余,若用白虎汤原宜加人参,然其父虽借愚,而其人实小心过度,若加人参,石膏必须多用,或因此不敢径服,况病者未尝下,且又不渴,想但用白虎汤不加人参亦可奏效。遂为开白虎汤原方,酌用生石膏二两,其父犹嫌其多。愚曰:此因君平素小心特少用耳,非多也。又因脉有数象,外加生地黄一两以滋其阴分。嘱其煎汤两盅分两次温饮下,且嘱其若服后热未尽退,其大便不滑泻者,可即原方仍服一剂。迨愚旋里后,其药只服一剂,热退十之八九,虽有余热未清,不敢再服。迨旬日大便燥结不下,两腿微肿,拟再迎愚诊视,适有其友人某,稍知医学,谓其腿肿系为前次重用生石膏二两所伤。其父信友人之言,遂改延他医,见其大便燥结,投以降下之剂,方中重用大黄八钱,将药服下其人即不能语矣。其父见病势垂危,急遣人迎愚,未及诊视而亡矣。夫此证之所以便结腿肿者,因其余热未清,药即停止也。乃调养既失之于前,又误药之于后,竟至一误再误,而不及挽救,使其当时不听其友之妄论,仍迎愚为诊治,或再投以白虎汤,或投以白虎加人参汤,将石膏加重用之,其大便即可因服凉润之药而通下,大便既通,小便自利,腿之肿者不治自愈矣。就此案观之,则知大柴胡汤中用大黄,诚不如用石膏也(重用白虎汤即可代承气,曾于前节论承气汤时详言之)。盖愚当成童时,医者多笃信吴又可,用大剂承气汤以治阳明腑实之证,莫不随手奏效。及愚业医时,从前之笃信吴又可者,竟恒多偾事,此相隔不过十余年耳,况汉季至今千余年哉。盖愚在医界颇以善治寒温知名,然对于白虎汤或白虎加人参汤,旬日之间必用数次,而对于承气汤恒终岁未尝一用也。非敢任意左右古方,且僭易古方,此诚为救人计而甘冒不韪之名。医界同人之览斯编者尚其谅之。(《医学衷中参西录·论大柴胡汤证》)

案8 一人亦年近四旬,初得外感,经医甫治愈,即出门做事,又重受外感,内外俱觉寒凉,头疼气息微喘,周身微形寒战,诊其脉六部皆无,重按亦不见,愚不禁骇然,问其心中除觉寒凉外别无所苦,知犹可治,不至有意外之虑,遂于麻黄汤原方中为加生黄芪一两,服药后六脉皆出,周身得微汗,病遂愈。(《医学衷中参西录·太阳病麻黄汤证》)

案9 一少年,于季冬得伤寒证,其人阴分素亏,脉近六至,且甚弦细,身冷恶寒,舌苔淡白。延医诊视,医者谓脉数而弱,伤寒虽在初得,恐不可用麻黄强发其汗。此时愚应其近邻之聘,因邀愚至其家,与所延之医相商。愚曰:麻黄发汗之力虽猛,然少用则无妨,再辅以补正之品,自能稳妥奏功矣。遂为疏方:

麻黄钱半,桂枝尖一钱,杏仁、甘草各钱半,又为加生怀山药、北沙参各六钱。

嘱其煎汤服后,若至两点钟不出汗,宜服西药阿司匹林二分许,以助其出汗。后果如法服之,周身得汗而愈矣。(《医学衷中参西录·论伤寒脉紧及用麻黄汤之变通法》)

案10 一叟,年六旬余。素吸鸦片,羸弱多病,于孟冬感冒风寒,其脉微弱而浮。愚用生黄芪数钱,同表散之药治之,得汗而愈。间日,因有紧务事,冒寒出门,汗后重感,比前较剧。病卧旅邸,不能旋里。因延彼处医者延医,时身热饮水,病在阳明之腑。医者因其脉微弱,转进温补,病益进。更延他医,以为上有浮热,下有实寒,用附子、吴茱萸,加黄连治之。服后,齿龈尽肿,且甚疼痛,时觉烦躁,频频饮水,不能解渴。不得已复来迎愚。至诊其脉细而数,按之略实。遂投以此汤(白虎加人参以山药代粳米汤:生石膏三两、知母一两、人参六钱、生山药六钱、甘草三钱;主治寒温实热已入阳明之腑,燥渴嗜饮凉水,脉象细数。编者注),加玄参六钱,以散其浮游之热。一剂牙疼即愈,烦躁与渴亦见轻。翌日用原方去玄参,将药煎成,调入生鸡子黄三枚,作三次温饮下,大便得通而愈。(《医学衷中参西录·治伤寒温病同用方》)

案11 友人毛仙阁夫人,年近七旬,于正月中旬,伤寒无汗。原是麻黄汤证,因误服桂枝汤,汗未得出,上焦陡觉烦热恶心,闻药气即呕吐,但饮石膏所煮清水及白开水亦呕吐。惟昼夜吞小冰块可以不吐,两日之间,吞冰若干,而烦热不减,其脉关前洪滑异常。俾用鲜梨片,蘸生石膏细末嚼咽之,遂受药不吐,服尽二两而病愈。(《医学衷中参西录·石膏解》)

伤　寒

案1 表兄王瑞亭,年四十余,身形素虚,伤寒四五日间,延为诊视。其脉关前洪滑,两尺无力。为开拙拟仙露汤(仙露汤:生石膏三两、玄参一两、连翘三钱、粳米五钱,主治寒温阳明证,表里俱热,心中热嗜凉水,而不至燥渴,脉象洪滑,而不至甚实。舌苔白厚,或白而微黄,或有时背微恶寒者。编者注),因其尺弱,嘱其将药徐徐饮下,一次只温饮一大口,防其寒凉侵下焦也。病家忽愚所嘱,竟顿饮之,遂致滑泻数次,多带冷沫,上焦益觉烦躁,鼻如烟熏,面如火炙,其关前脉大于从前一倍,数至七至。知其已成戴阳之证,急用野台参一两,煎汤八分茶盅,兑童便半盅(须用五岁以上童子便),将药碗置凉水盆中,候冷顿饮之。又急用知母、玄参、生地各一两,煎汤一大碗候用。自服参后,屡诊其脉。过半点钟,脉象渐渐收敛,脉搏似又加数,遂急用候服之药炖极热,徐徐饮下,一次只饮药一口,阅两点钟尽剂,周身微汗而愈。(《医学衷中参西录·论火不归原治法》)

案2　奉天(即今之辽宁省沈阳市,编者注)财政厅科员刘仙舫,年二十五六,于季冬得伤寒,经医者误治,大便滑泻无度,而上焦烦热,精神昏愦,时作谵语,脉象洪数,重按无力。遂重用生山药两半,滑石一两,生杭芍六钱,甘草三钱,一剂泻止。上焦烦热不退,仍作谵语。爰用玄参、沙参诸凉润之药清之,仍复滑泻,再投以前方一剂泻又止,而上焦之烦热益甚,精神亦益昏愦,毫无知觉。仙舫家营口,此时其家人毕至,皆以为不可复治。诊其脉虽不实,仍有根柢,至数虽数,不过六至,知犹可治,遂慨切谓其家人曰:果信服余药,此病尚可为也。其家人似领悟。为疏方用:

大剂白虎加人参汤,更以生山药一两代粳米,大生地一两代知母。煎汤一大碗,嘱其药须热饮,一次只饮一口,限以六句钟内服完,尽剂而愈。(《医学衷中参西录·山药解》)

案3　毛姓少年,伤寒已过旬日,阳明火实,大便燥结,原是承气汤证。然下不妨迟,愚对于此证,恒先用白虎汤清之,多有因服白虎汤大便得通而愈者。于是投以大剂白虎汤,一日连进二剂,至晚九句钟,火似见退而精神恍惚,大便亦未通行。诊其脉,变为弦象,夫弦主火衰,亦主气虚,知其证清解已过,而其大便仍不通者,因其气分亏损,不能运行白虎汤凉润之力也。遂单用人参五

钱,煎汤俾服之,须臾大便即通,病亦遂愈。(《医学衷中参西录·人参解》)

案4 天津钱姓壮年,为外洋饭店经理,得伤寒证,三四日间延为诊视,其脉象洪滑甚实,或七八动一止,或十余动一止,其止皆在左部,询其得病之由,知系未病之前曾怒动肝火,继又出门感寒,遂得斯病,因此知其左脉之结乃肝气之不舒也。为疏方,仍白虎加人参汤加减:

生石膏细末四两、知母八钱、以生山药代粳米用六钱、野台参四钱、甘草三钱,外加生莱菔子四钱捣碎。

煎汤三盅,分三次温服下。结脉虽除,而脉象仍有余热,遂即原方将石膏减去一两,人参、莱菔子各减一钱,仍如前煎服,其大便从前四日未通,将药三次服完后,大便通下,病遂痊愈。

按:此次所用之方中不以生地黄代知母者,因地黄之性与莱菔子不相宜也。又愚治寒温证不轻用降下之品,其人虽热入阳明之腑,若无大便燥硬,欲下不下之实征,亦恒投以大剂白虎汤清其热,热清大便恒自通下。是以愚日日临证,白虎汤实为常用之品,承气汤恒终岁不一用也。(《医学衷中参西录·太阳病炙甘草汤证》)

案5 同邑友人毛仙阁之三子哲嗣印棠,年三十二岁,素有痰饮,得伤寒证,服药调治而愈。后因饮食过度而复,服药又愈。后数日又因饮食过度而复,医治无效。四五日间,延愚诊视,其脉洪长有力,而舌苔淡白,亦不燥渴,食梨一口即觉凉甚,食石榴子一粒,心亦觉凉。愚舍证从脉,为开大剂白虎汤方,因其素有痰饮,加清半夏数钱,其表兄高夷清在座,邑中之宿医也,疑而问曰:此证心中不渴不热,而畏食寒凉如此,以余视之虽清解药亦不宜用,子何所据而用生石膏数两乎?

答曰:此脉之洪实,原是阳明实热之证,其不觉渴与热者,因其素有痰饮湿胜故也。其畏食寒凉者,因胃中痰饮与外感之热互相胶漆,致胃腑转从其化与凉为敌也。仙阁素晓医学,信用愚言,两日夜间服药十余次,共用生石膏斤余,脉始和平,愚遂旋里。隔两日复来相迎,言病患反复甚剧,形状异常,有危在顷刻之虑。因思此证治愈甚的,何至如此反复。既至,见其痰涎壅盛,连连咳吐不竭,精神恍惚,言语错乱,身体颤动,诊其脉平和无病,惟右关胃气稍弱。愚恍然会悟,急谓其家人曰:此证万无闪失,前因饮食过度而复,此次又因戒饮食过度而复也。其家人果谓有鉴前失,数日之间,所与饮食甚少。愚曰:此无须用药,饱食即可愈矣。其家人虑其病状若此,不能进食。愚曰:无庸如此多虑,果系由饿而得之病,见饮食必然思食。其家人依愚言,时已届晚八句钟,至黎明进食三次,每次撙节与之,其病遂愈。(《医学衷中参西录·石膏解》)

案6 一媪年近七旬,于正月中旬,伤寒无汗,原是麻黄汤证,因误服桂枝汤,遂成白虎汤证,而上焦烦热太甚,闻药气即呕吐,单饮所放石膏清水亦吐出,俾用鲜梨片蘸生石膏细末嚼咽之,服尽二两病遂愈。(《医学衷中参西录·治伤寒温病同用方》)

案7 一农业学校朱姓学生,患伤寒三四日,蜷卧昏昏似睡,间作谵语,呼之眼微开,舌上似无苔,而舌皮甚干,且有黑斑,咽喉疼痛,小便赤而热,大便数日未行,脉微细兼沉,心中时觉发热,而肌肤之热度如常。此乃少阴伤寒之热证,因先有伏气化热,乘肾脏虚损而窜入少阴,遏抑肾气不能上达,是以上焦燥热而舌斑咽痛也,其舌上有黑斑者,亦为肾虚之现象。至其病既属热而脉微细者,诚以脉发于心,肾气因病不能上达与心相济,其心之跳动即无力,此所以少阴伤寒无论或凉或热其脉皆微细也。遂为疏方:

生石膏细末二两,生怀山药一两,大潞参六钱,知母六钱,甘草二钱,先用鲜茅根二两煮水,以之煎药,取清汤三盅,每温服一盅调入生鸡子黄一枚。

服药一次后,六脉即起,服至二次,脉转洪大,服至三次,脉象又渐和平,精神亦复,舌干咽痛亦见愈。翌日即原方略为加减,再

服一剂,诸病痊愈。(《医学衷中参西录·详论咽喉证治法》)

案8 一人冬日得伤寒证,胸中异常烦躁,医者不识为大青龙汤证,竟投以麻黄汤,服后分毫无汗,胸中烦躁益甚,自觉屋隘莫能容,诊其脉洪滑而浮,治以大青龙汤,为加天花粉八钱,服后五分钟,周身汗出如洗,病若失。

或问:服桂枝汤者,宜微似有汗,不可令如水流漓,病必不除;服麻黄汤者,覆取微似汗,知亦不可令汗如水流漓也。今于大青龙汤中加花粉,服汤后竟汗出如洗而病若失者,何也?

答曰:善哉问也,此中原有妙理,非此问莫能发之。凡伤寒、温病,皆忌伤其阴分,桂枝汤证与麻黄汤证,禁过发汗者恐伤其阴分也。至大青龙汤证,其胸中蕴有燥热,得重量之石膏则化合而为汗,其燥热愈深者,化合之汗愈多,非尽量透发于外,其燥热即不能彻底清肃,是以此等汗不出则已,出则如时雨沛然莫可遏抑。盖麻黄、桂枝等汤,皆用药以祛病,得微汗则药力即能胜病,是以无事过汗以伤阴分。至大青龙汤乃合麻、桂为一方,又去芍药之酸收,益以石膏之辛凉,其与胸中所蕴之燥热化合,犹如冶红之铁沃之以水,其热气自然蓬勃四达,此乃调燮其阴阳,听其自汗,此中精微之理,与服桂枝、麻黄两汤不可过汗者,迥不侔也。

或问:大青龙汤证,当病之初得何以胸中即蕴此大热?

答曰:此伤寒中伏气化热证也(温病中有伏气化热,伤寒中亦有伏气化热)。因从前所受外寒甚轻,不能遽病,惟伏藏于三焦脂膜之中,阻塞升降之气化,久而化热,后又因薄受外感之激动,其热陡发,窜入胸中空旷之腑,不汗出而烦躁,夫胸中原为太阳之腑(胸中及膀胱皆为太阳之腑,其理详六经总论中),为其犹在太阳,是以其热虽甚而仍可汗解也。(《医学衷中参西录·太阳病大青龙汤证》)

案9 一人患伤寒热入阳明之腑,脉象有力而兼硬,时作谵语,按此等脉原宜投以白虎加人参汤,而愚时当少年,医学未能深造,竟予以大剂白虎汤,俾分数次温饮下,翌日视之热已见退,而脉搏转数,谵语更甚,乃恍然悟会,改投以白虎加人参汤煎一大剂,分三次徐徐温饮下,尽剂而愈。盖白虎汤证其脉宜见滑象,脉有硬象即非滑矣,此中原有阴亏之象,是以宜治以白虎加人参汤,而不可但治以白虎汤也。自治愈此案之后,凡遇其人脉数或弦硬,或年过五旬,或在劳心劳力之余,或其人身形素羸弱,即非在汗吐下后,渴而心烦者,当用白虎汤时,皆宜加人参,此立足于不败之地,战则必胜之师也(张锡纯分析白虎加人参汤证病机时指出,白虎加人参汤所主之证,或渴、或烦、或舌干,固由内陷之热邪所伤,实亦由其人真阴亏损也。人参补气之药非滋阴之药,而加于白虎汤中,实能于邪火炽盛之时立复真阴,此中盖有化合之妙也。编者注)。(《医学衷中参西录·续申白虎加人参汤之功用》)

案 10 一人,年二十余。伤寒六七日,头疼恶寒,心中发热,咳吐黏涎。至暮尤寒热交作,兼眩晕,心中之热亦甚。其脉浮弦,重按有力,大便五日未行。投以此汤(通变大柴胡汤:柴胡三钱、薄荷三钱、知母四钱、大黄四钱;主治伤寒温病,表证未罢,大便已实者;若治伤寒则以防风易薄荷。编者注),加生石膏六钱、芒硝四钱,下大便二次。上半身微见汗,诸病皆见轻。惟心中犹觉发热,脉象不若从前之浮弦,而重按仍有力。拟投以白虎加人参汤,恐当下后,易作滑泻,遂以生山药代粳米,连服两剂痊愈。(《医学衷中参西录·治伤寒方》)

案 11 一人年过三旬,于初春患伤寒证,经医调治不愈。七八日间延为诊视,头疼,周身发热,恶心欲吐,心中时或烦躁,头即有汗而身上无汗,左右脉象皆弦,右脉尤弦而有力,重按甚实,关前且甚浮。即此脉论,其左右皆弦者,少阳也,右脉重按甚实者,阳明也,关前之脉浮甚者,太阳也,此为三阳合病无疑。其既有少阳病而无寒热往来者,缘与太阳、阳明相并,无所为往无所为来也。遂为疏方:

生石膏、玄参各一两、连翘三钱、茵陈、甘草各二钱。

俾共煎汤一大盅顿服之,将药服后,俄顷汗出遍体,近一点钟,其汗始竭,从此诸病皆愈。其兄颇通医学,疑而问曰:此次所服药中分毫无发表之品,而服后竟由汗解而愈者何也?

答曰:出汗之道,在调剂其阴阳,听其自汗,非可强发其汗也,若强发其汗,则汗后恒不能愈,且转至增剧者多矣。如此证之三阳相并,其病机本欲借径于手太阴之络而外达于皮毛,是以右脉之关前独浮也,乃因其重按有力,知其阳明之积热,犹团结不散,故用石膏、玄参之凉润者,调剂其燥热,凉热化合,自能作汗,又少加连翘、茵陈(可代柴胡)以宣通之,遂得尽随病机之外越者,达于皮毛而为汗解矣,此其病之所以愈也。其兄闻之,甚为叹服曰:先生之妙论自古未有也,诚能于医学否塞之时放异样光明者矣。

(《医学衷中参西录·少阳篇三阳合病之治法》)

案12 一少年,时当夏季,午间恣食西瓜,因夜间失眠,遂于食余当窗酣睡,值东风骤至,天气忽变寒凉,因而冻醒,其未醒之先,又复梦中遗精,醒后遂觉周身寒凉抖战,腹中隐隐作疼,须臾觉疼浸加剧。急迎为诊治,其脉微细若无,为疏方用:

麻黄二钱,乌附子三钱,细辛一钱,熟地黄一两,生山药、净萸肉各五钱,干姜三钱,公丁香十粒。

共煎汤服之。服后温覆,周身得微汗,抖战与腹疼皆愈。此于麻黄附子细辛汤外而复加药数味者,为其少阴暴虚腹中疼痛也。(《医学衷中参西录·少阴病麻黄附子细辛汤证》)

案13 一少年,素伤于烟色。夏月感冒时气,心中发热,因多食西瓜,遂下利清谷,上焦烦躁异常。急迎愚诊视,及至已昏不知人。其脉上盛下虚,摇摇无根,数至六至。为疏方用:

附子钱半,干姜二钱,炙甘草三钱,人参四钱,葱白五寸,生芍药五钱,又加龙骨、牡蛎、玄参各四钱。

煎汤一大盅,顿饮之。须臾苏醒,下利与烦躁皆愈。时有医者二人在座,皆先愚至而未敢出方,见愚治愈,问先生何处得此良方。

答曰:此仲景方,愚不过加药三味耳,诸君岂未之见耶。遂为发明通脉四逆汤之精义,并谓其善治戴阳证。二医者皆欣然,以为闻所未闻云。(《医学衷中参西录·治伤寒温病同用方·仙露汤》)

案14　一少年于初春得伤寒,先经他医治愈,后因饮食过度,病又反复,投以白虎汤治愈。隔三日,陡然反复甚剧,精神恍惚,肢体颤动,口中喃喃皆不成语。诊其脉,右部寸关皆无力而关脉尤不任循按。愚曰:此非病又反复,必因前次之过食病复,而此次又戒饮食过度也。饱食即可愈矣。其家人果谓有鉴前失,数日所与饮食甚少,然其精神昏愦若斯,恐其不能饮食。愚曰:果系因饿而成之病,与之食必然能食。然仍须撙节与之,多食几次可也。其家人果依愚言,十小时中连与饮食三次,病若失。(《医学衷中参西录·论伤寒温病神昏谵语之原因及治法》)

案15　一叟年近六旬,得伤寒证,四五日间表里大热,其脉象洪而不实,现有代象,舌苔白而微黄,大便数日未行。为疏方用:

生石膏三两、大生地一两、野台参四钱、生怀山药六钱、甘草三钱。

煎汤三盅,分三次温饮下。将三次服完,脉已不代,热退强半,大便犹未通下,遂即原方减去石膏五钱、加天冬八钱、仍如从前煎服,病遂痊愈(张氏注解炙甘草汤时阐发说,又脉象结代而兼有阳明实热者,但治以炙甘草汤恐难奏功,宜借用白虎加人参汤,以炙甘草汤中生地黄代方中知母,生怀山药代方中粳米。编者注)。(《医学衷中参西录·太阳病炙甘草汤证》)

案16　一叟年六旬。素亦羸弱多病,得伤寒证,绵延十余日。舌苔黄厚而干,心中热渴,时觉烦躁。其不烦躁之时,即昏昏似睡,呼之,眼微开,精神之衰惫可知。脉象细数,按之无力。投以凉润之剂,因其脉虚,又加野台参佐之。大便忽滑泻,日下数次。因思此证,略用清火之药,即滑泻者,必其下焦之气化不固。先用药固其下焦,再清其上焦、中焦未晚也。遂用熟地黄二两,酸石榴一个,连皮捣烂,同煎汤一大碗。分三次温饮下,大便遂固。间日投以此方(白虎加人参以山药代粳米汤:生石膏三两、知母一两、人参六钱、生山药六钱、甘草三钱;主治寒温实热已入阳明之腑,燥渴嗜饮凉水,脉象细数。编者注),将山药改用一两,以生地黄代知母,煎汤成,徐徐温饮下,一次只饮药一大口。阅八点钟,始尽剂,病愈强半。翌日又按原方,如法煎服,病又愈强半。第三日又按其方服之,尽剂而愈。

按:熟地黄原非治寒温之药,而病至极危时,不妨用之,以救一时之急。故仲景治脉结代,有炙甘草汤,亦用干地黄,结代亦险脉也。加无酸石榴时,可用龙骨、牡蛎各五钱代之。(《医学衷中参西录·治伤寒温病同用方·白虎加人参以山药代粳米汤》)

案17 忆五年前,族家姊,年七旬有三,忽得瘫痪证。迎愚诊视,既至见有医者在座,用药一剂,其方系散风补气理痰之品,甚为稳善。愚亦未另立方。翌日,脉变洪长,知其已成伤寒证。先时愚外祖家近族有病者,订于斯日迎愚,其车适至。愚将行,谓医者曰:此证乃瘫痪基础预伏于内,今因伤寒而发,乃两病偕来之证。然瘫痪病缓,伤寒病急。此证阳明实热,已现于脉,非投以白虎加人参汤不可,君须放胆用之,断无差谬。后医者终畏石膏寒凉,又疑瘫痪证不可轻用凉药。迟延二日,病势垂危,复急迎愚。及至则已夜半矣。诊其脉,洪而且数,力能搏指,喘息甚促,舌强直,几不能言。幸喜药坊即在本村,急取白虎加人参汤一剂,方中生石膏用三两,煎汤两盅,分两次温饮下,病稍愈。又单取生石膏四两,煮汁一大碗,亦徐徐饮下,至亭午尽剂而愈。后瘫痪证调治不愈,他医竟归咎于愚。谓从前用过若干石膏,所以不能调治。吁!年过七旬而瘫痪者,愈者几人!独不思愚用石膏之时,乃挽回已尽之人命也。且《金匮》治热瘫痫有风引汤,原石膏与寒水石并用,彼谤愚者,生平盖未见《金匮》也。(本案在《医学衷中参西录·治肢体痿废方·补偏汤》中也有记录:忆数年前,族家姊,年七旬有三,得偏枯证。三四日间,脉象洪实,身热燥渴,喘息迫促,舌强直几不能言。愚曰：此乃瘫痪基础预伏于内，今因外感而发也。然外感之热已若燎原，宜先急为治愈，然后再议他证。遂仿白虎加人参之意，共用生石膏十两，大热始退。编者注）。（《医学衷中参西录·治伤寒温病同用方》）

案18　邑诸生刘干臣，愚之契友也，素非业医而喜与愚研究医学。其女适邑中某氏，家庭之间多不适意，于季秋感冒风寒，延其近处医者治不愈。干臣邀愚往诊。病近一旬，寒热往来，其胸中满闷烦躁皆甚剧，时作呕吐，脉象弦长有力。愚语干臣曰：此大柴胡汤证也，从前医者不知此证治法，是以不愈。干臣亦以愚言为然，遂为疏方用：

柴胡四钱，黄芩、芍药、半夏各三钱，生石膏捣碎两半，竹茹四钱，生姜四片，大枣四枚。煎服。

干臣疑而问曰：大柴胡汤原有大黄、枳实，今减去之，加石膏、竹茹，将勿药力薄弱难奏效乎？

答曰：药之所以能愈病者，在对证与否，不在其力之强弱也，宜放胆服之，若有不效，余职其咎。病人素信愚，闻知方中有石膏，亦愿急服，遂如方煎服一剂。须臾，觉药有推荡之力，胸次顿形开朗，烦躁呕吐皆愈。干臣疑而问曰：余疑药力薄弱不能奏效，而不意其奏效更捷，此其理将安在耶？

答曰：凡人得少阳之病，其未病之先，肝胆恒有不舒，木病侮土，脾胃亦恒先受其扰。迨其阳明在经之邪，半入于腑、半传于少阳，于斯阳明与少阳合病，其热之入于腑中者，原有膨胀之力，复有肝胆以扰之，其膨胀之热，益逆行上干而凌心，此所以烦躁与胀满并剧也。小柴胡汤去人参原可舒其肝胆，肝胆既舒，自不复扰及脾胃，又重用石膏，以清入腑之热，俾其不复膨胀上干，则烦躁与满闷自除也。况又加竹茹之开胃止呕者以辅翼之，此所以奏效甚捷也。此诚察于天地之气化，揆诸生人之禀赋，而有不得不为变通者矣。干臣闻之，甚为叹服曰：聆此妙论，茅塞顿开，觊我良多矣。（《医学衷中参西录·论大柴胡汤证》）

案 19 张月楼,少愚八岁,一方之良医也。其初习医时,曾病少阳伤寒,寒热往来,头疼发热,心中烦而喜呕,脉象弦细,重按有力。愚为疏方调治,用:

柴胡四钱,黄芩、人参、甘草、半夏各三钱,大枣四枚,生姜三大片,生石膏一两。煎汤一大盅服之。

月楼疑而问曰:此方乃小柴胡汤外加生石膏也,按原方中分量,柴胡半斤以一两折为今之三钱计之,当为二两四钱、复三分之,当为今之八钱,今方中他药皆用其原分量,独柴胡减半,且又煎成一盅服之,不复去滓重煎,其故何也?弟初习医,未明医理,愿兄明以教我也!

答曰:用古人之方,原宜因证、因时为之变通,非可胶柱鼓瑟也。此因古今气化略有不同,即人之禀赋遂略有差池,是以愚用小柴胡汤时,其分量与药味,恒有所加减。夫柴胡之性,不但升提,实原兼有发表之力,古法去滓重煎者,所以减其发表之力也。今于方中加生石膏一两以化其发表之力,即不去滓重煎,自无发表之虞,且因未经重煎,其升提之力亦分毫无损,是以止用一半,其力即能透膈上出也。放心服之,自无差谬。月楼果信用愚言,煎服一剂,诸病皆愈。(《医学衷中参西录·少阳病小柴胡汤证》)

温 病

案 1 奉天商业学校校长李葆平,得风温证,发热,头疼,咳嗽。延医服药一剂,头疼益剧,热嗽亦不少减。其脉浮洪而长,知其阳明经腑皆热也。视所服方,有薄荷、连翘诸药以解表,知母、玄参诸药以清里,而杂以橘红三钱,诸药之功尽为橘红所掩矣。为即原方去橘红,加生石膏一两,一剂而愈。(《医学衷中参西录·虚劳温病皆忌橘红说》)

案 2 奉天宪兵营陈连长夫人,年二十余,于季春得温病,四五日间延为诊治。其证表里俱热,脉象左右皆洪实,腹中时时切疼，大便日下两三次，舌苔厚而微黄，知外感邪热已入阳明之腑，而肝胆乘时令木气之旺，又挟实热以侮克中土，故腹疼而又大便勤也，亦投以前方，加鲜茅根三钱，一剂腹疼便泻即止，又服一剂痊愈。观此二案，《伤寒论》诸方，腹痛皆加芍药，不待疏解而自明也。至于茅根入药，必须鲜者方效，若无鲜者可不用。（《医学衷中参西录·芍药解》）

案3　奉天小南门里，连奉澡堂司账曲玉轩，年三十余，得温病，两三日恶心呕吐，五日之间饮食不能下咽，来院求为诊治。其脉浮弦，数近六至，重按无力，口苦心热，舌苔微黄。因思其脉象浮弦者，阳明与少阳合病也，二经之病机相并上冲，故作呕吐也；心热口苦者，内热已实也；其脉无力而数者，无谷气相助又为内热所迫也。因思但用生赭石煮水饮之，既无臭味，且有凉镇之力，或可不吐。遂用生赭石二两，煎水两茶杯，分两次温饮下，饮完仍复吐出，病人甚觉惶恐，加以久不饮食，形状若莫可支持。愚曰：无恐，再用药末数钱，必能立止呕吐。遂单用生赭石细末五钱，开水送服，觉恶心立止，须臾胸次通畅，进薄粥一杯，下行顺利。从此饮食不复呕吐，而心中犹发热，舌根肿胀，言语不利，又用生石膏一两，丹参、乳香、没药、连翘各三钱，连服两剂痊愈。（《医学衷中参西录·赭石解》）

案4　奉天烟酒公卖局科员许寿庵，年二十余。得温病。三四日觉中脘郁结，饮食至其处不下行，仍上逆吐出。来院求为诊治。其脉沉滑而实，舌苔白而微黄。表里俱觉发热，然不甚剧。自言素多痰饮，受外感益甚。因知其中脘之郁结，确系外感之邪与痰饮相凝滞也。先投以荡胸汤（瓜蒌仁二两、生代赭石二两、紫苏子六钱、芒硝四钱。编者注），两点钟后，仍复吐出。为拟此方（一味莱菔子汤：莱菔子生熟各一两。编者注），一剂结开，可受饮食。继投以清火理痰之品，两剂痊愈。

按：此证若服荡胸汤，将方中赭石细末留出数钱，开水送下，再服汤药亦可不吐，其结亦必能开。非莱菔子汤之力胜于荡胸汤也,而试之偶效,尤必载此方者,为药性较荡胸汤尤平易,临证者与病家,皆可放胆用之而无疑也。若此方不效者,亦可改用荡胸汤,先将赭石细末送下数钱之法。(《医学衷中参西录·治伤寒温病同用方·一味莱菔子汤》)

案5 癸巳秋,应试都门,曾在一部郎家饮酒,其家有女仆年三十许,得温病十余日,势至垂危。将舁于外。同座贾佩卿谓愚知医,主家延为诊视。其证昼夜泄泻,昏不知人,呼之不应,其脉数至七至,按之即无。遂用熟地黄二两,生山药、生杭芍各一两,甘草三钱,煎汤一大碗,趁温徐徐灌之,尽剂而愈。(《医学衷中参西录·地黄解》《医学衷中参西录·治伤寒温病同用方》)

案6 辽宁张允孚君,为黑龙江军官养成所总办,有事还家,得温病求为诊治。方中为开生石膏一两,张君阅方大惊,谓在江省因有病服煅石膏五钱,骤成结胸之病,服药十余剂始转危为安,今方石膏一两且系生者,实不敢服。愚因为之详细辩明石膏生熟之异性,彼仍游移。其介绍人韩玉书君,为陆军次长韩麟春之胞兄,曾与张君同时在东洋留学,亦力劝其速服,谓前月家慈病温,先生为开生石膏三两,煎汤三杯,分三次服下,病若失,况此方中止用一两乎。张君遂放胆服下,病遂愈。后张君颇感激,且深赞愚研究药性之精确。就此两案观之,愚目煅石膏为鸩毒,原非过也。况此外服煅石膏而受害者,又不可胜数乎。(《医学衷中参西录·答王隆骥君石膏生用煅用之研究》)

案7 邻村泊庄高氏女,资禀素羸弱,得温病五六日,痰喘甚剧,投以《金匮》小青龙加石膏汤,喘顿止。时届晚八点钟,一夜安稳,至寅时喘复作,精神恍惚,心中怔忡。再诊其脉,如水上浮麻,按之即无,不分至数,此将脱之候也。急疏方用:

熟地黄四两,生山药一两,野台参五钱。

而近处药房无野台参并他参亦罄尽,遂单用熟地黄、生山药煎服,一日连进三剂,共用熟地黄十二两,其病竟愈(张锡纯撰述此证当用三期一卷来复汤,方中重用山萸肉二两,而治此证时其方犹未拟出。编者注）。当时方中若有野台参，功效未必更捷，至病愈之后，救脱之功将专归于野台参矣。（《医学衷中参西录·地黄解》）

案8　邻村黄龙井周宝和，年二十余，得温病，医者用药清解之，旬日其热不退。诊其脉左大于右者一倍，按之且有力。夫寒温之热传入阳明，其脉皆右大于左，以阳明之脉在右也。即传入少阳厥阴，其脉亦右大于左，因既挟有外感实热，纵兼他经，仍以阳明为主也。此证独左大于右，乃温病之变证，遂投以小剂白虎汤（方中生石膏只用五钱），重加生杭芍两半，煎汤两茶杯顿饮之，须臾小便一次甚多，病若失。（《医学衷中参西录·芍药解》）

案9　邻村龙潭庄张叟，年过七旬，于孟夏得温病，四五日间烦热燥渴，遣人于八十里外致冰一担，日夜放量食之，而烦渴如故。其脉洪滑而长，重按有力，舌苔白厚，中心微黄，投以白虎加人参汤，方中生石膏重用四两，煎汤一大碗，分数次温饮下，连进二剂，烦热燥渴痊愈。（《医学衷中参西录·石膏解》）

案10　沈阳县知事朱霭亭夫人，年五旬。于戊午季秋，得温病甚剧。时愚初至奉天，求为延医。见其以冰囊作枕，复悬冰囊，贴面之上侧。盖从前求东人调治，如此治法，东人之所为也。合目昏昏似睡，大声呼之，毫无知觉。其脉洪大无伦，按之甚实。愚谓霭亭曰：此病阳明腑热，已至极点。外治以冰，热愈内陷。然此病尚可为，非重用生石膏不可。霭亭韪愚言，遂用生石膏细末四两、粳米八钱，煎取清汁四茶杯，徐徐温灌下。约历十点钟，将药服尽，豁然顿醒。后又用知母、花粉、玄参、白芍诸药，少加连翘以清其余热，服两剂痊愈。霭亭喜甚，命其公子良佐，从愚学医云。（《医学衷中参西录·治伤寒温病同用方》）

案11　同邑友人赵厚庵之夫人，年近六旬得温病，脉数而洪实，舌苔黄而干，闻药气即呕吐。俾单用生石膏细末六两，以做饭小锅煎取清汤一大碗，恐其呕吐，一次只温饮一口，药下咽后，觉烦躁异常，病家疑药不对证。愚曰：非也，病重药轻故也。饮至三

次,遂不烦躁,阅四点钟尽剂而愈。(《医学衷中参西录·石膏解》)

案12 外甥王竹荪,年五十,身体素羸弱,于仲夏得温病。心中热而烦躁,忽起忽卧,无一息之停。其脉大而且硬,微兼洪象,其舌苔薄而微黑,其黑处若斑点,知其内伤与外感并重也。其大便四日未行,腹中胀满,按之且有硬处。其家人言,腹中满硬系宿病,已逾半载,为有此病,所以身形益羸弱。因思宿病宜从缓治,当以清其温热为急务。为疏方:

用白虎加人参汤,方中石膏用生者两半,人参用野台参五钱,又以生山药八钱代方中粳米。

煎汤两盅,分三次温饮下。一剂外感之热已退强半,烦躁略减,仍然起卧不安,而可睡片时。脉之洪象已无,而大硬如故。其大便尤未通下,腹中胀益甚。遂用生赭石细末、生怀山药各一两,野台参六钱,知母、玄参各五钱,生鸡内金钱半。煎汤服后,大便通下。迟两点钟,腹中作响,觉瘀积已开,连下三次,皆系陈积,其证陡变,脉之大与硬,较前几加两倍,周身脉管皆大动,几有破裂之势,其心中之烦躁,精神之骚扰,起卧之频频不安,实有不可言语形容者。其家人环视惧甚。愚毅然许为治愈。遂急开净萸肉、生龙骨各两半,熟地黄、生山药各一两,野台参、白术各六钱,炙甘草三钱。煎汤一大碗,分两次温饮下,其状况稍安,脉亦见敛。当日按方又进一剂,可以安卧。须臾,其脉渐若瘀积未下时,其腹亦见软,惟心中时或发热。继将原方去白术,加生地黄八钱,日服一剂。三剂后,脉象已近平和,而大便数日未行,且自觉陈积未净,遂将萸肉、龙骨各减五钱,加生赭石六钱,当归三钱。又下瘀积若干。其脉又见大,遂去赭石、当归,连服十余剂痊愈。(《医学参西录·论革脉之形状及治法》)

案13 盐山南门里,王致祥,年近六旬,自孟夏患痢,延医服药五十余剂,痢已愈而病转加剧。卧床昏昏有危在旦夕之虞。此际适愚自沧回籍,求为诊治。其脉左右皆洪实,一息五至,表里俱觉发热,胁下连腹,疼痛异常。其舌苔白厚,中心微黄,大便二三日一行。愚曰:此伏气化热而为温病也。当其伏气化热之初,肠为热迫,酝酿成痢与温俱来。然温为正病,痢为兼病。医者但知治其兼病,而不知治其正病,痢虽愈而温益重。绵延六十余日,病者何以堪乎?其家人曰:先生之论诚然,特是既为温病,腹胁若是疼痛者何也?将勿腹中有郁积乎?

答曰:从前云大便两三日一行,未必腹有郁积。以脉言之,凡温病之壮热,大抵现于右脉,因壮热原属阳明胃腑之脉,诊于右关也。今左部之脉亦见洪实,肝胆之火必炽盛,而肝木之气,即乘火之炽盛而施其横恣,此腹胁所以作疼也。遂为开大剂白虎加人参汤,方用生石膏四两,人参六钱以滋阴分。为其腹胁疼痛,遵伤寒之例,加生杭芍六钱、更加川楝子六钱、疏通肝胆之郁热下行,以辅芍药之不逮。令煎汤三茶盅,分三次温饮下。降下黏滞之物若干。持其便盆者,觉热透盆外,其病顿愈,可以进食。隔二日腹胁又微觉疼,俾用元明粉四钱、净蜜两半,开水调服,又降下黏滞之物若干,病自此痊愈。(《医学衷中参西录·临证随笔》)

案14 一媪,年过七旬,于孟夏得温证,五六日间,身热燥渴,精神昏愦,舌似无苔,而舌皮数处作黑色,干而且缩。脉细数,按之无力。当此高年,审证论脉,似在不治。而愚生平临证,明明见不可治之证,亦必苦心研究而设法治之,此诚热肠所迫,不能自已,然亦往往多有能救者。踌躇再三,为疏两方。一方即白虎加人参以山药代粳米汤(生石膏三两、知母一两、人参六钱、生山药六钱、甘草三钱。编者注),一方用熟地黄二两,生山药、枸杞各一两,真阿胶五钱,煎汤后,调入生鸡子黄四枚。二方各煎汁一大碗,徐徐轮流温服,阅十点钟,尽剂而愈。自言从前服药,皆不知觉,此时则犹如梦醒。视其舌上犹干黑,然不缩矣。其脉至数仍数,似有余热。又用玄参二两、潞参一两,煎汤一大碗,徐徐温服,一日一剂,两日大便得通。再视其舌,津液满布,黑皮有脱去者矣。张氏强调,白虎汤加人参,又以山药代粳米,既能补助气分托邪外出,更能生津止渴,滋阴退热,洵为完善之方。间有真阴太虚,又必重用滋阴之药以辅翼之,始能成功者。(《医学衷中参西录·治伤寒温病同用方·白虎加人参以山药代粳米汤》)

案 15 一妪,年近七旬,素患漫肿。为调治月余,肿虽就愈,而身体未复。忽于季春得温病,上焦烦热,病家自剖鲜地骨皮,煮汁饮之稍愈,又饮数次,遂滑泻不止,而烦热益甚。其脉浮滑而数,重按无力。病家因病者年高,又素有疾病,加以上焦烦热,下焦滑泻,惴惴惟恐不愈,而愚毅然以为可治。投以滋阴宣解汤(滑石一两、甘草三钱、连翘三钱、蝉蜕三钱、杭芍六钱、生山药一两;主治温病,太阳未解,渐入阳明,其人胃阴素亏,阳明腑证未实,已燥渴多饮,饮水过多,不能运化,遂成滑泻,而燥渴益甚。或喘,或自汗,或小便秘。编者注),一剂泻止,烦热亦觉轻。继用拙拟白虎加人参以山药代粳米汤,煎汁一大碗,一次只温饮一大口,防其再滑泻也。尽剂而愈。(《医学衷中参西录·治温病方》)

案 16 一妪,年六旬,得温病,脉数而有力,舌苔黄而干,闻药气即呕吐,俾用生石膏六两,煎水一大碗,恐其呕吐,一次只饮药一口,甫饮下,烦躁异常,病家疑药不对证。愚曰:非也,病重药轻故耳。饮至三次,遂不烦躁,阅四点钟,尽剂而愈。(《医学衷中参西录·治伤寒温病同用方》)

案 17 一妪,年七十余,季冬得伤寒证,七八日间,延愚诊视。其脉洪长有力,表里俱热,烦渴异常,大便自病后未行。投以白虎加人参汤二剂,大便遂通,一日降下三次,病稍见愈,而脉仍洪长。细审病情,当有结粪未下,遂单用大黄三钱,煮数沸服之,下结粪四五枚,病遂见愈,仍非脉净身凉,又用拙拟白虎加人参以山药代粳米汤,服未尽剂而愈。然此乃百中之一二也。临证者,不可因此生平仅遇之证,遂执为成法,轻视白虎,而重视承气也。间有用白虎汤润下大便,病仍不解,用大黄降之而后解者,以其肠中有匿藏之结粪也。(《医学衷中参西录·治伤寒温病同用方·仙露汤》)

案 18 一媪孟夏得温证,隔数日,其夫年与相等,亦受温病。四五日间,烦热燥渴。遣人于八十里外致冰一担,日夜食之,烦渴如故。复迎愚诊治,其脉洪滑而长,重按有力,舌苔白厚,中心微黄。知其年虽高而火甚实也。遂投以白虎加人参以山药代粳米汤(生石膏三两、知母一两、人参六钱、生山药六钱、甘草三钱。编者注),将方中石膏改用四两,连进两剂,而热渴俱愈。其家人疑而问曰:此证从前日食冰若干,热渴分毫不退,今方中用生石膏数两,连进两剂而热渴俱愈,是石膏之性凉于冰远矣。愚曰:非也。石膏原不甚凉,然尽量食冰不愈而重用生石膏即愈者,因石膏生用能使寒温之热有出路也。西人不善治寒温,故遇寒温实热证最喜用冰,然多有不愈者。至石膏生用,性能发汗,其热可由汗解。即使服后无汗,亦可宣通内蕴之热,由腠理毛孔息息达出,人自不觉耳。

按: 此证与前证,年岁同,受病之时亦同。而一则辅以熟地、枸杞之类,以滋真阴;一则重加生石膏,以清大热。此乃随病、脉之虚实,活泼加减,所以投之辄效也。[本案患者年过七旬,其妻前几日患温病(一媪,年过七旬,于孟夏得温证),张氏用白虎加人参以山药代粳米汤配熟地黄、生山药、枸杞子、阿胶、生鸡子黄治愈;是否由其妻传染有待探讨。编者注](《医学衷中参西录·治伤寒温病同用方·白虎加人参以山药代粳米汤》)

案 19 一媪年过六旬。当孟夏晨饭时,忽闻乡邻有斗者,出视之,见强者凌弱太过,心甚不平;又兼饭后有汗受风,遂得温病,表里俱热,心满腹疼,饮水须臾仍吐出。七八日间,大便不通,脉细数,按之略实。自言心中烦渴,饮水又不能受。从前服药止吐,其药亦皆吐出。若果饮水不吐,犹可望愈。愚曰:易耳。遂用赭石、蒌仁各二两,苏子六钱,又加生石膏二两,野台参五钱,煎汤一大碗,俾分三次温饮下。晚间服药,翌晨大便得通而愈。当其服药之先,曾俾用净萸肉二两煎汤,以备下后心中怔忡及虚脱,迨大便通后,心中微觉怔忡,服之而安。(《医学衷中参西录·赭石

解》)

案20 一媪年六十余。当孟夏晨饭之际,忽闻乡邻有斗者,出视之。见强者凌弱太甚,心甚不平;又兼饭后有汗受风,遂得温证。表里俱热,胃口堵塞,腹中疼痛,饮水须臾仍吐出。七八日间,大便不通。其脉细数,按之略实。自言心中燥渴,饮水又不能受,从前服药止吐,其药亦皆吐出。若果能令饮水不吐,病犹可望愈。愚曰:易耳。为开此汤(荡胸汤:瓜蒌仁二两、生代赭石二两、紫苏子六钱、芒硝四钱。编者注),加生石膏二两、野台参五钱,煎汤一大碗,分三次温饮下。晚间服药,翌晨大便得通而愈。当大便未通时,曾俾用山萸肉(去净核)二两煎汤,以备下后心中怔忡及虚脱,及大便通后,微觉怔忡,服之即安。(《医学衷中参西录·治伤寒温病同用方·荡胸汤》)

案21 一媪年六十余。得温病三四日,胸膈烦满,甚觉短气,其脉滑而有力。投以小青龙汤,加生石膏一两,胸次豁然,仍觉表里发热。继投以大剂白虎加人参汤,方中生石膏用三两,煎汤一大碗,分三次温饮下,尽剂而愈。(《医学衷中参西录·治伤寒方》)

案22 一妇人,年三十余,得温证。始则呕吐,五六日间,心下满闷,热而且渴。脉洪滑有力,舌苔黄厚。闻其未病之先,曾有郁怒未伸,因得斯证,俗名夹恼伤寒。然时当春杪,一得即不恶寒,乃温病,非伤寒也。为疏此方(镇逆白虎汤:生石膏三两、知母一两半、清半夏八钱、竹茹六钱;主治伤寒、温病邪传胃腑,燥渴身热,白虎证俱,其人胃气上逆,心下满闷者。编者注),有一医者在座,疑而问曰:此证因胃气上逆作胀满,始将白虎汤方,另为更定。何以方中不用开通气分之药,若承气汤之用厚朴、枳实,而惟用半夏、竹茹乎?

答曰:白虎汤用意,与承气迥异。盖承气汤,乃导邪下行之药,白虎汤乃托邪外出之药。故服白虎汤后,多有得汗而解者。间有服后未即得汗,而大热既消,其饮食之时,恒得微汗,余热亦由此尽解。若因气逆胀满,恣用破气之药,伤其气分,不能托邪外出,将邪陷愈深,胀满转不能消,或更增剧。试观《伤寒论》多有因误下伤其气分成结胸、成心下痞硬证,不可不知也。再试观诸泻心,不轻用破气之品,却有半夏泻心汤;又仲景治"伤寒解后,气逆欲呕"有竹叶石膏汤,半夏与石膏并用;治"妇人乳中虚、烦乱呕逆"有竹皮大丸,竹茹与石膏并用,是半夏、竹茹善降逆气可知也。今师二方之意,用之以易白虎汤中之甘草、粳米,降逆气而不伤正气,服后仍可托邪外出,由汗而解,而胀满之证,亦即消解无余。此方愚用之屡矣,未有不随手奏效者。医者闻言省悟,听愚用药,服后,病人自觉胀满之处,如以手推排下行,病亦遂愈。张氏指出,《伤寒论》白虎汤,治阳明腑热之圣药也。盖外邪炽盛,势若燎原,胃中津液,立就枯涸,故用石膏之辛寒以祛外感之邪,知母之凉润以滋内耗之阴。特是石膏质重(虽煎作汤性亦下坠),知母味苦,苦降与重坠相并,下行之力速,胃腑之热或难尽消。且恐其直趋下焦而为泄泻也,故又借粳米之浓汁、甘草之甘味,缓其下趋之势。以待胃中微丝血管徐徐吸去,由肺升出为气,由皮肤渗出为汗,余入膀胱为溺,而内蕴之热邪随之俱清,此仲景制方之妙也。然病有兼证,即用药难拘成方。犹是白虎汤证也,因其人胃气上逆,心下胀满,粳米、甘草不可复用,而以半夏、竹茹代之,取二药之降逆,以参赞石膏、知母成功也。(《医学衷中参西录·治伤寒温病同用方·镇逆白虎汤》)

案23　一妇人年二十余,得温病。咽喉作疼,舌强直,几不能言,心中热而且渴,频频饮水,脉竟沉细异常,肌肤亦不发热。遂舍脉从证,投以拙拟寒解汤,得微汗,病稍见愈。明晨又复如故,舌之强直更甚。知药原对证,而力微不能胜病也。遂仍投以寒解汤,将石膏加倍,煎汤两盅,分两次温饮下,又得微汗,病遂愈。

按:伤寒脉若沉细,多系阴证。温病脉若沉细,则多系阳证。盖温病多受于冬,至春而发,其病机自内向外。有时病机郁而不能外达,其脉或即现沉细之象,误认为凉必至误事。又此证寒解汤既对证见愈矣,而明晨舌之强直更甚,乃将方中生石膏倍作二两,分两次前后服下,其病即愈。由是观之,凡治寒温之热者,皆宜煎一大剂,分数次服下,效古人一剂三服之法也。(《医学衷中参西录·治伤寒温病同用方》)

案24 一邻妇,年二十余。得温病已过十日,上焦燥热,呕吐,大便燥结,自病后未行。延医数次服药皆吐出。适愚自他处归,诊其脉,关前甚洪实,一息五至余,其脉上盛于下一倍,所以作呕吐。其至数数者,吐久伤津液也。为拟此汤(镇逆承气汤:芒硝六钱、代赭石二两、生石膏二两、党参五钱;主治寒温阳明腑实,大便燥结,呕吐不能受药者。编者注),一剂热退呕止,大便得通而愈。

或问:此证胃腑热实大肠燥结,方中何以复用党参?

答曰:此证多有呕吐甚剧,并水浆不能存者,又有初病即呕吐,十数日不止者,其胃气与胃中津液,必因呕吐而大有伤损,故用党参补助胃中元气;且与凉润之石膏并用,大能滋胃中津液,俾胃中气足液生,自能运转药力下至魄门以通大便也。愚用此方救人多矣,果遇此等证,放胆投之,无不效者。(《医学衷中参西录·治伤寒温病同用方》)

案25 一人年二十余。当仲夏夜寝,因夜凉,盖单衾冻醒,发懒,仍如此睡去。须臾又冻醒,晨起微觉恶寒。至巳时已觉表里大热,兼喘促,脉洪长而浮。投以清解汤(清解汤:薄荷四钱、蝉蜕三钱、生石膏六钱、甘草一钱五分;主治温病初得,头疼,周身骨节酸疼,肌肤壮热,背微恶寒无汗,脉浮滑者。编者注),方中生石膏,改用两半,又加牛蒡子(炒捣)三钱,服后得汗而愈。由斯观之,其初非中于太阳乎,然不专在太阳也。人之所以觉凉者,由于衣衾之薄。其气候究非寒凉,故其中于人不专在太阳,而兼在阳明。且当其时,人多蕴内热,是以转阳明甚速也,然此所论者风温耳。若至冬受春发,或夏发之温,恒有与太阳无涉者。故《伤寒论》温病提纲中,特别之曰"风温之为病",明其异于冬伤于寒,春必病温之温病也。又杏仁与牛蒡子,皆能降肺定喘,而杏仁性温、牛蒡子性凉,伤寒喘证,皆用杏仁,而温病不宜用温药,故以牛蒡子代之。(《医学衷中参西录·治温病方·清解汤》)

案26　一人年近三旬,于春初得温病,医者以温药发其汗,汗出而病益加剧,诊其脉洪滑而浮,投以大剂白虎汤,为加连翘、蝉蜕各钱半,服后遍体得凉汗而愈。然愈后泄泻数次,后过旬日又重受外感,其脉与前次相符,乃因前次服白虎汤后作泄泻,遂改用天花粉、玄参各八钱,薄荷叶、甘草各二钱,连翘三钱,服后亦汗出遍体,而其病分毫不减,因此次所出之汗乃热汗非凉汗也。不得已遂仍用前方,为防其泄泻,以生怀山药八钱代方中粳米,服后仍遍体出凉汗而愈。由此案观之,则石膏之妙用,有真令人不可思议者矣。(张锡纯总结说,愚浮沉医界者五十余年,尝精细体验白虎汤之用法,若阳明之实热,一半在经,一半在腑,或其热虽入腑而犹连于经,服白虎汤后,大抵皆能出汗,斯乃石膏之凉与阳明之热化合而为汗以达于表也。若犹虑其或不出汗,则少加连翘、蝉蜕诸药以为之引导,服后覆杯之顷,其汗即出,且汗出后其病即愈,而不复有外感之热存留矣。若其阳明之热已尽入腑,服白虎汤后,大抵出汗者少,不出汗者多,其出汗者热可由汗而解,其不出汗者其热亦可内消。盖石膏质重气轻,其质重也可以逐热下行,其气轻也可以逐热上出,俾胃腑之气化升降皆湛然清肃,外感之热自无存留之地矣。石膏之发汗,原发身有实热之汗,非能发新受之风寒也。编者注)(《医学衷中参西录·深研白虎汤之功用》)

案27　一人年近五旬,受温疹之毒传染,疹疹遍身,表里壮热,心中烦躁不安,证实脉虚,六部不起,屡服清解之药无效,其清解之药稍重,大便即溏。俾用鲜茅根六两,如法煮汤一大碗顿服之,病愈强半,又服一次痊愈。(《医学衷中参西录·白茅根解》)

案28　一人年三十许。得温证,延医治不效,迁延十余日。愚诊视之,脉虽洪而有力,仍兼浮象。问其头疼乎?曰:然。渴欲饮凉水乎？曰：有时亦饮凉水，然不至燥渴耳。知其为日虽多，而阳明之热，犹未甚实，太阳之表，犹未尽罢也。投以寒解汤（生石膏一两、知母八钱、连翘一钱五分、蝉蜕一钱五分。编者注），须臾汗出而愈。（《医学衷中参西录·治温病方》）

案29 一人年三十余。于初夏得温病，医者用凉药清解之，兼用枳实、青皮破气诸品，连服七八剂，谵语不省人事，循衣摸床，周身颤动。再延他医，以为内风已动，辞不治。后愚诊视，其脉五至，浮分微弱，而重按似有力，舌苔微黄，周身肌肤不热，知其温热之邪，随破气之药下陷已深，不能外出也。遂用生石膏二两，知母、野台参各一两，煎汤两茶杯，分两次温服。自午至暮，连进二剂，共服药四次，翌日精神清爽，能进饮食，半日进食五次，犹饥而素食。看护者不敢复与，则周身颤动，复发谵语，疑其病又反复，求再诊视。其脉象大致和平，而浮分仍然微弱。恍悟其胸中大气，因服破气之药下陷，虽用参数次，至此犹未尽复，故亟亟求助于水谷之气，且胃中之气，因大气下陷无所统摄，或至速于下行，而饮食亦因之速下也。遂用野台参两许，佐以麦门冬（带心）三钱、柴胡二钱，煎汤饮下，自此遂愈。（《医学衷中参西录·治大气下陷方》）

案30 一人年五十，周身发冷，两腿疼痛。医者投以温补之药，其冷益甚，欲作寒战。诊其脉，甚沉伏，重按有力。其舌苔黄厚，小便赤涩。时当仲春，知其春温之热，郁于阳明而未发，故现此假象也。欲用白虎汤加连翘治之，病患闻之骇然。愚曰：但预购生石膏四两，迫热难忍时，煎汤饮之可乎？病者曰：恐无其时耳。愚曰：若取鲜白茅根，煎汤饮之，则冷变为热，且变为大热矣。病者仍不确信，然欲试其验否，遂剖取鲜白茅根，去净皮，细锉一大碗，煮数沸，取其汤，当茶饮之。有顷热发，若难忍。须臾再诊其脉，则洪大无伦矣。愚将所预购之四两生石膏煎汤，分三次温饮下，其热遂消。盖茅根中空，性凉能散，故饮之能将郁热达于外也。（《医学衷中参西录·治伤寒温病同用方·仙露汤》）

案 31 一少年,孟夏长途劳役,得温病,医治半月不效。后愚诊视,其两目清白,竟无所见,两手循衣摸床,乱动不休,谵语不省人事。其大便从前滑泻,此时虽不滑泻,每日仍溏便一两次。脉浮数,右寸之浮尤甚,两尺按之即无。因此证目清白无见者,肾阴将竭也。手循衣摸床者,肝风已动也。病势之危,已至极点。幸喜脉浮,为病还太阳。右寸浮尤甚,为将汗之势。其所以将汗而不汗者,人身之有汗,如天地之有雨。天地阴阳和而后雨,人身亦阴阳和而后汗。此证尺脉甚弱,阳升而阴不能应,汗何由作。当用大润之剂,峻补真阴,济阴以应其阳,必能自汗。遂用熟地、玄参、阿胶、枸杞之类,约重六七两,煎汤一大碗,徐徐温饮下,一日连进二剂,即日大汗而愈。审是则发汗原无定法,当视其阴阳所虚之处,而调补之,或因其病机而利道之,皆能出汗,非必发汗之药始能汗也。

按:寒温之证,原忌用黏泥滋阴、甘寒清火,以其能留邪也。而用以为发汗之助,则转能逐邪外出,是药在人用耳。(《医学衷中参西录·治温病方》)

案 32 一少年,素羸弱多病。于初夏得温证,表里俱热,延医调治不愈。适愚自他处治病归,经过其处,因与其父素稔,入视之。其脉数近六至,虽非洪滑鼓指,而确有实热。舌苔微黄,虽不甚干,毫无津液。有煎就药一剂未服,仍系发表之剂。乃当日延医所疏方,其医则已去矣。愚因谓其父曰:此病外感实热,已入阳明之腑。其脉象不洪滑者,元气素虚故也。阳明腑热之证,断无发表之理。况其脉数细短,兼有真阴虚损之象尤忌发汗乎。其父似有会悟,求愚另为疏方。本拟用白虎加人参汤,又思用人参即须多用石膏。其父素小心过度,又恐其生疑不敢服。遂但为开白虎汤,方中生石膏用二两。嘱其煎汁两茶盅,分两次温饮下,服后若余火不净,仍宜再服清火之药。言毕,愚即旋里。后闻其服药后,病亦遂愈。迟十余日,大便又燥结,两腿微肿,将再迎愚诊治。而其父友人有自谓知医者,言其腿肿,系多服生石膏之过,而孰知系服石膏犹少之过哉！病家竟误听其言，改延他医，投以大剂承气汤，服后其人即不语矣，迁延数日而亡。夫自谓知医者，不过欲炫己之长，而妄指他人之短。岂知其言之一出，即足误人性命哉！（《医学衷中参西录·治伤寒温病同用方》）

案33 一少年，温病热入阳明，连次用凉药清之，大热已退强半，而心神骚扰不安，合目恒作谵语。其脉有余热，似兼紧象。因其脉象热而兼紧，疑其伏有疹毒未出。遂投以小剂白虎汤，送服羚羊角细末一钱，西药阿司匹林二分，表出痧粒满身而愈。又治一幼女患温疹，其疹出次日即靥，精神昏昏似睡，时有惊悸，脉象数而有力。投以白虎汤加羚羊角钱半，用鲜芦根三两煮水以之煎药，取汤两茶盅，分三次温饮下，其疹得出，病亦遂愈。（《医学衷中参西录·论伤寒、温病神昏谵语之原因及治法》）

案34 一室女，资禀素羸弱，得温病五六日，痰喘甚剧。治以《金匮》小青龙汤加石膏，一剂喘顿止。时届晚八点钟，一夜安稳。至寅时喘复作，不若从前之剧，而精神恍惚，心中怔忡。再诊其脉，如水上浮麻不分至数，按之即无，此将脱之候也。取药不暇，幸有预购山药两许，急煎服之，病少愈。此际已疏方取药，方系熟地四两、生山药一两、野台参五钱。而近处药房无野台参，并他参亦罄尽。再至他处，又恐误事。遂单煎熟地、山药饮之，病愈强半。一日之内，按其方连进三剂，病遂痊愈。

按：此证原当用拙拟来复汤（山茱萸二两、生龙骨一两、生牡蛎一两、生白芍六钱、野台参四钱、炙甘草二钱；主治寒温外感诸证，大病瘥后不能自复，寒热往来，虚汗淋漓；或但热不寒，汗出而热解，须臾又热又汗，目睛上窜，势危欲脱；或喘逆，或怔忡，或气虚不足以息，诸证若见一端，即宜急服。编者注），其方重用山萸肉以收脱，而当时愚在少年，其方犹未拟出，亦不知重用萸肉，而自晨至暮，共服熟地十二两，竟能救此垂危之证，熟地之功用诚伟哉！又此证初次失处，在服小青龙汤后，未用补药。愚经此证后，凡遇当用小青龙汤而脉稍弱者，服后即以补药继之。或加人参于汤中,恐其性热,可将所加之石膏加重。

按:用熟地治寒温,恒为医家所訾。然遇其人真阴太亏,不能支持外感之热者,于治寒温药中,放胆加熟地以滋真阴,恒能挽回人命于顷刻。

又按:张氏《八阵》、赵氏《医贯》、冯氏《锦囊》皆喜重用熟地,虽外感证,亦喜用之。其立言诚有偏处。然当日必用之屡次见效,而后笔之于书。张氏书中载有:治一老年伤寒,战而不汗,翌日届其时,犹有将汗之意。急与一大剂八味地黄汤以助其汗。服后,遂得大汗,阅数时周身皆凉,气息甚微,汗犹不止。精神昏昏,复与原汤一剂,汗止而精神亦复。夫用其药发汗,即用其药止汗,运用之妙,颇见慧心。又赵氏书中谓:六味地黄汤能退寒温之实热,致贻后世口实。然其言亦非尽不验。忆昔乙酉、丙戌数年间之寒温病,热入阳明腑后,凡于清解药中,能重用熟地以滋阴者,其病皆愈。此乃一时气运使然,不可笔之于书以为定法也。又冯氏所著本草,谓熟地能大补肾中元气,此亦确论。凡下焦虚损,大便滑泻,服他药不效者,单服熟地即可止泻。然须日用四五两,煎浓汤服之亦不作闷(熟地少用则作闷多用转不闷),少用则无效。又善治痨嗽气不归根。(《医学衷中参西录·治伤寒温病同用方·白虎加人参以山药代粳米汤》)

案 35 一室女得温病,两三日间,痰涎郁塞,胸膈满闷异常,频频咳吐,黏若胶漆,且有喘促之意,饮水停滞胃口,间或吐出,其脉浮滑。问之微觉头疼,知其表证犹未罢也。遂师河间双解散之意,于荡胸汤(瓜蒌仁二两、生代赭石二两、紫苏子六钱、芒硝四钱;主治寒温结胸,胸膈痰饮与外感之邪互相凝结,上塞咽喉,下滞胃口,呼吸不利,满闷短气,饮水不能下行,或转吐出;兼治疫证结胸。编者注)中加连翘、蝉蜕各三钱。服后微汗,大便得通而愈。(《医学衷中参西录·治伤寒温病同用方》)

案 36 一室女得温病,七、八日间衄血甚多,衄后身益热,且怔忡,脉甚虚数。投以大剂白虎加人参汤,生石膏重用三两,煎汤一大碗,分三次温饮下,热遂退。隔半日复衄血,病家惧甚,诊其脉甚平和,曰无须用药即愈矣,果须臾而愈。此证若于初次衄后,不急用白虎加人参汤,清热兼补其虚,其身热脉数,心复怔忡之状况,犹堪再衄乎!(《医学衷中参西录·治伤寒方·小青龙汤解》)

案 37 一叟年近六旬。素羸弱劳嗽,得伤寒证,三日,昏愦不知人。诊其脉甚虚数,而肌肤烙手,确有实热。知其脉虚证实,邪火横恣,元气又不能支持,故传经犹未深入,而即昏愦若斯也。踌躇再三,乃放胆投以此汤(白虎加人参以山药代粳米汤:生石膏三两、知母一两、人参六钱、生山药六钱、甘草三钱;主治寒温实热已入阳明之腑,燥渴嗜饮凉水,脉象细数。伤寒法,白虎汤用于汗、吐、下后当加人参。究之脉虚者,即宜加之,不必在汗、吐、下后也。愚自临证以来,遇阳明热炽,而其人素有内伤,或元气素弱,其脉或虚数,或细微者,皆投以白虎加人参汤。实验既久,知以生山药代粳米,则其方稳妥,见效亦愈速。盖粳米不过调和胃气,而山药兼能固摄下焦元气,使元气素虚者,不至因服石膏、知母而作滑泻。且山药多含有蛋白之汁,最善滋阴。白虎汤得此,既祛实火,又清虚热,内伤外感,须臾同愈。愚用此方救人多矣。编者注)。将药煎成,乘热徐徐灌之,一次只灌下两茶匙。阅三点钟,灌药两盅,豁然顿醒。再尽其余,而病愈矣。(《医学衷中参西录·治伤寒温病同用方》)

案 38 一叟年六旬余。于孟冬得伤寒证,五六日间,延愚诊视。其脉洪滑,按之亦似有力。表里俱觉发热,间作呻吟,又兼喘逆,然不甚剧。投以白虎汤,一剂大热稍减。再诊其脉,或七八动一止,或十余动一止,两手皆然,而重按无力。遂于原方中加人参八钱,兼师炙甘草汤中用干地黄之意,以生地代知母。煎汁两盅,分两次温饮下,脉即调匀,且较前有力,而热仍如故。从前方中生石膏二两遂加倍为四两,煎汁一大碗,俾徐徐温饮下,尽剂而愈。(张氏初治此证时,习用白虎汤而不加人参,自此以后,凡年过六旬之人脉洪实者喜用白虎加人参汤，人参用二三钱。而对于伤寒脉见结代者，若外感之热不盛，即遵仲景之法用炙甘草汤；外感之火甚实者，宜用白虎加人参以山药代粳米汤。编者注）（《医学衷中参西录·治伤寒温病同用方·白虎加人参以山药代粳米汤》）

案39 一童子，年十七。于孟夏得温证，八九日间，呼吸迫促，频频咳吐，痰血相杂。其咳吐之时，疼连胸胁，上焦微嫌发闷。诊其脉，确有实热，而数至七至，摇摇无根。盖其资禀素弱，又兼读书劳心，其受外感又甚剧，故脉象若是之危险也。为其胸胁疼闷兼吐血，遂减方（白虎加人参以山药代粳米汤：生石膏三两、知母一两、人参六钱、生山药六钱、甘草三钱；主治寒温实热已入阳明之腑，燥渴嗜饮凉水，脉象细数。编者注）中人参之半，加竹茹、三七捣细冲服各二钱。用三七者，不但治吐血，实又兼治胸胁之疼也。一剂血即不吐，诸病亦见愈。又服一剂痊愈。（《医学衷中参西录·治伤寒温病同用方》）

案40 一童子年十六，于季冬得伤寒证。因医者用发表药太过，周身时时出汗，仍表里大热，心中怔忡，精神恍惚。脉象洪数，按之无力。遂用此汤（白虎加人参以山药代粳米汤：生石膏三两、知母一两、人参六钱、生山药六钱、甘草三钱；主治寒温实热已入阳明之腑，燥渴嗜饮凉水，脉象细数。编者注），加龙骨、牡蛎（皆不煅）各一两。煎汁一大碗，分数次温饮下，尽剂而愈。张氏强调，寒温证表里皆虚，汗出淋漓，阳明胃腑，仍有实热者，用此汤（白虎加人参以山药代粳米汤）时，宜加龙骨、牡蛎。（《医学衷中参西录·治伤寒温病同用方》）

案41 一童子年十五六岁，于季春得温病，经医调治，八九日间大热已退，而心犹发热，怔忡莫支，小便不利，大便滑泻，脉象虚数，仍似外邪未净，为疏方用：生杭芍二两、炙甘草一两半。煎汤一大碗，徐徐温饮下，尽剂而愈。

夫《本经》谓芍药益气，元素谓其止泻利，即此案观之洵不误

也。然必以炙草辅之,其功效乃益显。(《医学衷中参西录·芍药解》)

案 42 一西医得温病,头疼壮热,心中烦躁,自服西药退热之品,服后热见退,旋又反复。其脉似有力,惟在浮分、中分,俾用鲜茅根四两,滑石一两,煎三四沸,取汤服之,周身得微汗,一剂而诸病皆愈。(《医学衷中参西录·白茅根解》)

案 43 一县署科长,温病之热传入阳明,脉象洪实有力,谵语昏瞀。投以大剂白虎汤,热退强半,脉力亦减,而其至数转数,一息六至,谵语更甚。细询其病之经过,言数日前因有梅毒服降药两次。遂急改用白虎加人参汤,亦倍用人参,煎汤三杯,分三次温饮下,亦尽剂而愈。(《医学衷中参西录·论伤寒、温病神昏谵语之原因及治法》)

案 44 一学校学生,温病热入阳明,脉象甚实,神昏不语,卧床并不知转侧。用白虎汤清之,服两剂后热退十之七八,脉象之洪实亦减去强半,自知转侧,而精神仍不明了。当系温病之热上蒸,致其脑膜生炎而累及神经也。遂改用小剂白虎加人参汤,又加羚羊角二钱,一剂而愈。(《医学衷中参西录·论伤寒、温病神昏谵语之原因及治法》)

案 45 一壮年,仲夏长途劳役,因受温病已过旬日,精神昏愦,谵语不省人事,且两手乱动不休,其脉弦而浮,一息近六至,不任循按,两尺尤甚。投以大滋真阴之品,苦玄参、生地黄、生山药、甘枸杞、天门冬之类,共为一大剂煎服,一日连进二剂,当日得汗而愈。(《医学衷中参西录·论伤寒、温病神昏谵语之原因及治法》)

案 46 一壮年得温病,延医服药二十余日,外感之热尽退,精神转益昏沉。及愚视之,周身皆凉,奄奄一息,呼之不应,舌干如磋,毫无舌苔,其脉象微弱而迟,不足四至,五六呼吸之顷必长出气一次。此必因服开降之药太过,伤其胸中大气也。盖胸中大气因受伤下陷,不能达于脑中则神昏,不能上潮于舌本则舌干;其周身皆凉者,大气因受伤不能宣布于营卫也;其五六呼吸之顷必长出气一次者,因大气伤后不能畅舒,故太息以舒其气也。遂用野台参一两,柴胡一钱,煎汤灌之,连服两剂痊愈。(《医学衷中参西录·论伤寒、温病神昏谵语之原因及治法》)

案47　邑北六间房王姓童子,年十七,于孟夏得温病。八九日间呼吸迫促,频频咳吐,痰血相杂。其咳吐之时疼连胸胁,上焦微嫌发闷。诊其脉确有实热,而数至七至,摇摇无根。盖其资禀素弱,又兼读书劳心,其受外感又甚剧,故脉象若是之危险也。为其胸胁疼闷,兼吐血,拟用白虎加人参汤,以生山药代粳米,而人参不敢多用。方中之生石膏仍用三两,人参用三钱,又加竹茹、三七各二钱,煎汤一大碗,徐徐温饮下,一剂血即止,诸病亦见愈。又服一剂痊愈(张锡纯指出,凡用白虎汤者,脉数至七至或六至余者,皆宜加人参;另,患者或年过五旬,或壮年在劳心劳力之余,或其人素有内伤,或禀赋羸弱,即不在汗吐下后与渴者,用白虎汤时,也宜加人参。三七,不但治吐血,又可兼治胸胁之疼)。(《医学衷中参西录·石膏解》)

案48　邑中故县李姓少年,得温病,延医治不效,迁延旬余。诊其脉,洪而实,仍兼浮象。问其头疼乎?曰:然。渴欲饮凉水乎?曰:有时亦饮凉水,然不至燥渴耳。知其为日虽多,阳明之热犹未甚实,表证尤未尽罢也。投以寒解汤(生石膏一两、知母八钱、连翘一钱五分、蝉蜕一钱五分,主治周身壮热,心中热而且渴,舌上苔白欲黄,其脉洪滑。或头犹觉疼,周身犹有拘束之意者。编者注),病人畏服药,先饮一半,即汗出而愈。仍俾服余一半以清未净之热。然其大热已消,再服时亦不出汗矣。(《医学衷中参西录·伤寒、风温始终皆宜汗解说》)

案49　友人刘干臣之女,嫁于邻村,得温病,干臣邀愚往视。其证表里俱热,胃口满闷,时欲呕吐,舌苔白而微黄,脉象洪滑,重按未实,问其大便,昨行一次微燥。一医者欲投以调胃承气汤,疏方尚未取药。愚曰:此证用承气汤尚早。遂另为疏方用:生石膏一两碎、竹茹六钱、青连翘四钱。煎汤服后,周身微汗,满闷立减,亦不复欲呕吐,从前小便短少,自此小便如常,其病顿愈。(《医学衷中参西录·竹茹解》)

案50 愚临证二十余年,仅遇一媪患此证(瘟疫自肺传心,无故自笑,精神恍惚,言语错乱。编者注),为拟此方(护心至宝丹:生石膏一两、人参二钱、犀角二钱、羚羊角二钱、朱砂三分、牛黄一分,主治瘟疫自肺传心,无故自笑,精神恍惚,言语错乱之危候。编者注),服之而愈。(《医学衷中参西录·治瘟疫瘟疹方·护心至宝丹》)

案51 周姓叟,年近七旬,素有劳疾,且又有鸦片嗜好。于季秋患温病,阳明腑热炽盛,脉象数而不实,喘而兼嗽,吐痰稠黏,投以白虎加人参汤,以生山药代粳米,一剂大热已退,而喘嗽仍不愈,且气息微弱似不接续。其家属惶恐以为难愈,且谓如此光景难再进药。愚曰:此次无须用药,寻常服食之物即可治愈。为疏方用:

生怀山药两半,酸石榴自然汁六钱,甘蔗自然汁一两,生鸡子黄四个。先将山药煎取清汤一大碗,再将余三味调入碗中,分三次温饮下,尽剂而愈。

后屡用此方治愈多人,遂将其方登于《衷中参西录》,名之曰宁嗽定喘饮(生怀山药一两半、甘蔗汁一两、酸石榴汁六钱、生鸡子黄四个。主治伤寒温病,阳明大热已退,其人或素虚或在老年,至此益形怯弱,或喘,或嗽,或痰涎壅盛,气息似甚不足者。另《治伤寒温病同用方·宁嗽定喘饮》中也录有本案,文字略有不同。编者注)。(《医学衷中参西录·石榴解》)

大 头 瘟

案1 邻村李边务,李姓少年,亦同时得大头瘟证,医治旬日,病益剧,亦求愚治。其头面连项皆肿,心中烦躁不能饮食,其脉象

虽有热,而重按无力。盖其旧有鸦片嗜好,下元素虚,且大便不实,不敢投以大凉之剂。为疏方:

玄参一两、花粉五钱、银花五钱、薄荷钱半、甘草钱半。

煎汤一大盅,送服阿司匹林二分,头面周身皆出汗,病遂脱然痊愈。(《医学衷中参西录·临证随笔》)

案2 一妇人,年四十许,得大头瘟证。头面肿大疼痛,两目肿不能开,上焦烦热,心中怔忡。彼家误为疮毒,竟延疡医治疗。医者自出药末,敷头面,疼稍愈。求其出方治烦热怔忡,彼言专习外科,不管心中之病。时愚应他家延请,适至其村,求为诊治。其脉洪滑有力,关前益甚,投以清盂汤(荷叶一个、生石膏一两、羚羊角另煎二钱、知母六钱、蝉蜕三钱、僵蚕二钱、蚤休二钱、甘草一钱半;主治瘟疫表里俱热,头面肿疼,或肿连项及胸;亦治阳毒发斑疹。编者注),将方中石膏改用二两,煎汁两茶盅,分两次温饮下,尽剂而愈。(《医学衷中参西录·治瘟疫瘟疹方·青盂汤》)

案3 愚在德州时,一军士年二十余,得瘟疫,三四日间,头面悉肿,其肿处皮肤内含黄水,破后且溃烂,身上间有斑点。闻人言此证名大头瘟,其溃烂之状,又似瓜瓢瘟,最不易治。惧甚,求为诊视。其脉洪滑而长,舌苔白而微黄,问其心中,惟觉烦热,嗜食凉物。遂晓之曰:此证不难治,头面之肿烂,周身之斑点,无非热毒入胃而随胃气外现之象,能放胆服生石膏可保痊愈。遂投以拙拟青盂汤,方中石膏改用三两,知母改用八钱,煎汁一大碗,分数次温伏下,一剂病愈强半,翌日于方中减去荷叶、蝉蜕,又服一剂痊愈(《治瘟疫瘟疹方》中也录有本案,编者注)。(《医学衷中参西录·石膏解》)

中　暑

一童子年十六。暑日力田于烈日之中,午饭后,陡觉发热,无汗,烦渴引饮。诊其脉,洪而长,知其暑而兼温也。投以此汤(仙露汤:生石膏三两、玄参一两、连翘三钱、粳米五钱;主治寒温阳明证,表里俱热,心中热,嗜凉水,而不燥渴,脉象洪滑,而不至甚实,舌苔白厚,或白而微黄,或有时背微恶寒;此为阳明经病之药,而兼治阳明腑病。编者注),未尽剂而愈。

按:此证初得,而胃腑之热已实。彼谓温病入手经,不入足经者,何梦梦也。(《医学衷中参西录·治伤寒温病同用方》)

发　热

案1　安东尉之凤,年二十余。时觉有热,起自下焦,上冲脑部。其脑部为热冲激,头巅有似肿胀,时作眩晕,心中亦时发热,大便干燥,小便黄涩。经医调治,年余无效。求其处医士李亦泉寄函来问治法,其开来病案如此。曰:其脉象洪实,饮食照常,身体亦不软弱,知其伏有外感热邪,因其身体不弱,俾日用生石膏细末四两,煮水当茶饮之,若觉凉时即停服。后二十余日,其人忽来奉,言遵示服石膏六七斤,上冲之热见轻,而大便微溏,因停药不服。诊其脉仍然有力,问其心中仍然发热,大便自停药后即不溏矣,为开白虎加人参汤,方中生石膏重用三两,以生怀山药代粳米,连服六七剂,上冲之热大减,因出院还家。嘱其至家,按原方服五六剂,病当除根矣。(《医学衷中参西录·石膏解》)

案2　丙辰正月上旬,愚随巡防营,自广平移居德州。自邯郸上火车,自南而北,复自北而南,一昼夜绕行千余里。车窗多破,风寒彻骨。至德州,同行病者五六人,皆身热无汗。遂用生石膏、粳米各十余两,饭甑煮烂熟,俾病者尽量饮其热汤,皆周身得汗而愈,一时称快。初拟此方时(石膏粳米汤:生石膏二两、生粳米二两半;煎至米烂熟,乘热饮之,周身皆汗;若阳明腑实应徐徐温饮以消其热;主治温病初得,脉浮有力,身体壮热,或治感冒初得,身不恶寒而心中发热;若热入阳明之腑亦可用代白虎汤

编者注),惟用以治温病。实验既久,知伤寒两三日后,身不恶寒而发热者,用之亦效。(《医学衷中参西录·治伤寒温病同用方》)

案3　奉天(即今之辽宁省沈阳市,编者注)大东关王姓少年,素患吐血,经医调治已两月不吐矣。而心中发闷、发热、时觉疼痛、廉于饮食,知系吐血时医者用药强止其血,致留瘀血为恙也。为疏方用滋阴养血健胃利气之品,煎汤送服三七细末二钱,至二煎仍送服二钱,四剂后又复吐血,色多黑紫,然吐后则闷热疼痛皆减,知为吉兆,仍与前方,数剂后又吐血一次,其病从此竟愈,此足征三七化瘀之功也。(《医学衷中参西录·三七解》)

案4　奉天联合烟卷公司看锅炉刘某,因常受锅炉之炙热,阴血暗耗,腑脏经络之间皆蕴有热性,至仲春又薄受外感,其热陡发,表里俱觉壮热,医者治以滋阴清热之药,十余剂分毫无效。其脉搏近六至,右部甚实,大便两三日一行,知其阳明腑热甚炽又兼阴分虚损也。投以大剂白虎加人参汤,生石膏用四两,人参用六钱,以生山药代方中粳米,又加玄参、天冬各一两,煎汤一大碗,分三次温饮下,日进一剂。乃服后其热稍退,药力歇后仍如故。后将石膏渐加至半斤,一日连进二剂,如此三日,热退十之八九,其大便下一次,遂改用清凉滋阴之剂,数日痊愈。共计所用生石膏已八斤强矣。(《医学衷中参西录·论用药以胜病为主不拘分量之多少》)

案5　天津建设厅科长刘敷陈君,愚在奉时之旧友也。于壬申正月上旬,觉心中时时发热,而周身又甚畏冷。时愚回籍,因延他医诊治。服药二十余剂,病转增剧,二便皆闭。再服他药,亦皆吐出。少进饮食,亦恒吐出。此际愚适来津,诊其脉,弦长有力,然在沉分。知其有伏气化热,其热不能外达于表,是以心中热而外畏冷,此亦热深厥深之象也。俾先用鲜茅根半斤切碎,水煮三四沸,视茅根皆沉水底,其汤即成。取清汤三杯,分三次服,每服一次,将土狗三个捣为末,生赭石三钱亦为细末,以茅根汤送下。

若服过两次未吐,至三次赭石可以不用。乃将药服后,呕吐即止,小便继亦通下。再诊其脉,变为洪长有力,其心中仍觉发热,外表则不畏冷矣。其大便到此已半月未通下。遂俾用大潞参五钱煎汤,送服生石膏细末一两。翌晨大便下燥粪数枚,黑而且硬。再诊其脉,力稍缓,知心中犹觉发热。又俾用潞党参四钱煎汤,送服生石膏细末八钱。翌晨又下燥粪二十余枚,仍未见溏粪。其心中不甚觉热,脉象仍似有力。又俾用潞党参三钱煎汤,送服生石膏细末六钱。又下燥粪十余枚,后则继为溏粪,病亦从此痊愈矣。(《医学衷中参西录·论伏气化热未显然成温病者之治法》)

案6 县治西曾家庄丁叟,年过六旬,于孟冬得伤寒证。五六日间,延愚诊视,其脉洪滑,按之亦似有力,表里俱觉发热,间作呻吟,气息微喘,投以白虎汤一剂,大热稍减。再诊其脉或七八动一止,或十余动一止,两手皆然,重按无力,遂于原方中加人参八钱,兼师炙甘草汤中重用干地黄之意,以生地代知母,煎汁两茶杯,分两次温饮下,脉即调匀,且较前有力,而热仍如故。又将方中石膏加倍,煎汤一大碗,俾徐徐温饮下,尽剂而愈。(《医学衷中参西录·人参解》)

案7 一人,于季春夜眠之时因衾薄冻醒,遂觉周身恶寒,至前午十句钟表里皆觉大热,脉象浮洪,投以拙拟凉解汤(薄荷叶三钱、蝉蜕二钱、生石膏一两、甘草一钱,主治温病,表里俱觉发热,脉洪而兼浮者。编者注)一汗而愈。又尝治一人,于初夏晨出被雨,遂觉头疼周身恶寒,至下午一句钟即变为大热,渴嗜饮水,脉象洪滑,投以拙拟寒解汤(生石膏一两、知母八钱、连翘一钱五分、蝉蜕一钱五分,主治周身壮热,心中热而且渴,舌上苔白欲黄,其脉洪滑。或头犹觉疼,周身犹有拘束之意者。编者注)亦一汗而愈。(《医学衷中参西录·温病之治法详于《伤寒论》解》)

案8 一人年近四旬,身形素强壮,时当暮春,忽觉心中发热,初未介意,后渐至大小便皆不利,屡次延医服药病转加剧,腹中胀满,发热益甚,小便犹可通滴沥,而大便则旬余未通矣,且又觉其热上逆,无论所服何药,下咽即吐出,因此医皆束手无策。后延愚为诊视,其脉弦长有力,重按甚实,左右皆然,视其舌苔浓而已黄,且多芒刺,知为伏气化热,因谓病者曰:欲此病愈非治以大剂白虎汤不可。病者谓:我未受外感何为服白虎汤?

答曰:此伏气化热证也。盖因冬日或春初感受微寒,未能即病,所受之寒伏藏于三焦脂膜之中,阻塞升降之气化,久而生热,至春令已深,而其所伏之气更随春阳而化热,于斯二热相并,而脏腑即不胜其灼热矣,此原与外感深入阳明者治法相同,是以宜治以白虎汤也。病者闻愚言而颔之,遂为开白虎汤方,方中生石膏用三两,为其呕吐为加生赭石细末一两,为其小便不利为加滑石六钱、至大便旬余不通,而不加通大便之药者,因赭石与石膏并用,最善通热结之大便也。俾煎汤一大碗,徐徐温饮下,服后将药吐出一半,小便稍通,大便未通下。翌日即原方将石膏改用五两,赭石改用两半,且仿白虎加人参汤之义,又加野台参三钱,复煎汤徐徐温饮下,仍吐药一半,大便仍未通下。于是变汤为散,用生石膏细末一两,赭石细末四钱和匀,为一日之量,鲜白茅根四两,煎汤分三次将药末送服,服后分毫未吐,下燥粪数枚,小便则甚畅利矣。翌日更仿白虎加人参汤之义,又改用野党参(古之人参生于上党,今之党参即古之人参也。然此参人工种者甚多,而仍以野山自生者为贵)五钱、煎汤送服从前药末,又下燥粪数枚,后或每日如此服药,歇息一日不服药,约计共服生石膏细末斤许,下燥粪近百枚,病始霍然痊愈。其人愈后,饮食增加,脾胃分毫无伤,则石膏之功用及石膏之良善可知矣。愚用石膏治大便之因热燥结者实多次矣,或单用石膏细末,或少佐以赭石细末,莫不随手奏效,为此次所用石膏末最多,故特志之。(《医学衷中参西录·深研白虎汤之功用》)

案9　一少妇素日多病,于孟春中旬得伤寒,四五日表里俱壮热,其舌苔白而中心微黄,毫无津液,脉搏近六至,重按有力,或十余动之后,或二十余动之后,恒现有雀啄之象,有如雀之啄粟,恒连二三啄也。其呼吸外出之时,恒似有所龃龉而不能畅舒。细问病因,知其平日司家中出入账目,其姑(指婆婆,编者注)查账甚严,未病之先,因账有差误,曾被责斥,由此知其气息不顺及脉象之雀啄,其原因皆由此也。问其大便自病后未行,遂仍治以前案钱姓方(白虎加人参汤加减:生石膏细末四两,知母八钱、生山药六钱、野台参四钱、甘草三钱、生莱菔子四钱。编者注),将生石膏减去一两,为其津液亏损,为加天花粉八钱,亦煎汤三盅,分三次温服下,脉象已近和平,至数调匀如常,呼吸亦顺,惟大便犹未通下,改用滋阴润燥清火之品,服两剂大便通下痊愈。(《医学衷中参西录·太阳病炙甘草汤证》)

案10 一少年,因外感实热,致大便燥结,旬余未下,其脉亦数逾六至,且不任重按,亦投以白虎加人参汤,以生地黄代方中知母,生山药代方中粳米,煎汤一大碗,俾分多次徐徐温饮下。初服一剂,脉数见缓,遂即原方略为减轻,俾再煎服。拟后服至脉象复常,再为通其大便,孰意次剂服完而大便自通下矣。且大便通下后,外感之实热亦消解无余矣。此直以白虎加人参汤代承气汤也。自治愈此病之后,凡遇有证之可下而可缓下者,恒以白虎汤代承气,或以白虎加人参汤代承气,其凉润下达之力,恒可使大便徐化其燥结,无事用承气而自然通下,且下后又无不解之虞也。(《医学衷中参西录·阳明病三承气汤证》)

案11 一叟年近六旬,因外感之热过甚,致大便旬日未通,其脉数逾六至,心中烦热,延医数人,皆不敢用降下之剂。然除降下外,又别无治法,愚诊其脉象虽数,重按甚实,遂先投以大剂白虎加人参汤,每剂分三次温服下,连服两剂,壮热全消,脉已不数,大便犹未通下,继用净芒硝细末三钱、蜂蜜一两、开水冲服,大便通下,病遂愈。(《医学衷中参西录·阳明病三承气汤证》)

案12 愚年三旬时,曾病伏气化热,五心烦热,头目昏沉,舌苔白厚欲黄,且多芒刺,大便干燥,每日用生石膏数两煮水饮之,连饮数日,热象不退,因思或药轻不能胜病,乃于头午用生石膏五两煮水饮下,过午又用生石膏五两煮水饮下,一日之间共服生石膏十两,而心中分毫不觉凉,大便亦未通下。踌躇再三,精思其理,恍悟此必伏气之所入甚深,原当补助正气,俾吾身之正气壮旺,自能逐邪外出也。于斯欲仿白虎加人参汤之义,因无确实把握,犹不敢遽用大剂,就已所预存之药,用生石膏二两,野台参二钱、甘草钱半,适有所轧生怀山药粗渣又加少许,煎汤两盅,分三次温饮下,饮完晚间即觉清爽,一夜安睡,至黎明时少腹微疼,连泻三次,自觉伏气之热全消,再自视舌苔,已退去一半,而芒刺全无矣。夫以常理揆之,加人参于白虎汤中,必谓能减石膏之凉力,而此次之实验乃知人参反能助石膏之凉力,其理果安在乎?盖石膏煎汤,其凉散之力皆息息由毛孔透达于外,若与人参并用,则其凉散之力,与人参补益之力互相化合,能旋转于脏腑之间,以搜剔深入之外邪使之净尽无遗,此所以白虎加人参汤,清热之力远胜于白虎汤也。(《医学衷中参西录·续申白虎加人参汤之功用》)

案13　愚在辽宁立达医院时,有何裕孙君,为营口何道尹之胞兄。其人学问鸿博,人品端正,恒与愚互相过从,为研究玄学契友。因向充东三省测量局长,曾与吴子玉将军同事。岁在辛酉,闻吴将军在北京有事,欲与相商,遂晋京相访,偶受感冒发热,自开一解表清里之方,中有石膏六钱。彼意中是用生石膏,而方中未开生字,北方药铺恶习,凡石膏未注明生字者,必与以煅者。及将药煎服后,陡觉心不舒畅,检视药渣,见石膏凝结于罐底甚坚,乃知为煅石膏所误。自诊其脉数动一止,遂急还,求愚为诊治无效,又经中西医多方治疗皆无效,寖至肢体不遂,言语謇涩,竟至不起。(《医学衷中参西录·答王隆骥君石膏生用煅用之研究》)

咳　嗽

案1　北平大陆银行理事林农孙,年近五旬,因受风温,虽经医治愈,而肺中余热未清,致肺阴铄耗,酿成肺病,屡经医治无效,其脉一息五至,浮沉皆有力,自言喉连肺际,若觉痒则咳嗽顿发,剧时连嗽数十声,周身汗出,必吐出若干稠痰其嗽始止。问其心中常觉发热,大便燥甚,四五日一行,因悟其肺际作痒,即顿发咳嗽者,必其从前病时风邪由皮毛袭入肺中者,至今犹未尽除也。因其肺中风热相助为虐,宜以麻黄祛其风,石膏清其热,遂为开麻杏甘石汤方,麻黄用钱半,生石膏用两半,杏仁三钱,甘草二钱,煎服一剂,咳嗽顿愈。诊其脉仍有力,又为开善后之方,用生山药一两,北沙参、天花粉、天冬各五钱,川贝、射干、苏子、甘草各二钱,嘱其多服数剂,肺病可从此除根。后阅旬日,林农孙又求诊视,言先生去后,余服所开善后方,肺痒咳嗽仍然反复,遂仍服第一次方,至今已连服十剂,心中热已退,仍分毫不觉药凉,肺痒咳嗽皆愈,且饮食增加,大便亦不甚干燥。闻其所言,诚出愚意料之外也。再诊其脉已不数,仍似有力,遂将方中麻黄改用一钱,石膏改用一两,杏仁改用二钱,又加生怀山药六钱,俾煎汤接续服之,若服之稍觉凉时,即速停止。后连服七八剂似稍觉凉,遂停服,肺病从此竟愈。

按:治肺痨投以麻黄杏仁甘草石膏汤,且用至二十余剂,竟将肺痨治愈,未免令阅者生疑,然此中固有精细之理由在也。盖肺病之所以难愈者,为治之者但治其目前所现之证,而不深究其病因也。如此证原以外感受风成肺痨,且其肺中作痒,犹有风邪存留肺中,且为日既久则为锢闭难出之风邪,非麻黄不能开发其锢闭之深,惟其性偏于热,于肺中蕴有实热者不宜,而重用生石膏以辅弼之,既可解麻黄之热,更可清肺中久蕴之热,以治肺热有风痨嗽者,原为正治之方,故服之立时见功。至于此药,必久服始能拔除病根,且久服麻黄、石膏而无流弊者,此中又有理由在。盖深入久锢之风邪,非屡次发之不能透,而伍以多量之石膏以为之反佐,俾麻黄之力惟旋转于肺脏之中,不至直达于表而为汗,此麻黄久服无弊之原因也。至石膏性虽寒凉,然其质重气轻,煎入汤剂毫无汁浆(无汁浆即是无质),其轻而且凉之气,尽随麻黄发表之力外出,不复留中而伤脾胃,此石膏久服无弊之原因也。所遇之证,非如此治法不愈,用药即不得不如此也。(《医学衷中参西录·太阳温病麻杏甘石汤证》)

案2　沧州益盛铁工厂翻砂工人孙连瑞肺脏受风,咳嗽吐痰。医者投以散风利痰之剂,中有毛橘红二钱,服后即大口吐血,咳嗽益甚。其脉浮而微数,右部寸关皆有力。投以《伤寒论》麻杏甘石汤,方中生石膏用一两,麻黄用一钱,煎汤送服旱三七细末二钱。一剂血止。又去三七,加丹参三钱,再服一剂,痰嗽亦愈。(《医学衷中参西录·虚劳温病皆忌橘红说》)

案3　沈阳商家子娄顺田,年二十二,虚劳咳嗽,甚形羸弱,脉数八至,按之即无。细询之,自言曾眠热炕之上,晨起觉心中发热,从此食后即吐出,夜间咳嗽甚剧,不能安寝。因二十余日寝食俱废,遂觉精神恍惚,不能支持。愚闻之,知脉象虽危,仍系新证,若久病至此,诚难挽回矣。遂投以醴泉饮(生山药一两、大生地五钱、人参四钱、玄参四钱、生赭石四钱、牛蒡子三钱、天冬四钱、甘草二钱,主治虚劳发热,或喘或嗽,脉细而弱。编者注),为其呕吐,将赭石改用一两,一剂吐即止,可以进食,嗽亦见愈。从前五六日未大便,至此大便亦通下。如此加减服之,三日后脉数亦见愈。然犹六至余,心中犹觉发热,遂将玄参、生地皆改用六钱,又每日于午时,用白蔗糖冲水,送服西药阿司匹林七厘许。数日诸病皆愈,脉亦复常(《赭石解》中也录有本案。编者注)。(《医学衷中参西录·治阴虚劳热放·醴泉饮》)

案4　沈阳苏惠堂,年三十许,痨嗽二年不愈,动则作喘,饮食减少。更医十余人,服药数百剂,分毫无效,羸弱转甚。其姊丈李生在京师见《衷中参西录》再版,大加赏异,急邮函俾其来院诊治。其脉数六至,虽细弱仍有根柢,知其可治。自言上焦恒觉发热,大便四五日一行,时或干燥。遂投以醴泉饮(醴泉饮:生山药一两、大生地五钱、人参四钱、玄参四钱、生赭石四钱、牛蒡子三钱、天冬四钱、甘草二钱,主治虚劳发热,或喘或嗽,脉细而弱。编者注),为其便迟而燥,赭石改用六钱,又加鸡内金二钱捣细,恐其病久脏腑经络多瘀滞也。数剂后饭量加增,心中仍有热时,大便已不燥,间日一行。遂去赭石二钱,加知母二钱,俾于晚间服汤药后,用白蔗糖水,送服阿司匹林四分瓦之一瓦之分量详于例言,得微汗后,令于日间服之,不使出汗,数日不觉发热,脉亦复常,惟咳嗽未能痊愈。又用西药几阿苏六分、薄荷冰四分,和以绿豆粉为丸,梧桐子大,每服三丸,日两次,汤药仍照方服之,五六日后咳嗽亦愈,身体从此康健(《赭石解》中也录有本案。编者注)。(《医学衷中参西录·治阴虚劳热方》)

案5 一妇人年近三旬,咳嗽痰中带血,剧时更大口吐血,常觉心中发热。其脉一分钟九十至,按之不实。投以滋阴宁嗽降火之药数剂无效。因思此证,若用药专止其嗽,嗽愈其吐血亦当愈。遂用川贝九钱,煎取清汤四茶盅,调入生山药细末一两,煮作稀粥。俾于一日连进二剂,其嗽顿止,吐血证亦遂愈。数日后,觉血气上潮,肺复作痒而嗽,因此又复吐血。自言夜间睡时,常作生气恼怒之梦,怒极或梦中哭泣,醒后必然吐血。据所云云,其肝气必然郁遏,遂改用舒肝、泻肝之品,而以养肝、镇肝之药辅之,数剂病稍轻减,而犹间作恼怒之梦,梦后仍复吐血。欲辞不治,病家又信服难却,再三踌躇,恍悟平肝之药,以桂为最要,肝属木,木得桂则枯也,而单用之则失于热;降胃止血之药,以大黄为最要,胃气不上逆,血即不逆行也,而单用之又失于寒,若二药并用,则寒热相济,性归和平,降胃平肝,兼顾无遗。况俗传方,原有用此二药为散,治吐血者,用于此证当有捷效,而再以重坠之药辅之,则力专下行,其效当更捷也。遂用大黄、肉桂细末各一钱和匀,更用生赭石细末煎汤送下,吐血顿愈,恼怒之梦亦从此不作。后又遇吐血者数人,投以此方(秘红丹:大黄细末一钱,肉桂细末一钱,生代赭石细末六钱;将大黄、肉桂末和匀,代赭石煎汤送下。主治肝郁多怒,胃郁气逆,致吐血、衄血,及吐衄之证屡服他百药不效者。编者注),皆随手奏效。至其人身体壮实而暴得吐血者,又少变通其方,大黄、肉桂细末各用钱半,将生赭石细末六钱与之和匀,分三次服,白开水送下,约点半钟服一次。(《医学衷中参西录·治吐衄方》)

案6 一妇人年近五旬,身热痨嗽,脉数几至八至。先用六味地黄丸加减作汤服不效,继用左归饮加减亦不效。愚忽有会悟,改用生黄芪六钱,知母八钱为方,数剂见轻,又加丹参、当归各三钱,连服十剂痊愈。以后凡遇阴虚有热之证,其稍有根柢可挽回者,于方中重用黄芪、知母,莫不随手奏效。(《医学衷中参西录·治阴虚劳热方》)

案7 一妇人年五旬,上焦阳分虚损,寒饮留滞作嗽,心中怔忡,饮食减少,两腿畏寒,卧床不起者已二年矣。医者见其咳嗽怔忡,犹认为阴分虚损,复用熟地、阿胶诸滞泥之品,服之病益剧。后愚诊视,脉甚弦细,不足四至,投以拙拟理饮汤(白术四钱、干姜五钱、桂枝二钱、炙甘草二钱、茯苓二钱、生白芍二钱、橘红一钱半、厚朴一钱半。服数剂后,饮虽开通,而气分若不足者,酌加生黄芪数钱。编者注)加附子三钱,服七八日咳嗽见轻,饮食稍多而仍不觉热,知其数载沉疴,非程功半载不能愈也。俾每日于两餐之前服生硫黄三分,体验加多,后服数月,其病果愈。(《医学衷中参西录·杂录》)

案8 一人,年二十四。胸中满闷,昼夜咳嗽,其咳嗽时,胁下疼甚。诊其脉象和平,重按微弦无力。因其胁疼,又兼胸满,疑其气分不舒,少投以理气之药。为其脉稍弱,又以黄芪佐之,而咳嗽与满闷益甚,又兼言语声颤动。乃细问病因,知其素勤稼穑,因感冒懒食,犹枵腹力作,以致如此。据此病因,且又服理气之药不受,其为大气下陷无疑。遂投以升陷汤(生黄芪六钱、知母三钱、柴胡一钱五分、桔梗一钱五分、升麻一钱;主治胸中大气下陷,气短不足以息。编者注),四剂,其病脱然。

按:此证之形状,似甚难辨,因初次未细诘问,致用药少有差错,犹幸迷途未远,即能醒悟,而病亦旋愈。由斯观之,临证者,甚勿自矜明察而不屑琐琐细问也。(《医学衷中参西录·治大气下陷方》)

案9 ·人年四十许。每岁吐血两三次,如此四年,似有一年甚于一年之势。其平素常常咳嗽,痰涎壅滞,动则作喘,且觉短气。其脉沉迟微弱,右部尤甚。知其病源系大气下陷,投以升陷汤,加龙骨、牡蛎(皆不用)、生地黄各六钱,又将方中知母改用五钱,连服三剂,诸病皆愈。遂减去升麻,又服数剂以善其后。(《医学衷中参西录·治大气下陷方》)

案10 一少年,因感冒懒于饮食,犹勤稼穑,枵腹力作,遂成痨嗽。过午发热,彻夜咳吐痰涎。医者因其年少,多用滋阴补肾之药,间有少加参、芪者。调治两月不效,饮食减少,痰涎转增,渐至不起,脉虚数兼有弦象,知其肺脾皆有伤损也。授以此方(珠玉二宝粥:生山药二两、生薏苡仁二两、柿霜饼八钱,先将山药、薏苡仁捣成粗渣,煮至烂熟,再将柿霜饼切碎,调入融化,随意服之。主治脾肺阴分亏损,饮食懒进,虚热痨嗽。编者注),俾一日两次服之,半月痊愈。因山药、薏米皆清补脾肺之药。然单用山药,久则失于黏腻,单用薏米,久则失于淡渗,淮等分并用,乃可久服无弊。又用柿霜之凉可润肺、甘能归脾者,以为之佐使。病人服之不但疗病,并可充饥,不但充饥,更可适口。(《医学衷中参西录·治阴虚劳热方》)

案11 一叟年近七旬。素有痨嗽,初冬宿病发动,又兼受外感,痰涎壅滞胸间,几不能息。剧时昏不知人,身躯后挺。诊其脉,浮数无力。为制此汤(加味越婢加半夏汤:麻黄二钱、煅石膏三钱、生山药五钱、麦门冬四钱、清半夏三钱、牛蒡子三钱、玄参三钱、甘草一钱五分、大枣三枚、生姜三片；主治素患劳嗽，因外感袭肺，而痨嗽益甚，或兼喘逆，痰涎壅滞者。编者注），一剂气息通顺，将麻黄、石膏减半，又服数剂而愈。

或问：子尝谓石膏宜生用，不宜煅用。以石膏寒凉之中，原兼辛散。煅之则辛散之力变为收敛，服之转可增病。乃他方中，石膏皆用生者，而此独用煅者何也？

答曰：此方所主之病，外感甚轻，原无大热。方中用麻黄以祛肺邪，嫌其性热，故少加石膏佐之。且更取煅者，收敛之力，能将肺中痰涎凝结成块，易于吐出。此理从用石膏点豆腐者悟出，试之果甚效验。后遇此等证，无论痰涎如何壅盛，投以此汤，须臾，药力行后，莫不将痰涎结成小块，连连吐出，此皆煅石膏与麻黄并用之效也。（《医学衷中参西录·治伤寒方》）

案12　一叟年六十有一，频频咳吐痰涎，兼发喘逆。人皆以为痨疾，未有治法。诊其脉甚迟，不足三至，知其寒饮为恙也。投以拙拟理饮汤（白术四钱、干姜五钱、桂枝二钱、炙甘草二钱、茯苓二钱、生白芍二钱、橘红一钱半、厚朴一钱半；服数剂后，饮虽开通，而气分若不足者，酌加生黄芪数钱。编者注）加人参、附子各四钱，喘与咳皆见轻而脉之迟仍旧。因思脉象如此，非草木之品所能挽回。俾服生硫黄少许，不觉温暖，则徐徐加多，两月之间，服生硫黄斤余，喘与咳皆愈，脉亦复常。（《医学衷中参西录·杂录》）

案13　一叟年六十四，素有痨疾，因痨嗽太甚，呕血数碗。其脉摇摇无根，或一动一止，或两三动一止。此气血虚极，将脱之候也。诊脉时见其所嗽吐者，痰血相杂。询其从前呕吐之时心中发热。为制此汤（保元寒降汤：治吐血过多，气分虚甚，喘促咳逆，血脱而气亦将脱。其脉上盛下虚，上焦兼烦热者。生山药一两、野台参五钱、生代赭石八钱、知母六钱、生地黄六钱、生白芍四钱、牛蒡子四钱、三七二钱，细轧药汁送服。编者注），一剂而血止，又服数剂脉亦调匀。（《医学衷中参西录·治吐衄方》）

案 14 张媪年近五旬,身热痨嗽,脉数至八至,先用六味地黄丸加减煎汤服不效。继用左归饮加减亦不效。踌躇再三忽有会悟,改用生黄芪六钱,知母八钱,煎汤服数剂,见轻,又加丹参、当归各二钱,连服十剂痊愈。盖人禀天地之气化以生,人身之气化即天地之气化。天地将雨之时,必阳气温暖上升,而后阴云四合,大雨随之。黄芪温升补气,乃将雨时上升之阳气也。知母寒润滋阴,乃将雨时四合之阴云也,二药并用,大具阳升阴应、云行雨施之妙。膏泽优渥,烦热自退,此不治之治也。况虚劳者多损肾,黄芪能大补肺气以益肾水之上源,使气旺自能生水,而知母又大能滋肺中津液,俾阴阳不至偏胜,而生水之功益普也。至数剂后,又加丹参、当归者,因血痹虚劳《金匮》合为一门,治虚劳者当防其血有痹而不行之处,故加丹参、当归以流行之也。(《医学衷中参西录·黄芪解》)

喘　证

案 1 邻村泊庄高氏女,年十六七,禀赋羸弱,得外感痰喘证,投以《金匮》小青龙加石膏汤,一剂而愈。至翌日忽似喘非喘,气短不足以息,诊其脉如水上浮麻,不分至数,按之即无。愚骇曰:此将脱之证也。乡屯无药局,他处取药无及,适有生山药两许,系愚向在其家治病购而未服者,俾急煎服之,下咽后气息即能接续,可容取药,仍重用生山药,佐以人参、萸肉、熟地诸药,一剂而愈。(《医学衷中参西录·山药解》)

案 2 邻村刁马村刁志厚,年二十余,自孟冬得喘证。迁延百余日,喘益加剧,屡次延医服药,分毫无效。其脉浮而无力,数近六至,知其肺为风袭,故作喘。病久阴虚,肝肾不能纳气,故其喘寝剧也。即其脉而论,此时肺中之风邪犹然存在,欲以散风之药祛之,又恐脉数阴虚益耗其阴分。于是用麻黄三钱、而佐以生山药二两,临睡时煎服,夜间得微汗,喘愈强半。为脉象虚数,不敢连用发表之剂,俾继用生山药末八钱煮粥,少调白糖,当点心用,日两次,若服之觉闷,可用粥送服鸡内金末五分,如此服药约半月,喘又见轻。再诊其脉,不若从前之数,仍投以从前汤药方,又得微汗,喘又稍轻,又服山药粥月余痊愈。(《医学衷中参西录·临证随笔》)

案3 邻村高边务孙连衡,年三十许,自初夏得喘证。动则作喘,即安居呼吸亦似迫促,服药五十余剂不愈。医者以为已成肺痨,诿为不治。闻愚回籍求为诊治,其脉浮而滑,右寸关尤甚,知其风与痰互相胶漆滞塞肺窍也。为开麻杏甘石汤,麻黄三钱、杏仁三钱、生石膏一两、甘草钱半煎汤送服,苦葶苈子炒熟二钱,一剂而喘定,继又服利痰润肺少加表散之剂,数服痊愈。(《医学衷中参西录·临证随笔》)

案4 邻村李边务李媪,年七旬,痰喘甚剧,十年来尝卧寝。俾每日用熟地煎汤当茶饮之,数日即安卧,其家人反惧甚,以为如此改常,恐非吉兆,而不知其病之愈也。(《医学衷中参西录·地黄解》)

案5 邻村武生李杏春,三十余,得外感痰喘证,求为诊治。其人体丰,素有痰饮,偶因感冒风寒,遂致喘促不休,表里俱无大热,而精神不振,略一合目即昏昏如睡,胸膈又似满闷,不能饮食,舌苔白腻,其脉清而濡,至数如常。投以散风清火利痰之剂,数次无效。继延他医数人诊治,皆无效。迁延日久,势渐危险,复商治于愚。愚谂一老医皮隆伯先生,年近八旬,隐居渤海之滨,为之介绍延至,诊视毕,曰:此易治,小青龙汤证也。遂开小青龙汤原方,加杏仁三钱,仍用麻黄一钱。一剂喘定。继用苓桂术甘汤加天冬、厚朴,服两剂痊愈。迨至癸巳,李杏春又患外感痰喘,复求愚为诊治,其证脉大略如前,而较前热盛。投以小青龙汤去麻黄,加杏仁三钱,为其有热又加生石膏一两。服后其喘立止。药力歇后而喘仍如故,连服两剂皆然。此时皮姓老医已没,无人可以质正,愚方竭力筹思,将为变通其方。其岳家沧州为送医至,愚即告退。

后经医数人，皆延自远方，服药月余，竟至不起。愚因反复研究，此证非不可治，特用药未能吻合，是以服药终不见效。徐灵胎谓：龙骨之性，敛正气而不敛邪气。故《伤寒论》方中，仲景于邪气未尽者，亦用之。外感喘证服小青龙汤愈而仍反复者，正气之不敛也。遂预拟一方，用龙骨、牡蛎（皆不煅）各一两以敛正气，苏子、清半夏各五钱以降气利痰，名之曰从龙汤（从龙汤：生龙骨一两、生牡蛎一两、生杭芍五钱、清半夏四钱、苏子四钱、牛蒡子三钱，主治外感痰喘，服小青龙汤，病未痊愈，或愈而复发者。编者注），谓可用于小青龙汤之后。甫拟成，适有愚外祖家近族舅母刘媪得外感痰喘证，迎为诊治，投以小青龙汤去麻黄、加杏仁，为脉象有热又加生石膏一两，其喘立愈。翌日喘又反复，而较前稍轻。又投以原方，其喘止后迟四五点钟，遂将从龙汤煎服一剂，某喘即不反复而脱然痊愈矣。因将其方向医界同人述之。有毛仙阁者，邑中宿医，与愚最相契，闻愚言医学，莫不确信。闻此方后，旋为邑中卢姓延去。其处为疫气传染，患痰喘者四人已死其三，卢叟年过六旬，得病两日，其喘甚剧。仙阁投以小青龙汤去麻黄，加杏仁、生石膏，服后喘定。迨药力歇后，似又欲作喘，急将从龙汤煎服，病遂愈。（《医学衷中参西录·用小青龙汤治外感痰喘之经过及变通之法》）

案6 刘叟，年七旬，素有痨疾，薄受外感即发喘逆。投以小青龙汤去麻黄加杏仁、生石膏辄愈。上元节后，因外感甚重，旧病复发。五、六日间，热入阳明之腑，脉象弦长浮数，按之有力，却无洪滑之象。投以寒解汤（生石膏一两、知母八钱、连翘一钱五分、蝉蜕一钱五分；主治周身壮热，心中热而且渴，舌上苔白欲黄，其脉洪滑；或头犹觉疼，周身犹有拘束之意者。编者注）加潞参三钱，一剂汗出而喘愈。再诊其脉，余热犹炽。继投以白虎加人参汤，以生山药代粳米，煎一大剂，分三次温饮下，尽剂而愈。（《治温病方》中也录有本案。编者注）。（《医学衷中参西录·伤寒风温始终皆宜汗解说》）

案7 钱慕韩,愚之同乡也。其妇人于仲冬得伤寒证,四五日间,喘不能卧,胸中烦闷异常,频频呼唤,欲自开其胸。诊其脉浮洪而长,重按未实,舌苔白厚。知其证虽入阳明,而太阳犹未罢也(胸中属太阳)。此时欲以小青龙汤治喘,则失于热。欲以白虎汤治其烦热,又遗却太阳之病,而喘不能愈。踌躇再三,为拟此方(馏水石膏饮:生石膏二两、甘草三钱、麻黄二钱,用蒸汽水煎两三沸,取清汤一大碗,分六次温服下。前三次,一点钟服一次,后三次,一点半钟服一次;若以治温病似此证者,不宜用麻黄,宜用西药阿司匹林一瓦,融化于汤中以代之或代以薄荷叶二钱;病愈则停服,不必尽剂;下焦觉凉者,亦宜停服;无汽水可用甘澜水代之;主治胸中先有蕴热,又受外感,胸中烦闷异常,喘息迫促,其脉浮洪有力,按之未实,舌苔白而未黄者。编者注),取汽水轻浮之力,能引石膏上升,以解胸中之烦热。甘草甘缓之性,能逗留石膏不使下趋,以专其上行之力。又少佐以麻黄解散太阳之余邪,兼借以泻肺定喘,而胸中满闷可除也。汤成后,俾徐徐分六次服之。因病在上焦,若顿服,恐药力下趋,则药过病所,而病转不愈也。服至三次,胸间微汗,病顿见愈,服至尽剂,病愈十之八九。再诊其脉,关前犹似浮洪,喘息已平,而从前兼有咳嗽未愈,继用玄参一两,杏仁去皮二钱,蒌仁、牛蒡子各三钱,两剂痊愈。(《医学衷中参西录·治伤寒方》)

案8 堂姊丈褚樾浓,体丰气虚,素多痰饮,薄受外感,即大喘不止,医治无效,旬日喘始愈,偶与愚言及,若甚恐惧。愚曰:此甚易治,顾用药何如耳。《金匮》小青龙加石膏汤,为治外感痰喘之神方,辅以拙拟从龙汤,则其功愈显,若后再喘时,先服小青龙汤加石膏,若一剂喘定,继服从龙汤一两剂,其喘必不反复。若一剂喘未定,小青龙加石膏汤可服至两三剂,若犹未痊愈,继服从龙汤一两剂必能痊愈。若服小青龙加石膏汤,喘止旋又反复,再服不效者,继服从龙汤一两剂必效。遂录两方赠之,樾浓其欣喜,如获异珍。后用小青龙汤时,畏石膏不敢多加,虽效实无捷效,偶因外感较重喘剧,连服小青龙两剂,每剂加生石膏三钱,喘不止而转增烦躁。急迎为诊视,其脉浮沉皆有力,遂即原方加生石膏一两,煎汤服后其喘立止,烦躁亦愈,继又服从龙汤两剂以善其后。至所谓从龙汤者,系愚新拟之方,宜用于小青龙汤后者也。其方生龙骨、生牡蛎各一两捣碎,生杭芍五钱,清半夏、苏子各四钱,牛蒡子三钱,热者酌加生石膏数钱,或至一两。

按:小青龙汤以驱邪为主,从龙汤以敛正为主。至敛正之药,惟重用龙骨、牡蛎,以其但敛正气而不敛邪气(也观《伤寒论》中仲景用龙骨、牡蛎之方可知)。又加半夏、牛蒡以利痰,苏子以降气,芍药清热兼利小便,以为余邪之出路,故先服小青龙汤病减去十之八九,即可急服从龙汤以收十全之功也。

龙骨、牡蛎,皆宜生用,而不可煅用者,诚以龙为天地间之元阳与元阴化合而成,迨至元阳飞去所余元阴之质,即为龙骨(详第四期药物学讲义龙骨条下)。牡蛎乃大海中水气结成,万亿相连,聚为蚝山,为其单片无孕育,故名为牡,实与龙骨同禀至阴之性以翕收为用者也。若煅之则伤其所禀之阴气,虽其质因煅少增黏涩,而翕收之力全无,此所以龙骨、牡蛎宜生用而不可煅用也。若遇脉象虚者,用小青龙汤及从龙汤时,皆宜加参,又宜酌加天冬,以调节参性之热,然如此佐以人参、天冬,仍有不足恃之时。(《医学衷中参西录·太阳病小青龙汤证》)

案9 一媪年七旬,痨喘甚剧,十年未尝卧寝。俾每日用熟地煎汤,当茶饮之,数日即安卧。其家反惧甚,以为如此改常恐非吉兆,而不知其病之愈也。由是观之,熟地能补肾中元气可知。至陈修园则一概抹倒,直视熟地为不可用,岂能知熟地哉,寒温传里之后,其下焦虚惫太甚者,外邪恒直趋下焦作泄泻,亦非重用熟地不能愈。(《医学衷中参西录·治伤寒温病同用方》)

案10 一妇人年二十余,因与其夫反目,怒吞鸦片,已经救愈。忽发喘逆,迫促异常,须臾又呼吸顿停,气息全无,约十余呼吸之顷,手足乱动,似有蓄极之势,而喘复如故。若是循环不已,势近垂危,延医数人,皆不知为何病。后愚诊视其脉,左关弦硬,右寸无力,精思良久,恍然悟曰:此必怒激肝胆之火,上冲胃气。夫胃气本下行者也,因肝胆之火冲之,转而上逆,并迫肺气亦上逆,此喘逆迫促所由来也。逆气上干填塞胸膈,排挤胸中大气使之下陷。夫肺悬胸中,须臾无大气包举之,即须臾不能呼吸,此呼吸顿停所由来也。迨大气蓄极而通,仍上达胸膈鼓动肺脏使得呼吸,逆气遂仍得施其击撞,此又病势之所以循环也。《神农本草经》载,桂枝主上气咳逆、结气、喉痹、吐吸,其能降逆气可知。其性温而条达,能降逆气,又能升大气可知。遂单用桂枝尖三钱,煎汤饮下,须臾气息调和如常。夫以桂枝一物之微,而升陷降逆,两擅其功,以挽回人命于顷刻,诚天之生斯使独也。然非亲自经验者,又孰信其神妙如是哉!继用参赭镇气汤,去山药、苏子,加桂枝尖三钱,知母四钱,连服数剂,病不再发。此喘证之特异者,故附记于此。(《医学衷中参西录·治喘息方》)

案 11 一妇人年二十余。动则自汗,胸胁满闷,心中怔忡。其脉沉迟微弱,右部尤甚。为其脉迟,疑是心肺阳虚,而询之不觉寒凉,知其为大气下陷也。其家适有预购黄芪一包,且证兼自汗,升柴亦不宜用,遂单用生黄芪一两煎汤,服后诸病皆愈。

答曰:黄芪诚有透表之力,故气虚不能托邪外出者,用于发表药中即能得汗。若其阳强阴虚者,误用之则大汗如雨,不可遏抑。惟胸中大气下陷,致外卫之气无所统摄而自汗者,投以黄芪则其效如神。至证兼满闷而亦用之者,确知其为大气下陷,呼吸不利而作闷,非气郁而作闷也。至于心与肺同悬胸中,皆大气之所包举,大气升则心有所依,故怔忡自止也。董生闻之,欣喜异常曰:先生真我师也。继加桔梗二钱,知母三钱,又服两剂,以善其后。(《医学衷中参西录·治大气下陷方·升陷汤》)

案 12 一妇人年近五旬,得温病,七八日表里俱热,舌苔甚薄作黑色,状类舌斑,此乃外感兼内亏之证。医者用降药两次下之,遂发喘逆。令其子两手按其心口,即可不喘。须臾又喘,又令以手紧紧按住,喘又少停。诊其脉尺部无根,寸部摇摇,此将脱之候也。时当仲夏,俾用生鸡子黄四枚,调新汲井泉水服之,喘稍定,可容取药。遂用赭石细末二钱,同生鸡子黄二枚,温水调和服之,喘遂愈,脉亦安定。继服参赭镇气汤以善其后。(《医学衷中参西录·治喘息方》)

案13 一妇人年三十余,劳心之后兼以伤心,忽喘逆大作,迫促异常。其翁知医,以补敛元气之药治之,觉胸中窒碍不能容受。更他医以为外感,投以小剂青龙汤,喘益甚。延愚诊视,其脉浮而微数,按之即无,知为阴阳两虚之证。盖阳虚则元气不能自摄,阴虚而肝肾又不能纳气,故作喘也。为制此汤(参赭镇气汤:野台参四钱,生赭石轧细六钱,生芡实五钱,生山药五钱,萸肉去净核六钱,生龙骨捣细六钱,生牡蛎捣细六钱,生杭芍四钱,苏子炒捣二钱,编者注),病人服药后,未及覆杯曰:吾有命矣。询之,曰:从前呼吸惟在喉间,几欲脱去,今则转落丹田矣。果一剂病愈强半,又服数剂痊愈。

按:生赭石压力最胜,能镇胃气、冲气上逆,开胸膈、坠痰涎、止呕吐、通燥结,用之得当,诚有捷效。虚者可与人参同用。(《医学衷中参西录·治喘息方》)

案14 一男子年四十六岁,心中发热作喘,医治三年无效。仆为诊视,先投以书中首方资生汤(生山药一两、玄参五钱、于术三钱、生鸡内金二钱、牛蒡子三钱,主治痨瘵羸弱已甚,饮食减少,喘促咳嗽,身热脉虚数者。若热甚者,加生地黄五六钱。编者注),遵注加生地黄六钱。一剂见轻,数剂病愈强半。继用参麦汤数剂,病愈十之八九。(《医学衷中参西录·宾仙园来函》)

案15 一人,年二十二,喘逆甚剧,脉数至七至,用一切治喘药皆不效,为制此方(滋培汤:生山药一两、生白芍三钱、玄参三钱、广陈皮二钱、生赭石三钱、牛蒡子二钱、炙甘草二钱。编者注)。将药煎成,因喘剧不能服,温汤三次始服下,一剂见轻,又服数剂痊愈。(《医学衷中参西录·治喘息方》)

案 16 一人年二十,卧病数月不愈,精神昏愦,肢体酸懒,微似短气,屡次延医诊视莫审病因,用药亦无效。一日忽然不能喘息,张口呼气外出,而气不上达,其气蓄极之时迫肛门突出,约二十呼吸之顷,气息方通,一昼夜间,如此者八九次。诊其脉,关前微弱不起,知其胸中大气下陷,不能司肺脏呼吸之枢机也。遂投以人参一两,柴胡三钱,知母二钱,一剂而呼吸顺,又将柴胡改用二钱,知母改用四钱,再服数剂宿病亦愈。

按:此证卧病数月,气分亏损太甚,故以人参代黄芪。且此时系初次治大气下陷证,升陷汤方犹未拟出也。

又按:此证初得时,当系大气下陷,特其下陷未剧,故呼吸之间不觉耳。人参、黄芪皆补气兼能升气者也,然人参补气之力胜于黄芪;黄芪升气之力胜于人参。故大气陷而气分之根柢犹未伤者,当用黄芪;大气陷而气分之根柢兼伤损者,当用人参。是以气分虚极下陷者,升陷汤方后,曾注明酌加人参数钱也。(《医学衷中参西录·治大气下陷方》)

案 17 一人年二十,资禀素弱。偶觉气分不舒,医者用三棱、延胡等药破之。自觉短气,遂停药不敢服。隔两日,忽发喘逆,筋惕肉动,精神恍惚。脉数至六至,浮分摇摇,按之若无。肌肤甚热,上半身时出热汗,自言心为热迫,甚觉怔忡。其舌上微有白苔,中心似黄。统观此病情状,虽陡发于一日,其受外感已非一日。盖其气分不舒时,即受外感之时,特其初不自觉耳。为其怔忡太甚,不暇取药,急用生鸡子黄四枚,温开水调和,再将其碗置开水盆中,候温服之,喘遂止,怔忡亦见愈。继投以此汤(白虎加人参以山药代粳米汤:生石膏三两、知母一两、人参六钱、生山药六钱、甘草三钱;主治寒温实热已入阳明之腑,燥渴嗜饮凉水,脉象细数。编者注),煎汁一大碗,仍调入生鸡子黄三枚,徐徐温饮下。自晚十点钟至早七点钟,尽剂而病若失。因其从前服药伤气,俾用玄参一两、潞参五钱,连服数剂以善其后。(《医学衷中参西录·治伤寒温病同用方》)

案18 一人年二十二,喘逆甚剧,脉数至七至,投以滋阴兼纳气降气之剂不效。后于方中加白术数钱,将药煎出,其喘促亦至极点,不能服药,将药重温三次,始强服下,一剂喘即见轻,连服数剂痊愈。后屡用其方以治喘证之剧者,多有效验。(《医学衷中参西录·白术解》)

案19 一人年二十余。动则作喘,时或咳嗽。医治数年,病转增剧,皆以为痨疾不可治。其脉非微细,而指下若不觉其动。知其大气下陷,不能鼓脉外出以成起伏之势也。投以升陷汤(生黄芪六钱、知母三钱、柴胡一钱五分、桔梗一钱五分、升麻一钱;主治胸中大气下陷,气短不足以息。酌加人参数钱,或再加山茱萸数钱,以收敛气分之耗散,使升者不至复陷更佳;若大气下陷过甚,至少腹下坠,或更作疼者,宜将升麻改用一钱半或倍作二钱。编者注),加人参、天冬各三钱,连服数剂而愈。因其病久,俾于原方中减去升麻,为末炼蜜作丸药,徐服月余,以善其后。(《医学衷中参西录·治大气下陷方》)

案20 一人年近六旬,痰喘甚剧,脉则浮弱不堪重按,其心中则颇觉烦躁,投以小青龙汤去麻黄加杏仁,又加生石膏一两、野台参四钱、天冬六钱,俾煎汤一次服下,然仍恐其脉虚不能胜药,预购生杭萸肉三两,以备不时之需。乃将药煎服后,气息顿平,阅三点钟,忽肢体颤动,遍身出汗,又似作喘,实则无气以息,心怔忡莫支,诊其脉如水上浮麻,莫辨至数,急将所备之萸肉急火煎数沸服下,汗止精神稍定,又添水煮透,取浓汤一大盅服下,脉遂复常,怔忡喘息皆愈。继于从龙汤中加萸肉一两、野台参三钱、天冬六钱、煎服两剂,痰喘不再反复。

按:此证为元气将脱,有危在顷刻之势,重用山萸肉即可随手奏效者,因人之脏腑惟肝主疏泄,人之元气将脱者,恒因肝脏疏泄太过,重用萸肉以收敛之,则其疏泄之机关可使之顿停,即元气可以不脱,此愚从临证实验而得,知山萸肉救脱之力十倍于参、芪也。因屡次重用之,以挽回人命于顷刻之间,因名之为回生山萸黄汤。其人若素有肺病常咳血者,用小青龙汤时,又当另有加减,宜去桂枝留麻黄,又宜于加杏仁、石膏之外,再酌加天冬数钱。盖咳血及吐衄之证,最忌桂枝而不甚忌麻黄,以桂枝能助血分之热也。忆岁在癸卯,曾设教于本县北境刘仁村,愚之外祖家也,有近族舅母刘媪,年过五旬,曾于初春感受风寒,愚为诊视,疏方中有桂枝,服后一汗而愈,因其方服之有效,恐其或失,粘于壁上以俟再用。至暮春又感受风温,遂取其方自购药服之,服后遂至吐血,治以凉血降胃之药,连服数剂始愈。(《医学衷中参西录·太阳病小青龙汤证》)

案21 一人年近五旬,素有喘疾。因努力任重,旧证复发。延医服药罔效。后愚诊视其脉,数近六至,而兼有沉濡之象。愚疑其阴虚不能纳气,因其脉兼沉濡,不敢用降气之药。遂用熟地、生山药、枸杞、玄参大滋真阴之药,大剂煎汤,送下人参小块二钱,连服三剂脉即不数,仍然沉濡,喘虽见轻。仍不能愈。因思此证得之努力任重,胸中大气因努力而陷,所以脉现沉濡,且其背恶寒而兼发紧,此亦大气下陷之征也。亦治以升陷汤(生黄芪六钱、知母三钱、柴胡一钱五分、桔梗一钱五分、升麻一钱),方中升麻、柴胡、桔梗皆不敢用,以桂枝尖三钱代之。因其素有不纳气之证,桂枝能升大气,又能纳气归肾也;又外加滋阴之药,数剂痊愈(详案在第四卷升陷汤下)。(《医学衷中参西录·治阴虚劳热方》)

案22 一人年四十八。素有喘病,薄受外感即发,每岁反复两三次,医者投以小青龙加石膏汤辄效。一日反复甚剧,大喘昼夜不止。医者投以从前方两剂,分毫无效。延愚诊视,其脉数至六至,兼有沉濡之象。疑其阴虚不能纳气,故气上逆而作喘也。因其脉兼沉濡,不敢用降气之品。遂用熟地黄、生山药、枸杞、玄参大滋真阴之品,大剂煎汤,送服人参小块二钱。连服三剂,喘虽见轻,仍不能止。复诊视时,见令人为其捶背,言背常发紧,捶之则稍轻,呼吸亦稍舒畅。此时,其脉已不数,仍然沉濡。因细询,此次反复之由,言曾努力搬运重物,当时即觉气分不舒,迟两三日遂发喘。乃恍悟,此证因阴虚不能纳气,故难于吸。因用力太过,大气下陷,故难于呼。其呼吸皆须努力,故呼吸倍形迫促。但用纳气法治之,止治其病因之半,是以其喘亦止愈其半也。遂改用升陷汤(生黄芪六钱、知母三钱、柴胡一钱五分、桔梗一钱五分、升麻一钱。编者注),方中升麻、柴胡、桔梗,皆不敢用,以桂枝尖三钱代之。又将知母加倍,再加玄参四钱,连服数剂痊愈。

按:此证虽大气下陷,而初则实兼不纳气也。升麻、柴胡、桔梗,虽能升气,实与不纳气之证有碍,用之恐其证仍反复。惟桂枝性本条达,能引脏腑之真气上行,而又善降逆气。仲景苓桂术甘汤,用之以治短气,取其能升真气也。桂枝加桂汤用之以治奔豚,取其能降逆气也。且治咳逆上气吐吸喘也,《神农本草经》原有明文。既善升陷,又善降逆,用于此证之中,固有一无二之良药也。(《医学衷中参西录·治大气下陷方》)

案23 一人年四十余,得温病十余日,外感之火已消十之八九。大便忽然滑下,喘息迫促,且有烦渴之意。其脉甚虚,两尺微按即无。亦急用生山药六两,煎汁两大碗,徐徐温饮下,以之当茶,饮完煎渣再次,两日共用山药十八两,喘与烦渴皆愈,大便亦不滑泻。(《医学衷中参西录·治阴虚劳热方》)

案24 一人年四十余,素有喘证,薄受外感即发。医者投以小青龙汤,一剂即愈,习以为常。一日喘证复发,连服小青龙汤三剂不愈。其脉五至余,右寸浮大,重按即无。知其从前服小青龙即愈者,因其证原受外感,今服之而不愈者,因此次发喘原无外感也。盖其薄受外感即喘,肺与肾原有伤损,但知治其病标,不知治其病本,则其伤损必益甚,是以此次不受外感亦发喘也。为拟此汤(沃雪汤:生山药一两半、牛蒡子四钱、柿饼霜六钱。主治脾肺阴分亏损,饮食懒进,虚热痨嗽及肾虚喘证。编者注)服两剂痊愈,又服数剂以善其后。(《医学衷中参西录·治阴虚劳热方》)

案25 一人年四十余,外感痰喘,愚为治愈,但脉浮力微,按之即无。愚曰:脉象无根,当服峻补之剂,以防意外之变。病家谓:病人从来不受补药,服之即发狂疾,峻补之药实不敢用。愚曰:既畏补药,如是备用亦可。病家依愚言。迟半日急发喘逆,又似无气以息,汗出遍体,四肢逆冷,身躯后挺,危在顷刻。急用净萸肉四两,暴火煎一沸即饮下,汗与喘皆微止。又添水再煎数沸饮下,病又见愈。后添水将原渣煎透饮下,遂汗止喘定,四肢之厥逆亦回(《山萸肉解》中也录有本案。编者注)。(《医学衷中参西录·治阴虚劳热方》)

案26　一少妇,因夫妻反目得此证(指喘病,编著注),用桂枝尖四线,恐其性热,佐以带心寸冬三钱,煎汤服下,即愈。因读《本经》桂枝能升大气兼能降逆气,用之果效如桴鼓。夫以桂枝一物之微,而升陷降逆两擅其功,此诚天之生斯使独也。然非开天辟地之圣神发之,其孰能知之。(《医学衷中参西录·总论喘证治法》)

案27　一室女,伤寒过两旬矣,而瘦弱支离,精神昏愦,过午发热,咳而且喘,医者辞不治。诊其脉,数至七至,微弱欲无。因思此证若系久病至此,不可为矣。然究系暴虚之证,生机之根柢当无损。勉强投以滋阴清燥汤(滑石一两、甘草三钱、生白芍四钱、生山药一两;主治温病外表已解,其人或不滑泻,或兼喘息,或兼咳嗽,频吐痰涎,确有外感实热,脉象甚虚数者;或温病服滋阴宣解汤后,犹有余热者,亦可继服此汤。编者注),将滑石减半,又加玄参、熟地黄各一两,野台参五钱,煎汤一大碗,徐徐温饮下。饮完煎滓重饮,俾药力昼夜相继。两日之间,连服三剂,滑石渐减至二钱,其病竟愈。

按:此证始终不去滑石者,恐当伤寒之余,仍有余邪未净。又恐补药留邪,故用滑石引之下行,使有出路也。又按:凡煎药若大剂,必须多煎汤数杯,徐徐服之。救险证宜如此,而救险证之阴分亏损者,尤宜如此也。(《医学衷中参西录·治温病方》)

案28　一室女,温病痰喘。投以小青龙加石膏汤,又遵《伤寒论》加减法,去麻黄加杏仁,喘遂定。时已近暮,一夜安稳。至黎明喘大作,脉散乱如水上浮麻,不分至数。此将脱之候也。取药不及,适有生山药两许,急煮汁饮之,喘稍定,脉稍敛,可容取药,方中仍重用山药而愈。(《医学衷中参西录·治阴虚劳热方》)

案29 一叟年过七旬。素有劳病。因冬令伤寒,痨病复发,喘而且咳,两三日间,痰涎涌盛,上焦烦热。诊其脉,洪长浮数。投以此汤(犹龙汤:连翘一两、生石膏六钱、蝉蜕二钱、牛蒡子二钱,喘倍牛蒡子,胸中痛加丹参、没药各三钱,胁下疼,加柴胡、川楝子各三钱。主治胸中素蕴实热,又受外感,内热为外感所束,不能发泄,时觉烦躁,或喘、或胸胁疼,脉洪滑而长,即《伤寒论》大青龙汤证。编者注),加玄参、潞参各四钱,一剂汗出而愈。(《医学衷中参西录·治温病方》)

案30 一叟年六十三岁,于仲冬得伤寒证,痰喘甚剧。其脉浮而弱,不任循按。问其平素,言有劳病,冬日恒发喘嗽。愚再三踌躇,勉强治以小青龙汤,去麻黄加杏仁、生石膏。为其脉弱,俾预购补药数种备用。服药后喘稍愈,再诊其脉微弱益甚,愚遂用龙骨、牡蛎、野台参、生杭芍、山萸肉去净核为方,皆所素购也。煎汤甫成,此时病人呼吸俱微,自觉气息不续,急将药饮下,气息遂可接续。愚将旋里,嘱再服药数剂,以善其后。隔三日复来迎愚,言病又反复。愚至,见其喘促异常,其脉尺部无根,寸部有热。急用酸石榴一个,连皮捣烂,煮汤,调白砂糖多半两,服之喘愈大半。又用所服原方去萸肉,仍加酸石榴一个,与药同煎好,再兑生梨自然汁半茶盅,服之喘遂大愈。盖石榴与萸肉,同系酸敛之品,而一则性温,一则性凉,此时脉象有火,故以酸石榴易萸肉,而又加生梨汁之甘寒,所以服之能效也。(《医学衷中参西录·治伤寒方》)

案31 邑北境常庄于姓,年四旬,为风寒所束不得汗,胸间烦热,又兼喘促。医者治以苏子降气汤兼散风清火之品,数剂,病益进。诊其脉,洪滑而浮。投以寒解汤(生石膏一两、知母八钱、连翘一钱五分、蝉蜕一钱五分。编者注),须臾上半身即汗,又须臾觉药力下行,其下焦及腿亦皆出汗,病若失(《石膏解》中也录有本案。编者注)。(《医学衷中参西录·伤寒、风温始终皆宜汗解说》)

案32 邑许孝子庄赵叟,年六十三岁,于仲冬得伤寒证,痰喘甚剧。其脉浮而弱,不任循按,问其平素,言有痨病,冬日恒发喘嗽。再三筹思,强治以小青龙汤去麻黄,加杏仁、生石膏,为其脉弱,俾预购补药数种备用。服药后喘稍愈,再诊其脉微弱益甚,遂急用净萸肉一两,生龙骨、生牡蛎各六钱,野台参四钱,生杭芍三钱为方,皆所素购也。煎汤甫成,此时病人呼吸俱微,自觉气息不续,急将药饮下,气息遂能接续。(《医学衷中参西录·山萸肉解》)

案33 邑中孙姓叟,年近六旬,病喘,百药不效,后得此方(秋分日取鲜莱菔十余枚去叶,自叶中心穿以鲜槐条,令槐条头透出根外,悬于茂盛树上满百日,至一百零一日取下。用时去槐条,将莱菔切片煮烂,调红砂糖服之,每服一枚,数服即愈。编者注)服之而愈。每岁多备此药,以赠痨喘者,服之愈者甚多。莱菔色白入肺,槐条色黑入肾,如此作用,盖欲导引肺气归肾。其悬于茂盛树上者,因茂树之叶多吐氧气,莱菔借氧气酝酿,其补益之力必增也。悬之必满百日者,欲其饱经霜露,借金水之气,以补金水之脏也。(《医学衷中参西录·治阴虚劳热方》)

案34 友人毛仙阁次男媳,劳心之后,兼以伤心,忽喘逆大作,迫促异常。仙阁知医,自治以补敛元气之药,觉胸中窒碍不能容受,更他医以为外感,投以小青龙汤喘益甚。延愚诊视,其脉浮而微数,按之即无,知为阴阳两虚之证。盖阳虚则元气不能自摄,阴虚而肝肾又不能纳气,故其喘若是之剧也。遂用赭石、龙骨、牡蛎、萸肉各六钱,野台参、白芍各四钱,山药、芡实各五钱,苏子二钱,惟苏子炒熟,余皆生用(即参赭镇气汤,主治阴阳两虚,喘逆迫促,有将脱之势,亦治肾虚不摄,冲气上干,致胃气不降作满闷。编者注),煎服后,未及覆杯,病人曰:吾有命矣。询之,曰:从前呼吸惟在喉间,今则转落丹田矣。果一剂病愈强半,又服数剂痊愈。(《医学衷中参西录·赭石解》)

案35 于姓媪,劳热喘嗽,医治数月,病益加剧,不能起床,脉搏近七至,心中热而且干,喘嗽连连,势极危险。所服之方,积三十余纸,曾经六七医生之手,而方中皆有橘红,其余若玄参、沙参、枸杞、天冬、贝母、牛蒡、生熟地黄诸药,大致皆对证,而其心中若是之热而干者,显系橘红之弊也。愚投以生怀山药一两,玄参、沙参、枸杞、龙眼肉、熟地黄各五钱,川贝、甘草各二钱,生鸡内金钱半。煎服一剂,即不觉干。即其方略为加减,又服十余剂痊愈。(《医学衷中参西录·虚劳温病皆忌橘红说》)

案36 曾伯,奉天中街内宾升靴铺中学徒,年十四五,得劳热喘嗽证。初原甚轻,医治数月,病势浸增,医者诿谓不治。遂来院求为诊视,其人羸弱已甚,而脉象有力,数近六至,疑其有外感伏热,询之果数月之前,曾患温病,经医治愈。乃知其决系外感留邪,问其心中时觉发热,大便干燥,小便黄涩,遂投以白虎加人参汤,去粳米加生怀山药一两,连服数剂,病若失。见者讶为奇异,不知此乃治其外感,非治其内伤,而能若是之速效也。(《医学衷中参西录·石膏解》)

肺 痈

案1 奉天车站开饭馆者赵焕章,年四十许。心中发热、懒食、咳嗽、吐痰腥臭,羸弱不能起床。询其得病之期,至今已迁延三月矣。其脉一分钟八十五至,左脉近平和,右脉滑而实,舌有黄苔满布。大便四五日一行且甚燥。知其外感,稽留于肺胃,久而不去,以致肺脏生炎,久而欲腐烂也。西人谓肺结核证至此已不可治。而愚慨然许为治愈,投以清金解毒汤去黄芪,加生山药六钱、生石膏一两,三剂后热大轻减,食量加增,咳嗽吐痰皆见愈。遂去山药,仍加黄芪三钱,又去石膏,以花粉六钱代之,每日兼服阿司匹林四分瓦之一,如此十余日后,病大见愈,身体康健,而间有咳嗽之时,因忙碌遂停药不服。二十日后,咳嗽又剧,仍吐痰有臭,再按原方加减治之,不甚效验。亦俾服犀黄丸病遂愈。(《医学衷中参西录·治肺病方》)

案2 奉天清丈局科员宿贯中之兄,辽阳人,年近五旬,素有肺病。东人以为肺结核,屡次医治皆无效。一日忽给其弟来电报,言病势已革,催其速来。贯中因来院中,求为疏方,谓前数日来信言,痰嗽较前加剧,又添心中发热,今电文未言及病情,大约仍系前证,而益加剧也。夫病势至此,诚难挽回,因其相求恳切,遂为疏方:

玄参、生山药各一两,而佐以川贝、牛蒡、甘草诸药。

至家将药煎服,其病竟一汗而愈。始知其病之加剧者,系有外感之证。外感传里,阳明燥热,得凉润之药而作汗,所以愈也。其从前肺病亦愈者,因肺中之毒热随汗外透,暂觉愉快,而其病根实犹伏而未除也。后旬余其肺病复发,咳嗽吐痰腥臭。贯中复来询治法,手执一方,言系友人所赠,间可服否。视之林屋山人犀黄丸(即《外科证治全生集》犀黄丸:乳香、没药末各一两,麝香一钱半,犀牛黄三分,共研细。取黄米饭一两捣烂,入药再捣为丸,莱菔子大,晒干。每服三钱,热陈酒送下。编者注)也。愚向者原拟肺结核可治以犀黄丸,及徐氏所论治肺痈诸药。为其价皆甚昂,恐病者辞费,未肯轻于试用。今有所见与愚同者,意其方必然有效。怂恿制其丸,服之未尽剂而愈。牛黄、麝香为宝贵之品,吾中医恒用之以救险证,而西人竟不知用何也?(《医学衷中参西录·治肺病方》)

案3 奉天小南关赵某年四十许。始则发热懒食,继则咳嗽吐痰腥臭,医治三月,浸至不能起床。脉象滑实,右脉尤甚,舌有黄苔,大便数日一行。知系伏气为病,投以大剂白虎汤,以生山药

代粳米,又加利痰解毒之品,三剂后病愈强半。又即其方加减,服至十余剂痊愈。(《医学衷中参西录·石膏解》)

案4 一人年三十余,肺中素郁痰火,又为外感拘束,频频咳嗽,吐痰腥臭,恐成肺痈,求为诊治。其脉浮而有力,关前兼滑。遂先用越婢汤,解其外感,咳嗽见轻,而吐痰腥臭如故。次用葶苈大枣汤,泻其肺中壅滞之痰,间日一服。又用三七、川贝、粉甘草、金银花为散,鲜地骨皮煎汤,少少送服,日三次。即用葶苈大枣汤之日,亦服一次。如此调治数日,葶苈大枣汤用过三次,痰涎顿少,亦不腥臭,继用清金益气汤(生黄芪三钱、生地黄五钱、知母三钱、甘草二钱、玄参三钱、沙参三钱、川贝母三钱、牛蒡子三钱;治尪羸少气,劳热咳嗽,肺萎失音,频吐痰涎,一切肺金虚损之病。编者注),贝母、牛蒡子各加一钱,连服十余剂,以善其后。(《医学衷中参西录·治肺病方》)

案5 一人年三十余,昼夜咳嗽,吐痰腥臭,胸中隐隐作疼,恐成肺痈,求为诊治。其脉浮而有力,右胜于左,而按之却非洪实。投以清金解毒汤(生乳香三钱、生没药二钱、甘草三钱、生黄芪三钱、玄参三钱、沙参三钱、牛蒡子三钱、贝母三钱、知母三钱、三七二钱;药汁送服,将成肺痈者去黄芪,加金银花三钱。治肺脏损烂,或将成肺痈,或咳嗽吐脓血者,又兼治肺结核。编者注),似有烦躁之意,大便又滑泻一次。自言从前服药,略补气分,即觉烦躁,若专清解,又易滑泄,故屡次延医无效也。遂改用粉甘草两半,金银花一两,知母、牛蒡子各四钱,煎汤一大碗,分十余次温饮下,俾其药力常在上焦,十剂而愈。后两月,因劳力过度旧证复发,胸中疼痛甚于从前,连连咳吐,痰中兼有脓血。再服前方不效,为制此汤(消凉华盖饮:甘草六钱、生没药四钱、丹参四钱、知母四钱;病剧者加三七二钱,脉虚弱者酌加人参、天冬各数钱。治肺中腐烂,安成肺痈,时吐脓血,胸中隐隐作疼,或旁连胁下亦疼者。编者注),两剂疼止。为脉象虚弱,加野台参三钱,天冬四钱,连服十剂痊愈。(《医学衷中参西录·治肺病方》)

案6　一人年四十八,咳吐痰涎甚腥臭,夜间出汗,日形羸弱。医者言不可治,求愚诊视。脉数至六至,按之无力,投以此汤(清金解毒汤:生明乳香三钱、生明没药二钱、甘草三钱、生黄芪三钱、玄参三钱、沙参三钱、牛蒡子三钱、贝母三钱、知母三钱、三七二钱药汁送服,将成肺痈者去黄芪,加金银花三钱。治肺脏损烂,或将成肺痈,或咳嗽吐脓血者,又兼治肺结核。编者注),加生龙骨六钱,又将方中知母加倍,两剂汗止,又服十剂痊愈。(《医学衷中参西录·治肺病方》)

心　悸

案1　一媪年近六旬。资禀素弱,又兼家务劳心,遂致心中怔忡,肝气郁结,胸腹胀满,不能饮食,舌有黑苔,大便燥结,十数日一行。广延医者为治,半载无效,而羸弱支离,病势转增。后愚诊视,脉细如丝,微有弦意,幸至数如常,知犹可治。遂投以升降汤(野台参二钱、生黄芪二钱、白术二钱、陈皮二钱、厚朴二钱、生鸡内金二钱、知母三钱、生白芍三钱、桂枝一钱、川芎一钱、生姜二钱;主治肝郁脾弱,胸胁胀满,不能饮食。编者注),为舌黑便结,加鲜地骨皮一两,数剂后,舌黑与便结渐愈,而地骨皮亦渐减。至十剂病愈强半,共服百剂,病愈而体转健康。(《医学衷中参西录·治气血郁滞肢体疼痛方》)

案2　一妇人年二十余。资禀素羸弱,因院中失火,惊恐过甚,遂觉呼吸短气,心中怔忡,食后更觉气不上达,常作太息。其脉近和平,而右部较沉。知其胸中大气,因惊恐下陷,《内经》所谓恐则气陷也。遂投以升陷汤(生黄芪六钱、知母三钱、柴胡一钱五分、桔梗一钱五分、升麻一钱;主治胸中大气下陷,气短不足以息。或努力呼吸,有似乎喘。或气息将停,危在顷刻;气分虚极下陷者,酌加人参数钱,或再加山茱萸数钱,以收敛气分之耗散,使升者不至复陷更佳;若大气下陷过甚,至少腹下坠,或更作疼者,宜将升麻改用一钱半或倍作二钱。编者注),为心中怔忡,加龙眼肉五钱,连服四剂而愈。(《医学衷中参西录·治大气下陷方·升陷汤》)

案3 一少年,素伤烟色,又感冒风寒,医者用表散药,数剂治愈。间日忽遍身冷汗,心怔忡异常,自言气息将断,急求为调治,诊其脉浮弱无根,左右皆然。愚曰:此证虽危易治,得萸肉数两,可保无虞。时当霖雨,药坊隔五里许,遣快骑冒雨急取净萸肉四两、人参五钱,先用萸肉二两,煎数沸急服之,心定汗止,气亦接续,又将人参切作小块,用所余萸肉,煎浓汤送下,病若失。(《医学衷中参西录·治阴虚劳热方》)

案4 一少年心中怔忡,夜不能寐,其脉弦硬微数,知其心脾血液短也,俾购龙眼肉,饭甑蒸熟,随便当点心,食之至斤余,病遂除根。(《医学衷中参西录·龙眼肉解》)

胸 痹

奉天开原友人,田聘卿之夫人,年五十余,素有心疼证,屡服理气活血之药,未能除根。一日反复甚剧,服药数剂,病未轻减。聘卿见三期一卷既济汤(大熟地一两、山茱萸一两、生山药六钱、生龙骨六钱、生牡蛎六钱、茯苓三钱、生白芍三钱、附子一钱。编者注)后,载有张寿田所治心疼医案(指《山萸肉解》中医案:沧州友人张寿田,曾治一少年,素患心疼,发时昼夜号呼。医者屡用药开通,致大便滑泻,虚气连连下泄,汗出如洗,目睛上翻,心神惊悸,周身𤸎动,须人手按,而心疼如故。延医数人,皆不疏方。寿田投以前方,将萸肉倍作二两,连进两剂,诸病皆愈,心疼竟从此除根。编者注),心有会悟,遂用其方加没药、五灵脂各数钱,连服数剂痊愈,至此二年,未尝反复。由是观之,萸肉诚得木气最厚,故味虽酸敛,而性仍条畅,凡肝气因虚不能条畅而作疼者,服之皆可奏效也。(《医学衷中参西录·山萸肉解》)

胸痛连胁

一妇年三十余。胸疼连胁，心中发热。服开胸、理气、清火之药不效。后愚诊视，其脉浮洪而长。知其上焦先有郁热，又为风寒所束，则风寒与郁热相搏而作疼也。治以此汤（犹龙汤：连翘一两、生石膏六钱、蝉蜕二钱、牛蒡子二钱，喘倍牛蒡子，胸中痛加丹参、没药各三钱，胁下疼，加柴胡、川楝子各三钱。主治胸中素蕴实热，又受外感，内热为外感所束，不能发泄，时觉烦躁，或喘、或胸胁疼，脉洪滑而长，即《伤寒论》大青龙汤证。编者注），加没药、川楝子各四钱，一剂得汗而愈。（《医学衷中参西录·治温病方》）

不　寐

案1　一媪年五十余，累月不能眠，屡次服药无效。诊其脉有滑象，且其身形甚丰腴，知其心下停痰也。为制此汤（安魂汤：龙眼肉六钱、酸枣仁四钱、生龙骨五钱、生牡蛎五钱、清半夏三钱、茯苓片三钱、生赭石四钱。编者注），服两剂而愈。（《医学衷中参西录·治喘息方·安魂汤》）

案2　一妇人年三十许，一月之间未睡片时，自言倦极仿佛欲睡，即无端惊恐而醒。诊其脉左右皆有滑象，遂用苦瓜蒂十枚，焙焦轧细，空心时开水送服，吐出胶痰数碗，觉心中异常舒畅，于临眠之先又送服熟枣仁细末二钱，其夜遂能安睡。后又调以利痰养心安神之药，连服十余剂，其证永不反复矣。（《医学衷中参西录·治喘息方》）

多　寐

一人年二十余，嗜睡无节，即动作饮食之时，亦忽然昏倒鼾睡。诊其脉,两尺洪滑有力。知其肾经实而且热也,遂用黄柏、知母各八钱,茯苓、泽泻各四钱,数剂而愈。(《医学衷中参西录·治阳虚·敦复汤》)

妄　言

一媪年六十二,资禀素羸弱。偶当外感之余,忽然妄言妄见,惊惧异常,手足扰动,饥渴不敢饮食,少腹塌陷,胸膈突起。脉大于平时一倍,重按无力。知系肝肾大虚,冲气上逆,痰火上并,心神扰乱也。投以此汤(龙蚝理痰汤:清半夏四钱、生龙骨六钱、生牡蛎六钱、生代赭石三钱、朴硝二钱、黑芝麻三钱、柏子仁三钱、生白芍三钱、陈皮二钱、茯苓二钱;主治因思虑生痰,因痰生热,神志不宁。编者注),去朴硝,倍赭石,加生山药、山萸肉去净核、生地黄各六钱。又磨取铁锈水煎药(理详一味铁养汤下),一剂即愈。又服一剂,以善其后。(《医学衷中参西录·治痰饮方》)

癫　狂

案1　奉天林布都道尹之哲嗣凤巢,患癫狂证,居大连东人医院,调治年余,东人治以西法,日饮以缬草丁几,谓系为调养神经之妙品,然终分毫无效。后来奉至院中求治,知系顽痰过盛,充塞其心脑相通之路,因以隔阂其神明也。投以大承气汤,加生赭石细末一两半,同煎汤,送服甘遂细末钱半,降下痰涎若干。后间三日服一次,服至四次痊愈。(《医学衷中参西录·致陆晋笙书》)

案2　河东李公楼刘姓女子,得失心病,然有轻时,每逢大便干燥时则加剧,遂俾用生赭石细末,每服三钱,日两次。连服月余,大便之干燥除,而病亦遂愈矣。(《医学衷中参西录·论癫狂失心之原因及治法》)

案3　邻村韩姓媪,年六旬。于外感病愈后,忽然胸膈连心下突胀,腹脐塌陷,头晕项强,妄言妄见,状若疯狂,其脉两尺不见,关前摇摇无根,数至六至,此下焦虚惫冲气不摄,挟肝胆浮热上干脑部乱其神明也。遂用赭石、龙骨、牡蛎、山药、地黄皆用生者各一两,野台参、净萸肉各八钱,煎服一剂而愈。又少为加减再服一剂以善其后。(《医学衷中参西录·赭石解》)

案4 洮昌都道尹公子凤巢,年近三旬,癫狂失心,屡经中西医治疗,四载分毫无效。来院求为诊治,其脉象沉实,遂投以上所拟方(重用代赭石二两,佐以大黄、朴硝、半夏、郁金,其痰火甚实者,间或加甘遂二钱为末送服,辄能随手奏效,诚以代赭石重坠之力,能引痰火下行,俾心脑相通之路毫无滞碍,则脑中元神,心中识神自能相助为理,而不至有神明瞀乱之时也。编者注),每剂加甘遂二钱五分,间两日一服(张锡纯特别指出,因药中有甘遂,而不能连服。编者注),其不服汤药之二日,仍用赭石、朴硝细末各五钱,分两次服下,如此旬余而愈。(《医学衷中参西录·赭石解》)

案5 一少妇癫狂,强灌以药,不能下咽。遂俾以朴硝代盐,每饭食之,病人不知,月余而愈。诚以朴硝咸寒属水,为心脏对宫之药,以水胜火,以寒胜热,能使心中之火热消解无余,心中之神明,自得其养,非仅取朴硝之能开痰也。(《医学衷中参西录·治癫狂方》)

案6 一少年癫狂,医者投以大黄六两,连服两剂,大便不泻。后愚诊视,为开此方(荡痰加甘遂汤:生代赭石二两、大黄一两、朴硝六钱、清半夏三钱、郁金三钱、甘遂末二钱;主治癫狂失心,脉滑实,顽痰凝结之甚者,非其证大实不可轻投。编者注),惟甘遂改用三钱。病家谓,从前服如许大黄,未见行动,今方中止用大黄两许,岂能效乎? 愚曰:但服,无虑也。服后,大便连泻七八次,降下痰涎若干,癫狂顿愈。见者以为奇异,彼盖不知甘遂三钱之力,远胜于大黄六两之力也……癫狂之证,乃痰火上泛,瘀塞其心与脑相连窍络,以致心脑不通,神明皆乱。故方中重用赭石,借其重坠之力,摄引痰火下行,俾窍络之塞者皆通,则心与脑能相助为理,神明自复其旧也。是以愚治此证之剧者,赭石恒有用至四两者,且又能镇甘遂使之专于下行,不至作呕吐也。(《医学衷中参西录·治癫狂方》)

案7 一少年女子,得疯疾癫狂甚剧,屡次用药皆未能灌下。后为设方,单用朴硝当盐,加于菜蔬中服之,病人不知,月余痊愈,因将其方载于《医学衷中参西录》。后法库门生万泽东治一少女疯狂,强灌以药,竟将药碗咬破,仍未灌下。素阅《医学衷中参西录》知此方,遂用朴硝和鲜莱菔作汤,令病人食之,数日痊愈。(《医学衷中参西录·朴硝硝石解》)

案8 一室女得失心病甚剧,不知服药,其家人又不欲强灌之。遂俾用以朴硝当盐,置于其所日用饮食中,月余其病亦愈。(《医学衷中参西录·论癫狂失心之原因及治法》)

案9 一壮年,癫狂失心,六脉皆闭,重按亦分毫不见。投以大承气汤加赭石二两,煎汤送服甘遂细末三钱(即荡痰加甘遂汤,主治癫狂之重者。编者注),服后大便未行。隔数日将药剂加重,大黄、赭石各用三两,仍送服甘遂三钱,大便仍无行动。遂改用巴豆霜五分,单用赭石细末四两煎汤送下,间三日一服。每服后大便行数次,杂成块之痰若干。服至两次,其脉即出。至五次,痰净,其癫狂遂愈。复改用清火化瘀之药,服数剂以善其后。(《医学衷中参西录·论用药以胜病为主不拘分量之多少》)

痫 证

案1 奉天小西边门外王氏妇,年近三旬,得痫疯证,医治年余不愈,浸至每日必发,且病势较重。其证甫发时作狂笑,继则肢体抽掣,昏不知人。脉象滑实,关前尤甚。知其痰火充盛,上并于心,神不守舍,故作狂笑;痰火上并不已,迫激脑筋,失其所司,故肢体抽掣,失其知觉也。先投以拙拟荡痰汤(生赭石细末二两、大黄一两、朴硝六钱、清半夏三钱、郁金三钱。主治癫狂失心,脉滑实者。编者注),间日一剂。三剂后,病势稍轻,遂改用丸药,硫化铅、生赭石、芒硝各二两,朱砂、青黛、白矾各一两,黄丹五钱,共为细末,复用生怀山药四两为细末,焙熟,调和诸药中,炼蜜为丸(张锡纯将此方命名为愈痫丹。编者注),二钱重。当空心时,开水送服一丸,日两次。服至百丸痊愈。(《医学衷中参西录·论治痫疯》)

案2　邻村生员刘树帜,年三十许,因有恼怒,忽然昏倒不省人事,牙关紧闭,唇齿之间有痰涎随呼气外吐,六脉闭塞若无。急用作嚏之药吹鼻中,须臾得嚏,其牙关遂开。继用香油两余炖温,调麝香末一分灌下,半句钟时稍醒悟能作呻吟,其脉亦出,至数五至余,而两尺弱甚,不堪重按。知其肾阴亏损,故肝胆之火易上冲也。遂用赭石、熟地黄、生山药各一两,龙骨、牡蛎、净萸肉各六钱,煎服后豁然顿愈。继投以理肝补肾之药数剂,以善其后。(《医学衷中参西录·赭石解》)

案3　一人年三十许,痫风十余年不愈,其发必以夜。授以前加味磁朱丸方(磁石二两、代赭石二两、清半夏二两、朱砂一两;上药各制为细末,再加神曲半斤,粉碎后取一半炒熟混合后为丸桐子大,铁锈水煎汤,送服二钱,每日二次。主治痫风。编者注),服之而愈。年余其病又反复,然不若从前之剧。俾日磨浓铁锈水(主治痫风及肝胆之火暴动,或胁疼,或头疼目眩,或气逆喘吐,上焦烦热。编者注)煎汤服之,病遂除根。(《医学衷中参西录·治痫风方》)

案4　邑韩蕙圃医学传家,年四十有四,偶得奇疾。卧则常常发搐,旋发旋止,如发寒战之状,一呼吸之间即愈。即不发搐时,人偶以手抚之,又辄应手而发。自治不效,广求他医治疗皆不效。留连半载,病势浸增。后愚诊视,脉甚弦细,询其饮食甚少,知系心肺脾胃阳分虚惫,不能运化精微,以生气血。血虚不能荣筋,气虚不能充体,故发搐一也。必发于卧时者,卧则气不顺也。人抚之而辄发者,气虚则畏人按也。授以理饮汤(白术四钱、干姜五钱、桂枝二钱、炙甘草二钱、茯苓二钱、生白芍二钱、橘红一钱半、厚朴一钱半;主治因心肺阳虚,致脾湿不升,胃郁不降,饮食不能运化精微,变为饮邪,停于胃口为满闷,溢于膈上为短气,渍满肺窍为喘促,滞腻咽喉为咳吐黏涎。甚或阴霾布满上焦,心肺之阳不能畅舒,转郁而作热。或阴气逼阳外出为身热,迫阳气上浮为耳聋,弦迟细弱。编者注)方数剂,饮食加多,搐亦见愈。二十剂后,病不再发。(《医学衷中参西录·治痰饮方》)

案5 又治奉天女师范刘姓学生,素患痫风。愚曾用羚羊角加清火、理痰、镇肝之药治愈。隔二年,证又反复,再投以原方不效。亦与以此丸(即愈痫丹:硫化铅、生赭石、芒硝各二两,朱砂、青黛、白矾各一两,黄丹五钱,共为细末,复用生怀山药四两为细末,焙熟,调和诸药中,炼蜜为丸,二钱重。当空心时,开水送服一丸,日两次。编者注),服尽六十丸痊愈。(《医学衷中参西录·论治痫疯》)

厥 证

案1 邻村李志绾,年二十余,素伤烟色,偶感风寒,医者用表散药数剂治愈。间日,忽遍身冷汗,心怔忡异常,自言气息将断,急求为调治。诊其脉浮弱无根,左右皆然。愚曰:此证虽危易治,得萸肉数两,可保无虞。时当霖雨,药坊隔五里许,遣快骑冒雨急取净萸肉四两,人参五钱。先用萸肉二两煎数沸,急服之,心定汗止,气亦接续,又将人参切作小块,用所余萸肉煎浓汤送下,病若失(《治阴虚劳热方》中也录有本案。编者注)。(《医学衷中参西录·山萸肉解》)

案2 邻村毛姓少年,于伤寒病瘥后,忽痰涎上壅,堵塞咽喉,几不能息。其父知医,用手大指点其天突穴,息微通,急迎愚调治。遂用香油二两,炖热调麝香一分灌之,旋灌旋即流出痰涎若

干。继用生赭石一两,人参六钱,苏子四钱,煎汤,徐徐饮下,痰涎顿开。(《医学衷中参西录·赭石解》)

案3 一媪年五旬,于仲冬之时忽然昏倒不知人,其胸中似有痰涎,大碍呼吸。诊其脉,微细欲无,且甚迟缓。其家人谓其平素常觉心中发凉,咳吐黏涎。知其胸中素有寒饮,又感冬日严寒之气,其寒饮愈凝结杜塞也。急用胡椒三钱捣碎,煎两三沸,取浓汁多半杯灌下,呼吸顿形顺利,继用干姜六钱,桂枝尖、当归各三钱,连服三剂,可作呻吟,肢体渐能运动,而左手足仍不能动。继治以助气消痰活络之剂,左手足亦渐复旧。此痰瘀能成痿废之明证也。(《医学衷中参西录·论肢体痿废之原因及治法》)

案4 一妇人年近四旬,素患寒饮,平素喜服干姜、桂枝等药。时当严冬,因在冷屋察点屋中家具为时甚久,忽昏仆于地,异诸床上,自犹能言,谓适才觉凉气上冲遂至昏仆,今则觉呼吸十分努力气息始通,当速用药救我,言际忽又昏愦,气息几断。时愚正在其村为他家治病,急求为诊视。其脉微细若无,不足四至,询知其素日禀赋及此次得病之由,知其为寒实结胸无疑。取药无及,急用胡椒三钱捣碎,煎两三沸,徐徐灌下,顿觉呼吸顺利,不再昏厥。遂又为疏方:干姜、生怀山药各六钱,白术、当归各四钱,桂枝尖、半夏、甘草各三钱,厚朴、陈皮各二钱。煎服两剂,病愈十之八九。又即原方略为加减,俾多服数剂,以善其后。

谨按:有以胡椒非开结之品,何以用之而效为同者,曰:此取其至辛之味以救一时之急,且辛热之品能开寒结,仲景通脉四逆汤所以加重干姜也。如畏巴豆之猛烈不敢轻用,这就是变通之法。(《医学衷中参西录·太阳病小陷胸汤证》)

案5 一人年二十余。因夫妻反目,身躯忽然后挺,牙关紧闭,口出涎沫。及愚诊视,已阅三点钟矣。其脉闭塞不全,先用痧药吹鼻,得嚏气通,忽言甚渴。及询之,仍昏昏如故,惟牙关微开,可以进药。因忆严用和麝香清油灌法,虽治中风不醒,若治痰厥不醒,亦当有效。况此证形状,未必非内风掀动。遂用香油二两炖热,调麝香一分,灌之即醒。又:硼砂四钱化水,治痰厥可代白矾,较白矾尤稳妥。若治寒痰杜塞,用胡椒三钱捣碎,煎汤灌之,可代生姜自然汁与干姜汤。(《医学衷中参西录·治痰饮方·治痰点天突穴法》)

胃脘痛

案1 奉天大东关宋氏女,年十九岁,自十七岁时,胃有瘀滞作疼,调治无效,浸至不能饮食。脉象沉而无力,右部尤甚,为疏方:鸡内金一两,生酒曲、党参各五钱,三棱、莪术、知母各三钱,樗鸡(俗名红娘子)十五个。服至八剂,大小二便皆下血,胃中豁然,其疼遂愈。(《医学衷中参西录·鸡内金解》)

案2 乙卯之岁,客居广平,忽有车载病患,造寓求诊者。其人年过五旬,呻吟不止,言自觉食物结于下脘,甚是痛楚,数次延医调治,一剂中大黄用至两半不下。且凡所服之药,觉行至所结之处,即上逆吐出,饮食亦然。此时上焦甚觉烦躁,大便不通者已旬日矣。诊其脉,虽微弱,至数不数,重按有根。知犹可任攻下,因谓之曰:此病易治,特所服药中,有猛悍之品,服药时,必吾亲自监视方妥。然亦无须久淹,能住此四点钟,结处即通下矣。遂用此汤(赭遂攻结汤:生赭石二两、朴硝五钱、干姜二钱、甘遂一钱半药汁冲服;热多去干姜,寒多干姜酌加数钱,呕多可先用赭石一两、干姜半钱煎服以止其呕吐;主治宿食结于肠间,不能下行,大便多日不通。编者注)去干姜,方中赭石改用三两,朴硝改用八钱。服后须臾,腹中作响,迟两点半钟,大便通下而愈。后月余,又患结证如前,仍用前方(赭遂攻结汤)而愈。朴硝虽能软坚,然遇大便燥结过甚,肠中毫无水气者,其软坚之力,将无所施。甘遂辛窜之性,最善行水,能引胃中之水直达燥结之处,而后朴硝因水气流通,乃得大施其软坚之力,燥结虽久,亦可变为溏粪,顺流而下也。特是甘遂力甚猛悍,以攻决为用,能下行亦能上达,若无以驾驭之,服后恒至吐泻交作。况此证多得之涌吐之余,或因气机不能下行,转而上逆,未得施其攻决之力,而即吐出者。故以赭石之镇逆,干姜之降逆,协力下行,以参赞甘遂成功也。且干姜性热,朴硝性寒,二药并用,善开寒火之凝滞。寒火之凝滞于肠间者开,宿物之停滞于肠间者亦易开也。愚用此方救人多矣,即食结中脘下脘,亦未有不随手奏效者。(《医学衷中参西录·治燥结方》)

呕　吐

案 1　癸亥秋,愚在奉天同善堂医学校讲药性,有学生李庆霖之族姊来奉,病于旅邸。屡经医治无效,病势危急,庆霖求为诊治。其周身灼热,脉象洪实,心中烦躁怔忡,饮食下咽即呕吐,屡次所服之药,亦皆呕吐不受。视其舌苔黄厚,大便数日未行,知其外感之热已入阳明之腑,又挟胃气上逆,冲气上冲也。为疏方用:生赭石细末八钱,生石膏细末两半,蒌仁一两,玄参、天冬各六钱,甘草二钱。将后五味煎汤一大茶杯,先用开水送服赭石细末,继将汤药服下,遂受药不吐,再服一剂痊愈。(《医学衷中参西录·赭石解》)

案 2　邻村泊北庄张氏妇,年二十余,胃寒作吐,所吐之食分毫不能消化,医治半年无效,虽投以极热之药亦分毫不觉热,脉甚细弱,且又沉迟。知其胃寒过甚,但用草木之品恐难疗治,俾用生硫黄细末一两,分作十二包,先服一包,过两句钟不觉热,再服一包。又为开汤剂:干姜、炙甘草各一两,乌附子、广油桂、补骨脂、于术各五钱,厚朴二钱。日煎服一剂。其硫黄当日服至八包,犹不觉热,然自此即不吐食矣。后数日,似又反复,遂于汤剂中加代赭石细末五钱,硫黄仍每日服八包,其吐又止。连服数日,觉微热,俾将硫黄减半,汤剂亦减半,惟赭石改用三钱。又服二十余日,其吐永不反复。(《医学衷中参西录·论痢证治法》)

案3 一妇人,连连呕吐,五六日间勺水不存,大便亦不通行,自觉下脘之处疼而且结,凡药之有味者,入口即吐;其无味者,须臾亦复吐出,医者辞不治。后愚诊视,脉有滑象,上盛下虚,疑其有妊。询之,言月信不见者五十日矣。然结证不开,危在目前。《内经》谓:有故无损亦无损也,遂单用赭石二两煎汤饮下。觉药力至结处不能下行,复返而吐出,继改用赭石四两,又重罗出细末两许,将余三两煎汤调细末服下,其结遂开,大便亦通,自此安然无恙,至期方产。(《医学衷中参西录·治喘息方·镇摄汤》)

案4 一人年十八九,常常呕吐涎沫,甚则吐食。诊其脉象甚迟濡,投以大热之剂毫不觉热,久服亦无效验。俾嚼服生硫黄如黄豆粒大,徐徐加多,以服后移时觉微温为度。后一日两次服,每服至二钱,始觉温暖。共服生硫黄四斤,病始除根。(《医学衷中参西录·杂录》)

案5 一人年四十许。二便不通,呕吐甚剧,不受饮食。倩人询方。疑系外感之热所致,问其心中发热否?言来时未尝言及。遂为约略疏方,以赭石二两以止其呕吐,生杭芍一两以通小便,芒硝三钱以通大便。

隔日,其人复来,言服后呕吐即止,二便亦通,此时心中发热且渴如故。既曰如故,是其从前原有热渴之病,阳明之腑证已实,特其初次遣人未尝详言也。投以大剂白虎加人参汤,一剂而愈。

按:此证亦镇逆承气汤证,因其证两次始述明,遂致将方中药品前后两次分用之,其病亦即前后两次而愈矣。(《医学衷中参西录·治伤寒温病同用方》)

案6 一室女,中秋节后,感冒风寒,三四日间,胸膈满闷,不受饮食,饮水一口亦吐出,剧时,恒以手自挠其胸。脉象滑实,右部尤甚,遂单用生赭石细末两半,俾煎汤温饮下,顿饭顷,仍吐出。盖其胃口皆为痰涎壅滞,药不胜病,下行不通,复转而吐出也。遂更用赭石四两,煎汤一大碗,分三次,陆续温饮下,胸次遂通,饮水不吐。翌日,脉象洪长,其舌苔从先微黄,忽变黑色,又重用白虎汤连进两大剂,每剂用生石膏四两,分数次温饮下,大便得通而愈。(《医学衷中参西录·赭石解》)

呃　逆

沈阳赵海珊营长之兄峻峰,得温病甚剧,舁至院中求为诊治,数日就愈,忽作呃逆,昼夜不止,服药无效。因思卫生防疫宝丹(粉甘草十两、细心两半、香白芷一两、薄荷冰四钱、冰片二钱、朱砂三两,主治霍乱吐泻转筋,下痢腹疼,及一切痧症。平素口含化服,能防一切疠疫传染。编者注),最善行气理郁,俾一次服五十粒,呃逆顿止。

又数日有奉天督署卫队旅陈姓军人患呃逆证,旬日不止,眠食俱废,旅中医官屡次用药无效,辞令回家静养,因来院中求为治疗。其精神疲惫,几不能支。亦治以卫生防疫宝丹,俾服八十粒,亦一次即愈。(《医学衷中参西录·答翁义芳问呃逆气郁治法》)

痞　满

案 1　表叔高福亭先生,年过五旬,胃阳不足,又兼肝气郁结,因之饮食减少,时觉满闷,服药半载,毫无效验。适愚远游还里,觌面谈及,俾用大枣六斤,生姜一斤切片,同在饭甑蒸熟,臼内捣如泥,加桂枝尖细末三两,炒熟麦面斤半,和匀捏成小饼,炉上炙干,随意当点心服,尽剂而愈。(《医学衷中参西录·大枣解》)

案 2　丙寅(公历 1926 年。编者注)季春,愚自沧州移居天津。有南门外郭智庵者,年近三旬,造寓求诊。自言心中常常满闷,饮食停滞胃中不下,间有呕吐之时,大便非服通利之品不行,如此者年余,屡次服药无效,至今病未增剧,因饮食减少则身体较前赢弱矣。诊其脉,至数如常,而六部皆有郁象。因晓之曰:此胃气不降之证也,易治耳。但重用赭石数剂即可见效也。为疏方用:

生赭石细末一两,生怀山药、炒怀山药各七钱,全当归三钱,生鸡内金二钱,厚朴、柴胡各一钱。

嘱之曰:此药煎汤日服一剂,服至大便日行一次再来换方。时有同县医友曰纶李君在座,亦为诊其脉,疑而问曰:凡胃气不降之病,其脉之现象恒弦长有力。今此证既系胃气不降,何其六脉皆有郁象,而重按转若无力乎?

答曰:善哉问也,此中颇有可研究之价值。盖凡胃气不降之脉,其初得之时,大抵皆弦长有力,以其病因多系冲气上冲,或更兼肝气上干。冲气上冲,脉则长而有力;肝气上干,脉则弦而有力;肝冲并见,脉则弦长有力也。然其初为肝气、冲气之所迫,其胃腑之气不得不变其下行之常而上逆,迨其上逆既久,因习惯而成自然,即无他气冲之干之,亦恒上逆而不能下行。夫胃居中焦,实为后天气化之中枢。故胃久失其职,则人身之气化必郁,亦为胃久失其职,则人身之气化又必虚,是以其脉之现象亦郁而且虚也。为其郁也,是以重用赭石以引胃气下行,而佐以厚朴以通阳,鸡内金以化积,对郁者可开矣。为其虚也,是以重用山药生熟各半,取其能健脾兼能滋胃,然后能受郁之药,而无所伤损。用当归者,取其能生血兼能润便补虚,即以开郁也。用柴胡者,因人身之气化左宜升、右宜降;但重用镇降之药,恐有妨于气化之自然,故少加柴胡以宣通之,所以还其气化之常也。曰纶闻之,深韪愚言。后其人连服此药八剂,大便日行一次,满闷大减,饮食加多。遂将赭石改用六钱,柴胡改用五分,又加白术钱半。连服十剂痊愈。阅旬日,曰纶遇有此证,脉亦相同,亦重用赭石治愈。觌面时向愚述之,且深赞愚审证之确,制方之精,并自喜其医学有进步也。

(《医学衷中参西录·论胃气不降治法》)

案3 沧州中学学生安瑰奇,年十八九,胸胁满闷,饮食减少,时作哕逆,腹中辘辘有声,盖气冲痰涎作响也,大便干燥,脉象弦长有力。为疏方用:

生龙骨、牡蛎、代赭石各八钱,生山药、生芡实各六钱,半夏、生杭芍各四钱,芒硝、苏子各二钱,厚朴、甘草各钱半。

一剂后,脉即柔和。按方略有加减,数剂痊愈。(《医学衷中参西录·论冲气上冲之病因病状病脉及治法》)

案4 奉天大西关宫某,年三十余,胸中满闷,常作呃逆,连连不止,调治数年,病转加剧。其脉洪滑有力,关前尤甚,知其心火炽盛,热痰凝郁上焦也。遂用朴硝四两,白矾一两、掺炒熟麦面四两,炼蜜为丸,三钱重,每服一丸,日两次,服尽一料痊愈。盖朴硝味原咸寒,禀寒水之气,水能胜火,寒能治热,为心家对宫之药,为治心有实热者之要品,《内经》所谓"热淫于内,治以咸寒"也。用白矾者,助朴硝以消热痰也。调以炒熟麦面者,诚以麦为心谷,以防朴硝、白矾之过泻伤心,且炒之则气香归脾,又能防硝、矾之不宜于脾胃也。(《医学衷中参西录·临证随笔》)

案5 奉天海龙秦星垣,年三十余,胃中满闷,不能饮食,自觉贲门有物窒碍,屡经医治,分毫无效。脉象沉牢,为疏方:

鸡内金六钱,白术、赭石各五钱,乳香、没药、丹参各四钱,生桃仁二钱。

连服八剂痊愈。星垣喜为登报声明。(《医学衷中参西录·鸡内金解》)

案6 沈阳城西龚庆龄,年三十岁,胃脘有硬物堵塞,已数年矣。饮食减少,不能下行,来院求为诊治,其脉象沉而微弦,右部尤甚,为疏方用:鸡内金一两,生酒曲五钱。服数剂硬物全消。(《医学衷中参西录·鸡内金解》)

案7 一媪年过六旬,胸腹满闷,时觉有气自下上冲,饮食不能下行。其子为书贾,且知医。曾因卖书至愚书校,述其母病证,且言脉象大而弦硬。为拟此汤(镇摄汤:野台参五钱、生赭石五钱、生芡实五钱、生山药五钱、山茱萸五钱、清半夏二钱、茯苓二钱。编者注），服一剂满闷即减，又服数剂痊愈。（《医学衷中参西录·治阴虚劳热方》）

案 8 一妇人年三十余，气分素弱，一日忽觉有气结于上脘，不能上达亦不下降，俾单用生麦芽一两，煎汤饮之，顿觉气息通顺。（《医学衷中参西录·大麦芽解》）

案 9 一妇人年四十许，上焦满闷烦躁，思食凉物，而偶食之则满闷益甚，且又黎明泄泻，日久不愈，心腹浸形膨胀，脉象弦细而迟。知系寒饮结胸，阻塞气化，欲投以理饮汤。病家闻而迟疑，亦俾先煎干姜数钱服之，胸中烦躁顿除。为其黎明泄泻，遂将理饮汤去厚朴、白芍，加生鸡内金钱半，补骨脂三钱，连服十剂，诸病皆愈。（《医学衷中参西录·干姜解》）

案 10 一人年近三旬，胸中素多痰饮，平时呼吸其喉间恒有痰声。时当孟春上旬，冒寒外出，受凉太过，急急还家，即卧床上，歇息移时，呼之吃饭不应，视之有似昏睡，呼吸之间痰声辘辘，手摇之使醒，张目不能言，自以手摩胸际呼吸大有窒碍。延医治之，以为痰厥，概治以痰厥诸方皆无效。及愚视之，抚其四肢冰冷，其脉沉细欲无，因晓其家人曰：此寒实结胸证，非用《伤寒论》白散不可。遂急购巴豆去皮及心，炒黑捣烂，纸裹数层，压去其油（药房中名为巴豆霜，恐药房制不如法，故自制之），秤准一分五厘，开水送下，移时胸中有开通之声，呼吸顿形顺利，可作哼声，进米汤半碗。翌晨又服一剂，大便通下，病大轻减，脉象已起，四肢已温，可以发言。至言从前精神昏愦似无知觉，此时觉胸中似满闷。遂又为开干姜、桂枝尖、人参、厚朴诸药为一方，俾多服数剂以善其后。（《医学衷中参西录·太阳病小陷胸汤证》）

案 11 一人年近五旬，心中常常满闷，呕吐痰水。时觉有气起自下焦，上冲胃口。其脉弦硬而长，右部尤甚，此冲气上冲，并迫胃气上逆也。问其大便，言甚干燥。遂将方（镇摄汤：野台参五钱、生赭石五钱、生芡实五钱、生山药五钱、山茱萸五钱、清半夏二钱、茯苓二钱。编者注)中赭石改作一两,又加知母、生牡蛎各五钱,厚朴、苏子各钱半,连服六剂痊愈。(《医学衷中参西录·治阴虚劳热方》)

案 12 一人年五十余。大怒之后,下痢月余始愈。自此胸中常觉满闷,饮食不能消化。数次延医服药,不外通利气分之品,即间有温补脾胃者,亦必杂以破气之药,愈服病愈增重。后愚诊视,其脉沉细微弱,至数甚迟。询其心中,常有觉凉之时。知其胸中大气下陷,兼上焦阳分虚损也。遂投以此汤(回阳升陷汤:生黄芪八钱、干姜六钱、当归四钱、桂枝三钱、甘草一钱;主治心肺阳虚,大气又下陷,症见心冷、背紧、恶寒,常觉短气。编者注),十剂痊愈。后因怒,病又反复,医者即愚方,加厚朴二钱,服后少腹下坠作疼,彻夜不能寐,复求为延医,仍投以原方而愈。(《医学衷中参西录·治大气下陷方》)

案 13 一少妇因服寒凉开胃之药太过,致胃阳伤损,饮食不化,寒痰瘀于上焦,常常短气,治以苓桂术甘汤加干姜四钱、厚朴二钱,嘱其服后若不觉温暖,可徐徐将干姜加重。后数月见其家人,言干姜加至一两二钱,厚朴加至八钱,病始脱然。问何以并将厚朴加重?谓初但将干姜加重则服之觉闷,后将厚朴渐加重至八钱始服之不觉闷,而寒痰亦从此开豁矣。由是观之,元素谓:寒胀之病,于大热药中兼用厚朴,为结者散之之神药,诚不误也。(《医学衷中参西录·厚朴解》)

案 14 一室女,于中秋节后,感冒风寒。三四日间,胸膈满闷,不受饮食,饮水一口亦吐出,剧时,恒以手自挠其胸。其脉象滑实,右部尤甚。本拟用荡胸汤(瓜蒌仁二两、生代赭石二两、紫苏子六钱、芒硝四钱。编者注),恐其闻药味呕吐,遂单用赭石两半,煎汤饮下,顿饭顷,仍吐出。盖其胃口皆为痰涎壅滞,仅用赭石两半,药不胜病,下行不通,复转而吐出也。又用赭石四两,煎汤一大碗,分三次,陆续温饮下。胸次遂通,饮水不吐,翌日脉变洪长,其舌苔从前微黄,忽改黑色。遂重用白虎汤,连进两剂,共

用生石膏半斤,大便得通而愈。(《医学衷中参西录·治伤寒温病同用方》)

案 15 在奉天时曾治警务处科长郝景山,年四十余,心下痞闷杜塞,饮食不能下行,延医治不效。继入东人医院,治一星期仍然无效。浸至不能起床,吐痰腥臭,精神昏愦。再延医诊视,以为肺病已成,又兼胃病,不能治疗。其家人惶恐无措,适其友人斐云峰视之,因从前曾患肠结证,亦饮食不能下行,经愚治愈,遂代为介绍,迎愚诊治。其脉左右皆弦,右部则弦而有力,其舌苔白厚微黄,抚其肌肤发热,问其心中亦觉热,思食凉物,大便不行者已四五日,自言心中满闷异常,食物已数日不进,吐痰不惟腥臭,且又觉凉。愚筹思再三,知系温病结胸。然其脉不为洪而有力,而为弦而有力,且所吐之痰臭而凉者何也?盖因其人素有寒饮,其平素之脉必弦,其平素吐痰亦必凉,因有温病之热与之混合,所以脉虽弦而仍然有力,其痰虽凉,而为温病之热熏蒸,遂至腥臭也。为疏方用:

蒌仁、生赭石细末各一两,玄参、知母各八钱,苏子、半夏、党参、生姜各四钱。

煎汤冲服西药留苦四钱,一剂胸次豁然,可进饮食,右脉较前柔和,舌苔变白,心中犹觉发热,吐痰不臭,仍然觉凉。遂将原方前四味皆减半,加当归三钱,服后大便通下,心中益觉通豁。惟有时觉有凉痰自下发动,逆行上冲,周身即出汗。遂改用:

赭石、党参、干姜各四钱,半夏、白芍各三钱,川朴、五味、甘草各二钱,细辛一钱。

连服数剂,寒痰亦消矣。(《医学衷中参西录·论结胸治法》)

噎　膈

案 1 奉天北镇县,萧叟年六十七岁,友人韩玉书之戚也。得膈证延医治不愈。迁延五六月,病浸加剧,饮水亦间有难下之时。

因玉书介绍,来院求为诊治。其脉弦长有力,右部尤甚。知其冲气上冲过甚,迫其胃气不下降也。询其大便,干燥不易下,多日不行,又须以药通之。投以参赭培气汤(潞党参六钱、天门冬四钱、生代赭石八钱、清半夏三钱、肉苁蓉四钱、知母五钱、当归三钱、柿霜饼五钱服药后含化徐徐咽之。主治膈食,编者注),赭石改用一两。数剂后,饮食见顺,脉亦稍和,觉胃口仍有痰涎堵塞,为加清半夏三钱,连服十剂,饮食大顺,脉亦复常,大便亦较易。遂减赭石之半,又服数剂,大便一日两次。遂去赭石、柿霜饼、当归、知母,加于术三钱。数剂后自言,觉胃中消化力稍弱。此时痰涎已清,又觉胃口似有疙瘩,稍碍饮食之路。遂将于术改用六钱,又加生鸡内金捣细二钱,佐于术以健运脾胃,即借以消胃口之障碍,连服十余剂痊愈。(《医学衷中参西录·治膈食方》)

案2 奉天清丈局科员刘敷陈,年四十余,得结证,饮食行至下脘,复转而吐出,无论服何药亦如兹,且其处时时切疼,上下不通者已旬日矣。俾用朴硝六两,与鲜莱菔片同煮,至莱菔烂熟捞出,又添生片再煮,换至六七次,约用莱菔七八斤,将朴硝咸味借莱菔提之将尽,余浓汁四茶杯,每次温饮一杯,两点钟一次,饮至三次其结已开,大便通下。其女公子时患痢疾,俾饮其余,痢疾亦愈。(《医学衷中参西录·朴硝硝石解》)

案3 堂侄女,年四十八岁,素羸弱多病。侄婿与两甥皆在外营业,因此自理家务,劳心过度,恒彻夜不寐。于癸卯夏日得膈证,时愚远出,遂延他医调治,屡次无效。及愚旋里,病势已剧。其脉略似滑实,重按无力。治以此汤(参赭培气汤。编者注),加龙眼肉五钱,两剂见轻,又服十余剂痊愈。(《医学衷中参西录·治膈食方》)

案4 一人年四十六,素耽叶子戏,至废寝食。初觉有气上冲咽喉,浸至妨碍饮食,时或呕吐不能下行。其脉弦长而硬,左右皆然,知系冲气挟胃气上冲。治以此汤(参赭培气汤。编者注),加武帝台旋覆花二钱、生芡实四钱,降其冲逆之气而收敛之,连服十

剂而愈。(《医学衷中参西录·治膈食方》)

案5 一叟,年六十余得膈证,向愚求方。自言犹能细嚼焦脆之物,用汤水徐徐送下,然一口咽之不顺,即呕吐不能再食,且呕吐之时,带出痰涎若干。诊其脉关后微弱,关前又似滑实,知其上焦痰涎壅滞也。用此汤(参赭培气汤。编者注)加邑武帝台所产旋覆花二钱,连服四剂而愈。

治此证当以大补中气为主,方中之人参是也。以降逆安冲为佐,以清痰理气为使,方中之赭石、半夏、柿霜是也。又虑人参性热、半夏性燥,故又加知母、天冬、当归、柿霜以清热润燥、生津生血也。用苁蓉者,以其能补肾,即能敛冲,冲气不上冲,则胃气易于下降。且患此证者,多有便难之虞,苁蓉与当归、赭石并用,其润便通结之功又甚效也。若服数剂无大效,当系贲门有瘀血,宜加三棱、桃仁各二钱。(《医学衷中参西录·治膈食方》)

案6 族家姑,年五旬有六,初觉饮食有碍,后浸增重,惟进薄粥,其脉弦细无力。盖生平勤俭持家,自奉甚薄,劳心劳力又甚过。其脉之细也,因饮食菲薄而气血衰;其脉之弦也,因劳心过度而痰饮盛也。姑上有两姊,皆以此疾逝世,气同者其病亦同,惴惴自恐不愈。愚毅然以为可治,投以此汤(参赭培气汤。编者注),加白术二钱、龙眼肉三钱,连服十余剂痊愈。(《医学衷中参西录·治膈食方》)

腹 痛

案1 本村刘氏少年,因腹疼卧病月余,昼夜号呼,势极危险。延医数人,皆束手无策。闻愚归,求为诊视。其脉洪长有力,盖从前之疼犹不至如斯,为屡次为热药所误,故疼益加剧耳。亦投以前方,惟生石膏重用二两,一剂病大轻减。后又加鲜茅根数钱,连服两剂痊愈。盖此等证,大抵皆由外感伏邪窜入奇经,久而生热。其热无由宣散,遂郁而作疼。(《医学衷中参西录·

石膏解》）

案2　奉天大西关陈某，年四十余，自正月中旬，觉心中发热懒食，延至暮春，其热益甚，常常腹疼，时或泄泻，其脉右部弦硬异常，按之甚实，舌苔微黄。知系外感伏邪，因春萌动，传入胃腑，久而化热，而肝木复乘时令之旺以侮克胃土，是以腹疼且泄泻也。其脉象不为洪实而现弦硬之象者，因胃土受侮，亦从肝木之化也。为疏方用：

生杭芍、生怀山药、滑石、玄参各一两，甘草、连翘各三钱。

煎服一剂，热与腹疼皆愈强半，可以进食，自服药后大便犹下两次。诊其脉象已近和平，遂将方中芍药、滑石、玄参各减半，又服一剂痊愈。（《医学衷中参西录·芍药解》）

案3　奉天女师范史姓学生，少腹疼痛颇剧，脉左右皆沉而无力。疑为气血凝滞，治以当归、丹参、乳香、没药各三钱，莱菔子二钱，煎服后疼益甚，且觉短气。再诊其脉，愈形沉弱。遂改用升陷汤（生黄芪六钱、知母三钱、柴胡一钱五分、桔梗一钱五分、升麻一钱，主治胸中大气下陷，气短不足以息，或努力呼吸，有似乎喘；或气息将停，危在顷刻。气分虚极下陷者，酌加人参数钱，或再加山萸肉数钱。若大气下陷过甚，至少腹下坠，或更作疼者，宜将升麻改用钱半，或倍作二钱。编者注）一剂而愈。此亦大气下陷，迫挤少腹作疼，是以破其气则疼益甚，升举其气则疼自愈也（《大气诠》中也录有本案。编者注）。（《医学衷中参西录·答徐韵英问腹疼治法》）

案4　奉天清丈局司书刘锡五，腹疼三年不愈。其脉洪长有力，右部尤甚，舌心红而无皮，时觉头疼眩晕，大便干燥，小便黄涩，此乃伏气化热，阻塞奇经之经络，故作疼也。为疏方：

生石膏两半，知母、花粉、玄参、生杭芍、川楝子各五钱，乳香、没药各四钱，甘草二钱。

一剂疼愈强半。即原方略为加减，又服数剂痊愈。（《医学衷中参西录·石膏解》）

案5 同里有一少年,脐下疼甚剧。医者投以温药益甚,昼夜号呼不止。又延他医,以药下之,稍轻,然仍昼夜呻吟,继又服药数剂,亦不见效。适愚自津门旋里,诊其脉,两尺洪实。询其得病之由,言夜晚将寝觉饥,因食冷饼一块,眠起遂疼。晓之曰,此虽由于食凉物,然其疼非凉疼,乃下焦先有蕴热,又为凉物所迫,其热愈结而不散也。投以活络效灵丹(活络效灵丹:当归五钱、丹参五钱、生乳香五钱、生没药五钱;主治气血凝滞,疯痹癥瘕,心腹疼痛,腿疼臂疼,内外疮疡,一切脏腑积聚,经络湮淤。编者注),加龙胆草、川楝子各四钱,一剂而愈。

或问:此证医者曾用药下之,何以其下焦之郁热,不随之俱下?

答曰:热在大肠者,其热可随降药俱下,然又必所用之下药为咸寒之品,若承气汤是也。今其热原郁于奇经冲任之中,与大肠无关,冲任主血,而活络效灵丹诸药品,皆善入血分,通经络,故能引龙胆、楝子直入冲任,而消解其郁热。况其从前所服之下药,原非咸寒之品,是以从前不效,而投以此药,则随手奏效也。活络效灵丹,治心腹疼痛,无论因凉、因热、气郁、血郁皆效。(《医学衷中参西录·治气血郁滞肢体疼痛方·活络效灵丹》)

腹　胀

案1 邻村霍印科愚师兄弟也,当怒动肝火之余感受伤寒,七八日间腹中胀满,大便燥结,医者投以大承气汤,大便未通下,肋下转觉疼不可支。其脉左部沉弦有力,知系肝经气郁火盛,急用柴胡三钱、生麦芽一两,煎汤服后,至半点钟肋下已不觉疼,又迟一点余钟,大便即通下。大便下后,腹即不胀,而病脱然痊愈矣。此案实仿前案之义(指刘肃亭治疗伤寒热入阳明大便燥结,他医用大承气汤两剂不下,其单用威灵仙三钱煎汤服后大便通下,病亦遂愈。编者注),亦前后药力相借以通大便也。盖肾为二便之关,肝行肾之气,肝又主疏泄,大便之通与不通,实与肝有关系也。调其肝郁,即可以通行大便,此中原有至理。至于调肝用柴胡而又必佐以生麦芽者,因麦芽生用亦善调肝者也。且柴胡之调肝,在于升提,生麦芽之调肝,在于宣通,若因肝不舒但用柴胡以升提之,恐初服下时胁下之疼将益剧。惟柴胡之升提,与麦芽之宣通相济以成调肝气之功,则肝气之郁者自开,遏者自舒,而徐还其疏泄之常矣。且柴胡之性不但善调肝气也,《本经》谓柴胡主心腹肠胃中结气,饮食积聚,寒热邪气,推陈致新。三复《本经》之文,是柴胡不但善于调肝,兼能消胀满通大便矣。然柴胡非降下之药也,其于大便之当通者,能助硝、黄以通之;若遇脾胃之气下降大便泄泻者,伍以芪、术转能升举脾胃之气以止泄泻,柴胡诚妙药也哉。善于用柴胡者,自能深悟此中之妙理也。(《医学衷中参西录·阳明病三承气汤证》)

案2 一人年甫弱冠,当仲春之时,因伏气化热窜入太阴,腹中胀满,心中烦躁,两手肿疼,其脉大而濡,两尺重按颇实。因思腹中者太阴之部位也,腹中胀满乃太阴受病也,太阴之腑为脾,脾主四肢,因伏气化热窜入太阴,是以两手肿疼也。其两足无恙者,因窜入太阴者,原系热邪,热之性喜上行,是以手病而足不病也。为其所受者热邪,是以觉烦躁也。因忆《伤寒论》太阴篇有谓:太阴中风,四肢烦疼,阳微阴涩而长者,为欲愈。今此证所现之脉,正与欲愈之脉相反,是不得不细商治法也。为疏方用:

生莱菔子、生鸡内金各三钱以开其胀满,滑石、生杭芍各六钱、以清其烦躁,青连翘、生蒲黄各四钱以愈其两手肿疼。

按方煎服两剂,诸病皆愈。诚以太阴之病原属湿热,其湿热之郁蒸于上者,服此汤后得微汗而解,其湿热之陷溺于下者,服此汤后亦可由小便分利而解矣。若执此案之方以治前节所言之病,于方中加法半夏三钱,则在上之吐可止,再加生山药八钱,下焦之利亦可愈,至方中之连翘、蒲黄,不但能治手肿疼,即腹中作痛服之亦能奏效,将方中药味,略为增加以治前节之病,亦可随手治愈

也。(《医学衷中参西录·太阴病提纲及意义》)

案3 一人年五旬,当极忿怒之余,腹中连胁下突然胀起,服诸理气、开气之药皆不效。俾用生莱菔子一两,柴胡、川芎、生麦芽各三钱,煎汤两盅,分三次温服下,尽剂而愈。(《医学衷中参西录·莱菔子解》)

案4 愚二十余岁时,于仲秋之月,每至申酉时腹中作胀,后于将作胀时,但嚼服厚朴六七分许,如此两日,胀遂不作。盖以秋金收令太过,致腹中气化不舒,申酉又是金时,是以至其时作胀耳。服厚朴辛以散之,温以通之,且能升降其气化是以愈耳。(《医学衷中参西录·厚朴解》)

泄 泻

案1 辽宁刘允卿,寓居天津河东,年近四旬,于孟秋得吐泻证,六日之间勺饮不存,一昼夜间下利二十余次,病势危急莫支。延为诊治,其脉象微细,重按又似弦长,四肢甚凉,周身肌肤亦近于凉,而心中则甚觉发热,所下利者亦觉发热,断为系厥阴温病(《伤寒论》中即为厥阴伤寒,《伤寒论》开端处,曾提出温病,后则浑名之为伤寒)。惟其呕吐殊甚,无论何药,入口即吐出,分毫不能下咽,实足令医者束手耳。因问之曰:心中既如此发热,亦想冰吃否?

答曰:想甚,但家中人驳阻不令食耳。愚曰:此病已近垂危,再如此吐泻一昼夜,即仙丹不能挽回,惟用冰膏搀生石膏细末服之,可以止吐,吐止后泻亦不难治矣。遂立主买冰搅凌若干,搀生石膏细末两许服之,服后病见愈,可服稀粥少许。下利亦见少。翌日复为诊视,四肢已不发凉,身亦微温,其脉大于从前,心中犹觉发热,有时仍复呕吐。俾再用生石膏细末一两、搀西瓜中服之,呕吐从此遂愈。翌日再诊其脉,热犹未清,心中虽不若从前之大热,犹思食凉物,懒于饮食,其下利较前已愈强半。遂为开白虎加人参汤。方中生石膏用二两、野台参三钱,用生杭芍六钱以代知母、生山药六钱以代粳米,甘草则多用至四钱,又加滑石六钱。方中如此加减替代者,实欲以之清热,又欲以之止利也。俾煎汤两盅,分两次温饮下,病遂痊愈。此于厥阴温病如此治法,若在冬令,遇厥阴伤寒之有实热者,亦可如此治法。盖厥阴一经,于五行属木,其性原温,而有少阳相火寄生其间,则温而热矣。若再有伏气化热窜入,以激动其相火,原可成极热之病也。夫石膏与冰膏、西瓜并用,似近孟浪,然以愚之目见耳闻,因呕吐不止而废命者多矣,况此证又兼下利乎? 此为救人之热肠所迫,于万难挽救之中,而拟此挽救之奇方,实不暇计其方之孟浪也。若无冰膏、西瓜时,或用鲜梨切片、蘸生石膏细末服之,当亦不难下咽而止呕吐也。(《医学衷中参西录·厥阴病乌梅丸证》)

案2 一妇人年三十许,泄泻数月。用一切治泻诸药皆不效。其脉不凉,亦非完谷不化。遂单用白术、枣肉,如法为饼(益脾饼制法:生白术四两、熟枣肉半斤,先将白术生轧细焙熟,与共熟枣肉同捣如泥,作小饼。木炭火上炙干,空心时,当点心,细嚼咽之;主治脾胃湿寒,饮食减少,泄泻,完谷不化。编者注),服之而愈,此证并不用鸡内金者,因鸡内金虽有助脾胃消食之力,而究与泻者不宜也。(《医学衷中参西录·治泄泻方·益脾饼》)

案3 一妇人年三十余。泄泻数月不止,病势垂危。倩人送信于其父母,其父将往瞻视,询方于愚。言从前屡次延医治疗,百药不效。因授以山药煮粥方(薯蓣粥:生怀山药一斤,轧细过罗,每服用药七钱或至一两,和凉水调入锅内煮,以箸搅之,两三沸即成粥服之,小儿服或加白糖。主治阴虚劳热,或喘,或嗽,或大便滑泻,小便不利,一切羸弱虚损之证。编者注),日服三次,两日痊愈。又服数日,身亦康健。(《医学衷中参西录·治泄泻方》)

案4 一妇人年四十许,初因心中发热,气分不舒,医者投以清火理气之剂,遂泄泻不止。更延他医,投以温补之剂,初服稍轻,久服,则泻仍不止,一日夜四五次,迁延半载,以为无药可医。后愚为诊视,脉虽濡弱而无弦数之象,知犹可治。但泻久身弱,虚汗淋漓,心中怔忡,饮食减少,踌躇再三,为拟方用龙眼肉、生山药、炒白术各一两,补脾兼补心肾,数剂泻止,而汗则加多。遂于方中加生龙骨、生牡蛎各六钱,两剂汗止,又变为漫肿。盖从前泻时小便短少,泻止后小便仍少,水气下无出路,故蒸为汗,汗止又为漫肿也,斯非分利小便,使水气下行不可。待其平素常觉腰际凉甚,利小便之药,凉者断不可服,遂去龙骨、牡蛎,加椒目三钱,连服十剂痊愈。(《医学衷中参西录·龙眼肉解》)

案5 一人年近五旬。泄泻半载不愈,羸弱已甚。遣人来询方,言屡次延医服药,皆分毫无效。授以薯蓣粥方(即薯蓣粥:生怀山药一斤,轧细过罗,每服用药七钱或至一两,和凉水调入锅内煮,以箸搅之,两三沸即成粥服之,小儿服或加白糖。主治阴虚劳热,或喘,或嗽,或大便滑泻,小便不利,一切羸弱虚损之证。编者注),数日又来,言服之虽有效验,泻仍不止。遂俾用鸡子数枚煮熟,取其黄捏碎,调粥中(薯蓣鸡子黄粥:薯蓣粥,加熟鸡子黄三枚;主治泄泻久,肠滑不固。编者注)服之,两次而愈。盖鸡子黄,有固涩大肠之功,且较鸡子白,易消化也。以后此方用过数次,皆随手奏效。(《医学衷中参西录·治泄泻方》)

案6 一人年四十八,资禀素弱,亦吸鸦片。于季秋溏泻不止。一日夜八九次,且带红色,心中怔忡,不能饮食。日服温补之药,分毫无效。延愚诊治,其脉左右皆微弱,而尺脉尤甚,知系下焦虚寒。为其便带红色,且从前服温补之药无效,俾先服鸭蛋子四十粒,泻愈其半,红色亦略减,思饮食。继用温补下焦之药煎汤,送服鸭蛋子三十粒,后渐减至十粒,十剂痊愈。盖此证虽下焦虚寒,而便带红色,实兼有痢证也。故单服鸭蛋子,而溏泻已减半。然亦足证鸭蛋子虽善清热化瘀,而实无寒凉开破之弊,洵良药也。(《医学衷中参西录·治痢方》)

案7 忆二十年前,岁试津门,偶患泄泻,饮食下咽,觉与胃腑不和,须臾肠中作响,遂即作泻。浓煎甘草汤,调赤石脂细末,服之不效。乃用白粳米慢火煮烂熟作粥,尽量食之,顿觉脾胃舒和,腹中亦不作响,泄泻遂愈。是知无论何物作粥,皆能留恋肠胃。而山药性本收涩,故煮粥食之,其效更捷也。且大便溏泻者,多因小便不利。山药能滋补肾经,使肾阴足,而小便自利,大便自无溏泻之患。(《医学衷中参西录·治泄泻方》)

案8　邑六间房村王某,年二十余,资禀羸弱,又耽烟色,于秋初病疟,两旬始愈。一日大便滑泻数次,头面开出如洗,精神颓废,昏昏似睡,其脉上盛下虚,两寸摇摇,两尺无根,数至七至,延医二人,皆不疏方。愚后至,为拟方:

净萸肉、大熟地各一两,生山药、生龙骨、生牡蛎各六钱,茯苓、生杭芍各三钱,乌附子一钱(即既济汤,主治大病后阴阳不相维系。编者注)。

服一剂而醒,又服两剂遂复初。(《医学衷中参西录·山萸肉解》)

便　秘

案1　警务处科员孙俊如,年四十余,其人原管考取医生,精通医学。得肠结后,自用诸药以开其结,无论服何等猛烈之药,下行至结处皆转而上逆吐出。势至危急,求为诊治。为制此汤(即硝菔通结汤方:朴硝四两、鲜莱菔五斤,将莱菔切片,同朴硝和水煮之。初次煮,用莱菔片一斤,水五斤,煮至莱菔烂熟捞出,再入莱菔一斤;如此煮五次,约得浓汁一大碗,顿服之;若不能顿服者,先饮一半,停一点钟,再温饮一半,大便即通;若脉虚甚,不任通下者,加人参数钱,另炖同服。主治大便燥结久不通,身体兼羸弱者。张锡纯阐发说:盖此汤纯系莱菔浓汁而微咸,气味甚佳,且可调以食料,令其适口,是以服他药恒吐者,服此汤可不作吐。且芒硝软坚破瘀之力虽峻,而有莱菔浓汁以调和之,故服后并不觉有

开破之力,而其结自开也。编者注),服未尽剂而愈。(《医学衷中参西录·论肠结治法》)

案2 邻村星马村刘某,因房事后恣食生冷,忽然少腹抽疼,肾囊紧缩,大便不通,上焦兼有烦热。医者投以大黄附子细辛汤,上焦烦热益甚,两胁疼胀,便结囊缩,腹疼如故。病家甚觉惶恐,求为诊视。其脉弦而沉,两尺之沉尤甚。先用醋炒葱白熨其脐及脐下,腹中作响,大有开通之意,囊缩腹疼亦见愈,便仍未通。遂用赭石二两,乌附子五钱,当归、苏子各一两,煎汤饮下,即觉药力下行,过两句钟伴煎渣饮之,有顷降下结粪若干,诸病皆愈。(《医学衷中参西录·赭石解》)

案3 一媪年近七旬,伤寒初得,无汗,原是麻黄汤证。因误服桂枝汤,遂成白虎汤证。上焦烦热太甚,闻药气即呕吐。但饮所煎石膏清水,亦吐。俾用鲜梨片蘸生石膏细末,嚼咽之。药用石膏两半,阳明之大热遂消,而大便旬日未通,其下焦余热,仍无出路,欲用硝、黄降之,闻药气仍然呕吐。且其人素患痨嗽,身体羸弱,过用咸寒,尤其所忌。为制此方(硝菔通结汤:朴硝四两、鲜莱菔五斤;将莱菔切片,同朴硝和水煮之。初次煮,用莱菔片一斤,水五斤,煮至莱菔烂熟捞出,再入莱菔一斤;如此煮五次,约得浓汁一大碗,顿服之;若不能顿服者,先饮一半,停一点钟,再温饮一半,大便即通;若脉虚甚,不任通下者,加人参数钱,另炖同服。主治大便燥结久不通,身体兼羸弱者。编者注),煎汁一大碗,仍然有朴硝余味,复用莱菔一个,切成细丝,同葱添油醋,和药汁调作羹。病患食之香美,并不知是药,大便得通而愈。(《医学衷中参西录·治燥结方》)

案4 一门生张德元,少腹素有寒积,因饮食失慎,肠结,大便不下,少腹胀疼,两日饮食不进。用蓖麻油下之,便行三次而疼胀如故。又投以温暖下焦之剂,服后亦不觉热,而疼胀如故。细诊其脉,沉而无力。询之,微觉短气。疑系胸中大气下陷,先用柴胡二钱煎汤试服,疼胀少瘥。遂用生箭芪一两,当归、党参各三钱,升麻,柴胡、桔梗各钱半,煎服一剂,疼胀全消,气息亦顺,惟觉口中发干。又即原方去升麻、党参,加知母三钱,连服数剂痊愈。(《医学衷中参西录·答徐韵英问腹疼治法》)

案5　一人年二十余,素劳力太过,即觉气分下陷。一岁之间,为治愈三次。至秋杪感冒时气,胸中烦热满闷,燥渴引饮,滑泻不止,微兼喘促。舌上无苔,其色鲜红,兼有砂粒。延医调治,投以半补半破之剂。意欲止其滑泻兼治其满闷也。服药二剂,滑泻不止。后愚为诊视,其脉似有实热,重按无力。遂先用拙拟加味天水散(生山药一两、滑石六钱、甘草三钱。编者注)止其滑泻。方中生山药用两半、滑石用一两,一剂泻止。继服滋阴清火之剂,数剂喘促亦愈,火亦见退。唯舌干连喉几不能言,频频饮水,不少濡润,胸中仍觉满闷。愚恍悟曰:此乃外感时气,挟旧病复发,故其脉象虽热,按之不实。其舌干如斯者,津液因气分下陷而不上潮也。其胸中满闷者,气分下陷,胸中必觉短气,病患不善言病情,故漫言满闷也。此时大便不行已五日。遂投以白虎加人参以山药代粳米汤,一剂病愈十之七八,而舌之干亦减半。又服一剂,大便得通,病觉痊愈。舌上仍无津液,又用潞参一两、玄参两半,日服一剂,三日后舌上津液滋润矣。(张氏在本案前论述说,寒温之证,最忌舌干,舌苔薄而干,或干而且缩者,尤为险证。原因不一,或因真阴亏损,或因气虚不上潮,或因气虚更下陷,皆可用白虎加人参以山药代粳米汤。盖人参之性,大能补气,元气旺而上升,自无下陷之虞。而与石膏同用,又大能治外感中之真阴亏损,况又有山药、知母,以濡润之乎!若脉象虚数者,又宜多用人参,减石膏一两,再加玄参、生地滋阴之品。煎汁三四茶盅,徐徐温饮下,一次只饮一大口,防其寒凉下侵致大便滑泻。又欲其药力息息上达,助元气以生津液,饮完一剂,再煎一剂,使药力昼夜相继,数日舌润火退,其病自愈。编者注)(《医学衷中参西录·治伤寒温病同用方·白虎加人参以山药代粳米汤》)

案6 一人年四十三。房事后,恣食生冷,忽然少腹抽疼,肾囊紧缩。大便四日不通,上焦兼有烦躁之意。医者投以大黄附子细辛汤,两胁转觉疼胀。诊其脉,弦而沉,两尺之沉尤甚。先治以葱白熨法(通结用葱白熨法:大葱白四斤切细丝、米醋;将葱白丝和醋炒至极热,分作两包,乘热熨脐,凉则互换,不可间断,凉者仍可加醋少许,再炒热;炒葱时加醋之多少,以炒成布包后不至有汤为度;熨至六点钟,其结自开。主治宿食结于肠间,大便不通。编者注),腹中作响,大有开通之意。肾囊之紧缩见愈,而大便仍未通。又用赭石二两,附子五钱,当归、苏子各一两,煎汤,甫饮下,即觉药力下坠。俾复煎渣饮之,有顷,降下结粪若干,诸病皆愈。

按:此证用葱白熨之,虽未即通,而肠中之结已开。至所服之药,重用赭石者,因此证,原宜用热药以温下焦,而上焦之烦躁,与大便之燥结,又皆与热药不宜。惟重用赭石以佐之,使其热力下达,自无僭上之患。而其重坠之性,又兼有通结之功。上焦之浮热,因之归根,下焦之凝寒,因之尽化矣。(《医学衷中参西录·治燥结方》)

案7 一人年四十许,素畏寒凉。愚俾日服生硫黄,如黑豆粒大两块,大见功效,已年余矣。偶因暑日劳碌,心中有火,恣食瓜果,又饱餐肉食,不能消化,肠中结而不行,且又疼痛,时作呕吐。医者用大黄附子细辛汤降之,不效。又用京都薛氏保赤万应散,三剂并作一剂服之,腹疼减去,而仍不通行。后愚诊视,其脉近和平,微弦无力。盖此时不食数日,不大便十日矣。遂治以葱白熨法(通结用葱白熨法:大葱白四斤切细丝、米醋;将葱白丝和醋炒至极热,分作两包,乘热熨脐,凉则互换,不可间断,凉者仍可加醋少许,再炒热;炒葱时加醋之多少,以炒成布包后不至有汤为度;熨至六点钟,其结自开。主治宿食结于肠间,大便不通。编者注),觉腹中松畅,且时作开通之声。而仍然恶心,欲作呕吐。继用赭石二两,干姜钱半,俾煎服以止其恶心。仍助以葱白熨法,通

其大便。外熨内攻，药逾五点钟，大便得通而愈。(《医学衷中参西录·治燥结方》)

案8 一人素伤烟色，平日大便七八日一行，今因受外感实热，十六七日大便犹未通下，心中烦热，腹中胀满，用洗肠法下燥粪少许，而胀满烦热如旧，医者谓其气虚脉弱，不敢投降下之药。及愚诊之，知其脉虽弱而火则甚实，遂用调胃承气汤加野台参四钱、生赭石、天门冬各八钱，共煎汤一大碗，分三次徐徐温饮下，饮至两次，腹中作响，觉有开通之意，三次遂不敢服，迟两点钟大便通下，内热全消，霍然愈矣。(《医学衷中参西录·阳明病三承气汤证》)

案9 一少妇，于大怒之余感冒伤寒，热传阳明，大便燥结，医者两次投以大承气皆吐出。诊其脉弦长有力。盖脉现弦长，无论见于何部，皆主肝火炽盛，此不受药之所以然也。遂于大承气汤中将朴、实减轻，朴、实各用钱半，加生杭芍、生赭石各一两，临服药时，又恐药汤入口即吐出，先用白开水送服生赭石细末三钱(赭石质阂铁锈，因铁锈为铁氧化合，赭石亦铁氧化合也，故生研为细末可服，凡吐甚者，煎汤服之，或不效，服其细末必能立止)，继将药服下，阅三点钟，大便通下而病即愈矣。(《医学衷中参西录·阳明病三承气汤证》)

案10 一少年，伤寒已过旬日，阳明火实，大便燥结，投一大剂白虎汤，一日连进二剂，共用生石膏六两，至晚九点钟，火似见退，而精神恍惚，大便亦未通行，再诊其脉，变为弦象，夫弦主火衰，亦主气虚。知此证清解已过，而其大便仍不通者，因其元气亏损，不能运行白虎汤凉润之力也。遂单用人参五钱，煎汤服之，须臾大便即通，病亦遂愈。盖治此证的方，原是白虎加人参汤。因临证时审脉不确，但投以白虎汤，遂致病有变更。幸迷途未远，犹得急用人参，继所服白虎汤后以成功。诚以日间所服白虎汤尽在腹中，得人参以助之，始能运化。是人参与白虎汤，前后分用之，亦无异于一时同用之也。益叹南阳制方之神妙，诚有令人不可思议者也。吴又可谓，如人方肉食而病适来，以致停积在胃，用承气下之，惟是臭水稀粪而已；于承气汤中，单加人参一味，虽三四十日停积之物于是方下。盖承气借人参之力鼓舞胃气，宿物始动也。又可此论，亦即愚用人参于白虎汤后，以通大便之理也。愚治寒温三十余年，得一避难就易之法。凡遇阳明应下证，亦先投以大剂白虎汤一两剂。大便往往得通，病亦即愈。即间有服白虎汤数剂，大便犹不通者，而实火既消，津液自生，肠中不致干燥，大便自易降下。用玄明粉三钱，加蜂蜜或柿霜两许，开水冲调服下，大便即通。若仍有余火未尽，而大便不通者，单用生大黄末一钱，蜜水调服，通其大便亦可。且通大便于服白虎汤后，更无下后不解之虞。盖下证略具，而脉近虚数者，遽以承气下之，原多有下后不解者，以其真阴亏元气虚也。惟先服白虎汤或先服白虎加人参汤，去其实火。即以复其真阴，培其元气，而后微用降药通之，下后又何至不解乎。此亦愚百用不至一失之法也。（《医学衷中参西录·治伤寒温病同用方》）

案11 一童子，年十五六。因薄受外感，腹中胀满，大便数日不通，然非阳明之实热燥结也。医者投以承气汤，大便仍不通，而腹转增胀。自觉为腹胀所迫，几不能息，且时觉心中怔忡。诊其脉，甚微细，按之即无。脉虚证实，几为束手。亦用葱白熨法（通结用葱白熨法：大葱白四斤切细丝、米醋；将葱白丝和醋炒至极热，分作两包，乘热熨脐，凉则互换，不可间断，凉者仍可加醋少许，再炒热；炒葱时加醋之多少，以炒成布包后不至有汤为度；熨至六点钟，其结自开。主治宿食结于肠间，大便不通。编者注），腹胀顿减。又熨三点钟，觉结开，行至下焦。继用猪胆汁导法，大便得通而愈。（《医学衷中参西录·治燥结方》）

案12 又治清丈局科员刘敫陈，年近五旬，患肠结旬余不愈，腹疼痛甚剧，饮水移时亦吐出。亦为制此汤（即硝菔通结汤方：朴硝四两、鲜莱菔五斤，将莱菔切片，同朴硝和水煮之。初次煮，用莱菔片一斤，水五斤，煮至莱菔烂熟捞出，再入莱菔一斤；如此煮五次,约得浓汁一大碗,顿服之;若不能顿服者,先饮一半,停一点钟,再温饮一半,大便即通;若脉虚甚,不任通下者,加人参数钱,另炖同服。主治大便燥结久不通,身体兼羸弱者。张锡纯阐发说:此汤纯系莱菔浓汁而微咸,气味甚佳,且可调以食料,令其适口,是以服他药恒吐者,服此汤可不作吐。且芒硝软坚破瘀之力虽峻,而有莱菔浓汁以调和之,故服后并不觉有开破之力,而其结自开也。编者注),服一半其结即通下。(《医学衷中参西录·论肠结治法》)

痢　疾

案 1　表弟刘昌绪,年二十四岁,于中秋下痢,脓血稠黏,一日十五六次,腹疼后重甚剧。治以化滞汤,连服两剂,下痢次数似少减,而后重腹疼如旧。细诊其脉,尺部重按甚实,疑其肠有结粪,投以小承气汤加生杭芍数钱,下燥粪长约四寸,后重腹疼顿愈十之八九。再与以化滞汤(化滞汤:生杭芍一两、当归五钱、山楂六钱、莱菔子五钱、甘草二钱、生姜二钱,主治下痢赤白,腹疼,里急后重初起者。编者注)一剂,病若失。(《医学衷中参西录·论痢证治法》)

案 2　沧洲友人滕玉可,壬寅之岁,设教邻村,于中秋下赤痢,且多鲜血。医治两旬不愈。适愚他出新归,过访之,求为诊治。其脉象洪实,知其纯系热痢。遂谓之曰:此易治。买苦参子百余粒,去皮,分两次服下即愈矣。翌日愚复他出,二十余日始归。又访之,言曾遍问近处药坊,皆无苦参子。后病益剧,遣人至敝州取来,如法服之,两次果愈,功效何其神哉。愚曰:前因粗心,言之未详,苦参子即鸭蛋子,各药坊皆有,特其见闻甚陋,不知系苦参所结之子耳。玉可因病愈喜甚,遂作诗以存纪念。其诗曰:一粒苦参一粒金,天生瑞草起疴沉,从今觅得活人药。九转神丹何用寻。后玉可旋里,其族人有适自奉天病重归来者,大便下血年余,一身悉肿,百药不效。玉可授以此方,如法服之,三次痊愈(《论痢证治法》也录有本案,文字略有不同。编者注)。(《医学衷中参西录·治痢方》)

案3 奉天省议长李亚侨,年近四旬。因有事,连夜废寝。陡然腹疼,继而泄泻,兼下痢。其痢赤多于白,上焦有热,不能饮食。其脉弦而浮,按之不实。先投以三宝粥方(生山药一两、三七二钱、鸭蛋子五十粒去皮;先用水四盅,调和山药末煮作粥,不住以箸搅之,一两沸即熟,约得粥一大碗,用粥送服三七末、鸭蛋子;主治痢久,脓血腥臭,肠中欲腐,兼下焦虚惫,气虚滑脱者。编者注),腹疼与泻痢皆见轻,仍不能饮食。继用通变白头翁汤方(生山药一两、白头翁四钱、秦皮三钱、生地榆三钱、生白芍四钱、甘草二钱、三七三钱、鸭蛋子六十粒去皮;先将三七、鸭蛋子,用白蔗糖水送服一半,再将余煎汤服;其相去之时间,宜至点半钟。所余一半,至煎汤药渣时,仍如此服法。主治热痢下重腹痛,及患痢之人。编者注),连服两剂,痢愈可进饮食,腹疼泄泻犹未痊愈。后仍用三宝粥方,去鸭蛋子,日服两次,数日病痊愈。(《医学衷中参西录·治痢方》)

案4 己巳之岁,愚客居德州,有卢雅雨公曾孙女,年五十六。于夏季下痢赤白,迁延至仲冬不愈。延医十余人,服药百剂,皆无效验,亦以为无药可医矣。其弟月潭,素通医学,偶与愚觌面谈及。愚曰:此病非难,愿用药何如耳?因诊之。脉象微弱,至数略数。饮食减少,头目时或眩晕,心中微觉烦热,便时下坠作疼,然不甚剧。询其平素,下焦畏凉。是以从前服药,略加温补,上即烦热;略为清理,下又腹疼泄泻也。为拟此方(三宝粥。编者注),一日连服两次,其病遂愈。后旬余,因登楼受凉,旧证陡然反复,日下十余次,腹疼觉剧。其脉象微弱如前,至数不数。俾仍用山药粥,送服生硫黄末(服生硫黄详解在第八卷)三分,亦一日服两次,病愈强半。翌日又服一次,心微觉热。继又改用前方,两剂痊愈。(《医学衷中参西录·治痢方》)

案5 辽宁陆军连长何阁臣，年三十许，因初夏在郑州驻防，多受潮湿，下痢脓血相杂，屡治不愈。后所下者渐变紫色，有似烂炙，杂以脂膜，腹中切痛，医者谓此因肠中腐败，故所下如此，若不能急为治愈，则肠将断矣。阁臣闻之惧甚，遂乘火车急还辽宁，长途辛苦，至家，病益剧，下痢无度，而一日止食稀粥少许。时愚应辽宁军政两界之聘，在所建立达医院中施诊。阁臣遂来院求为诊治，其脉微弱而沉，左三部几不见，问其心中自觉饮食不能消化，且觉上有浮热，诸般饮食皆懒下咽，下痢一昼夜二十余次，每欲痢时，先觉腹中坠而且疼，细审病因，确系寒痢无疑，其所下者如烂炙，杂以脂膜者，是其肠中之膜，诚然腐败随痢而下也。西人谓此证为肠溃疡，乃赤痢之坏证，最为危险，所用之药有水银基制品，而用于此证实有不宜。即愚平素所遇肠溃疡证，亦恒治以金银花、旱三七、鸭胆子诸药，对于此证亦不宜。盖肠溃疡证多属于热，而此证独属于寒，此诚肠溃疡证之仅见者也。遂俾用生硫黄细末，掺熟面少许为小丸，又重用生山药、熟地黄、龙眼肉，煎浓汤送服，连服十余剂，共服生硫黄二两半（日服药一剂，头煎次煎约各送服生硫黄八分许），其痢始愈。

按：此证脉微弱而沉，少阴之脉也，下者如烂炙兼脂膜，较下脓血为尤甚矣。使其初得下脓血时，投以桃花汤不即随手可愈乎？乃至病危已至极点，非桃花汤所能胜任，故仍本桃花汤之义，以硫黄代干姜（上焦有浮热者忌干姜不忌硫黄），用生山药、熟地黄、龙眼肉以代石脂（病人阴虚，石脂能固下不能滋阴，山药诸药能固下兼能滋阴），如此变通，仍不失桃花汤之本义，是以多服十余剂亦能奏效也。至此节之下节，下利不止，下脓血，又添腹痛，小便不利证，亦桃花汤主之。盖小便不利因寒者亦恒有之，故投以桃花汤亦能愈也（《医学衷中参西录·论痢证治法》及《医学衷中参西录·少阴病桃花汤证》均录有本案，编者注）。（《医学衷中参西录·《伤寒论》少阴篇桃花汤是治少阴寒痢非治少阴热痢解》）

案6 邻村武生李佐廷,年五旬,素有嗜好,身形羸弱。当霍乱盛行之时,忽然腹中觉疼,恶心呕吐,下痢脓血,惧甚,以为必是霍乱证。诊其脉,毫无闭塞之象,惟弦数无力,左关稍实,遂晓之曰:此非霍乱,乃下焦寒火交迫,致腹中作疼下脓血,上焦虚热壅滞,故恶心呕吐,实系痢证之剧者。遂投以生杭芍六钱,竹茹、清半夏各三钱,甘草、生姜各二钱。一剂呕吐即愈,腹疼亦轻,而痢犹不愈,不思饮食。俾但用鸦胆子仁二十五粒,一日服两次,白糖水送下,病若失。(《医学衷中参西录·论痢证治法》)

案7 陆军团长王剑秋,奉天铁岭人,年四十许。己未孟秋,自郑州病归,先泻后痢,腹疼重坠,赤白稠黏,一日夜十余次。先入奉天东人所设医院中,东人甚畏此证,处以隔离所,医治旬日无效。遂出院归寓,求为延医。其脉弦而有力,知其下久阴虚,肝胆又蕴有实热也。投以此汤,一剂痢愈。仍变为泻,日四五次,自言腹中凉甚。愚因其疾原先泻,此时痢愈又泻,且恒以温水袋自熨其腹,疑其下焦或有伏寒,遂少投以温补之药。才服一剂,又变为痢,下坠腹疼如故,惟次数少减。知其病原无寒,不受温补。仍改用通变白头翁汤(生山药一两、白头翁四钱、秦皮三钱、生地榆三钱、生白芍四钱、甘草二钱、三七三钱、鸭蛋子六十粒去皮;先将三七、鸭蛋子,用白蔗糖水送服一半,再将余煎汤服;其相去之时间,宜至点半钟。所余一半,至煎汤药渣时,仍如此服法。主治热痢下重腹痛及患痢之人。编者注)。一剂痢又愈,一日犹泻数次。继用生山药一两,龙眼、莲子各六钱,生杭芍三钱,甘草、茯苓各二钱,又少加酒曲、麦芽、白蔻消食之品,调补旬日痊愈。张氏在方后指出,愚用此方,而又为之通变者,因其方中尽却病之药,而无扶正之药,于证之兼虚者不宜。且连、柏并用,恐其苦寒之性妨碍脾胃,过侵下焦也。剒《伤寒论》白头翁汤,原治时气中初得之痢,如此通变之,至痢久而肠中腐烂者,服之亦可旋愈也。(《医学衷中参西录·治痢方》)

案8 天津东海里李氏妇,年过四旬,患痢三年不愈,即稍愈旋又反复。其痢或赤、或白、或赤白参半,且痢而兼泻,其脉迟而无力。平素所服之药,宜热不宜凉,其病偏于凉可知。俾先用生山药细末,日日煮粥服之,又每日嚼服蒸熟龙眼肉两许,如此旬日,其泻已愈,痢已见轻。又俾于服山药粥时,送服生硫黄细末三分,日两次,又兼用木贼一钱、淬水当茶饮之,如此旬日,其痢亦愈。(《医学衷中参西录·临证随笔》)

案9 天津张姓媪,年近五旬,于孟秋患痢,两旬不愈。所下者赤痢杂以血水,后重腹疼,继则痢少泻多,亦兼泻血水,上焦烦热,噤口不食,闻食味即恶心欲呕,头目眩晕,不能起床,其脉关前浮弦,重诊不实,两尺则微弱无根,一息五至,病患自觉心中怔忡,精神恍惚,似难支持,此乃虚极将脱之兆也。遂急用净萸肉、生怀山药各一两,大熟地、龙眼肉、生龙骨各五钱,生杭芍、云苓片、炙甘草各二钱,俾煎汤两盅,分两次温服下。初服一次,心神即觉安稳。尽剂后,少进饮食,泻痢亦少止。又即原方加生地黄四钱,炙甘草改用三钱,煎汤两盅,分两次温服下,每服一次送服生硫黄细末二分半,日服一剂,数日痊愈。(《医学衷中参西录·论痢证治法》)

案10 同庄张申甫表兄之夫人,年近六旬,素多疾病。于季夏晨起,偶下白痢,至暮十余次。秉烛后,忽周身大热,昏不知人,循衣摸床,呼之不应,其脉洪而无力,肌肤之热烙手。知其痢因伤暑而成,且多病之身不禁暑热之熏蒸,所以若是昏沉也。急用生石膏三两,野台参四钱,煎汤一大碗,俾徐徐温饮下,至夜半尽剂而醒。诘朝煎渣再服,热退痢亦遂愈。此纯系白痢而竟若是之热也(《医学衷中参西录·论痢证治法》也录有本案。编者注)。(《医学衷中参西录·石膏解》)

案11 戊午(公历1918年。编者注)中秋,愚初至奉天,有铁岭李济臣,年二十八。下痢四十余日,脓血杂以脂膜,屡次服药,病益增剧,羸弱已甚。诊其脉,数而细弱,两尺尤甚。亦治以此方(三宝粥:生山药一两、三七二钱、鸭蛋子五十粒去皮;先用水四盅,调和山药末煮作粥,不住以箸搅之,一两沸即熟,约得粥一大碗,用粥送服三七末、鸭蛋子;主治痢久,脓血腥臭,肠中欲腐,兼下焦虚惫,气虚滑脱者。编者注)。服后两点钟腹疼一阵,下脓血若干。病家言:从前腹疼不若是之剧,所下者亦不若是之多,似疑药不对证。愚曰:腹中瘀滞下尽即愈矣。俾再用白蔗糖化水送服去皮鸭蛋子五十粒。此时已届晚九点钟,一夜安睡,至明晨,大便不见脓血矣。后间日大便,又少带紫血,俾仍用山药粥送服鸭蛋子二十粒,数次痊愈(《论痢证治法》中也录有此案,文字略有出入。编者注)。(《医学衷中参西录·治痢方·三宝粥》)

案 12 一媪年六十一岁,于中秋痢下赤白,服药旋愈旋又反复。如此数次,迁延两月。因少腹切疼,自疑寒凉,烧砖熨之。初熨时稍觉轻,以为对证。遂日日熨之,而腹中之疼益甚。昼夜呻吟,噤口不食。所下者痢与血水相杂,且系腐败之色。其脉至数略数,虽非洪实有力,实无寒凉之象。舌上生苔,黄而且厚。病患自谓下焦凉甚,若用热药温之疼当愈。愚曰:前此少腹切疼者,肠中欲腐烂也,今为热砖所熨而腹疼益甚,败血淋漓,则肠中真腐烂矣。再投以热药,危可翘足而待。病患亦似会悟,为制此方。因河间天水散(即六一散),原为治热痢之妙药,此方中重用滑石、甘草,故名之天水涤肠汤。连服四剂,疼止,痢亦见愈。减去滑石四钱,加赤石脂四钱,再服数剂,病愈十之八九。因上焦气微不顺,俾用鲜藕四两,切细丝煎汤,频频饮之,数日而愈。张氏在案后加按语说,此证亦痢中至险之证。而方中用党参者,因痢久体虚,所下者又多腐败,故于滋阴清火解毒药中,特加人参以助其生机。而其产于潞者,性平不热,于痢证尤宜也。(《医学衷中参西录·治痢方》)

案 13 一媪年六旬,素多疾病。于夏季晨起,偶下白痢,至暮十余次。秉烛后,忽然浑身大热,不省人事,循衣摸床,呼之不应。其脉洪而无力,肌肤之热烙指。知系气分热痢,又兼受暑,多病之身,不能支持,故精神昏愦如是也。急用生石膏三两、野台参四

钱,煎汤一大碗,徐徐温饮下,至夜半尽剂而醒,痢亦遂愈。诘朝煎渣再服,其病脱然。(《医学衷中参西录·治痢方》)

案 14　一人年四十二,患白痢,常觉下坠,过午尤甚,心中发热,间作寒热。医者于治痢药中,重用黄连一两清之,热如故,而痢亦不愈。留连两月,浸至不起。诊其脉,洪长有力,亦投以此汤。为其间作寒热,加柴胡二钱,一剂热退痢止,犹间有寒热之时。再诊其脉,仍似有力,而无和缓之致。知其痢久而津液有伤也,遂去白芍、柴胡,加玄参、知母各六钱,一剂寒热亦愈。(《医学衷中参西录·治痢方》)

案 15　一人年五十二,因大怒之后,中有郁热,又寝于冷屋之中,内热为外寒所束,愈郁而不散,大便下血。延医调治,医者因其得于寒凉屋中,谓系脾寒下陷,投以参、芪温补之药,又加升麻提之。服药两剂,病益增重,腹中切疼,常常后重,所便之物多如烂炙。更延他医,又以为下元虚寒,而投以八味地黄丸,作汤服之,病益加重。后愚诊视,其脉数而有力,两尺愈甚。确知其毒热郁于肠中,以致肠中腐烂也。为拟此方(解毒生化丹:金银花一两、生白芍六钱、粉甘草三钱、三七二钱、鸭蛋子六十粒去皮,先将三七、鸭蛋子用白砂糖化水送服。次将余药煎汤服。病重者,一日须服两剂始能见效。主治痢久郁热生毒,肠中腐烂,时时切疼,后重,所下多似烂炙,且有腐败之臭。编者注),两剂而愈。张氏加按语说,此证乃痢之最重者。若初起之时,气血未亏,用拙拟化滞汤,或加大黄、朴硝下之即愈。若未痊愈,继服燮理汤数剂,亦可痊愈。若失治迁延日久,气血两亏,浸至肠中腐烂,生机日减,致所下之物,色臭皆腐败,非前二方所能愈矣。此方则重在化腐生肌,以救肠中之腐烂,故服之能建奇效也。(《医学衷中参西录·治痢方》)

案 16　一人年五十余,于暑日痢而且泻,其泻与痢俱带红色,下坠腹疼,噤口不食。医治两旬,病势浸增,精神昏愦,气息奄奄。诊其脉,细数无力,周身肌肤发热。询其心中亦觉热,舌有黄苔,知其证夹杂暑温。暑气温热，弥漫胃口，又兼痢而且泻，虚热上逆，是以不能食也。遂用生山药两半、滑石一两、生杭芍六钱、粉甘草三钱，一剂诸病皆见愈，可以进食。又服一剂痊愈。(《医学衷中参西录·治痢方》)

案 17　一叟年六十七，于中秋得痢证，医治二十余日不效。后愚诊视，其痢赤白胶滞，下行时，觉肠中热而且干，小便亦觉发热，腹痛下坠并迫其脊骨尽处，亦下坠作痛。且时作眩晕，其脉洪长有力，舌有白苔甚浓。愚曰：此外感之热扶痢毒之热下迫，故现种种病状，非治痢兼治外感不可。遂投以此汤(通变白虎加人参汤：生石膏二两、生白芍八钱、生山药六钱、人参五钱、甘草二钱；主治下痢，或赤、或白、或赤白参半，下重腹痛，周身发热，服凉药而热不休，脉象确有实热者。编者注)两剂，诸病皆愈。其脉犹有余热，拟再用石膏清之，病家疑年高，石膏不可屡服，愚亦应聘他往。后二十余日，痢复作。延他医治疗，于治痢药中，杂以甘寒濡润之品，致外感之余热，永留肠胃不去，其痢虽愈，而屡次反复。延至明年仲夏，反复甚剧。复延愚延医，其脉象、病证皆如旧。因谓之曰，去岁若肯多服石膏数两，何至有以后屡次反复，今不可再留邪矣。仍投以此汤(通变白虎加人参汤)，连服三剂，病愈而脉亦安和。张氏在分析方义时指出，本方即《伤寒论》白虎加人参汤，以芍药代知母、山药代粳米也。痢疾身热不休，服清火药而热亦不休者，方书多诿为不治。夫治果对证，其热焉有不休之理？此乃因痢证夹杂外感，其外感之热邪，随痢深陷，永无出路，以致痢为热邪所助，日甚一日而永无愈期。惟治以此汤，以人参助石膏，能使深陷之邪，徐徐上升外散，消解无余。加以芍药、甘草以理下重腹疼，山药以滋阴固下，连服数剂，无不热退而痢愈者。(《医学衷中参西录·治痢方》)

案 18　一中年妇人，于孟春感冒风寒，四五日间延为诊治。其左脉弦而有力，右脉洪而有力，舌苔白而微黄，心中热而且渴，下利脓血相杂，里急后重，一昼夜二十余次，即其左右之脉象论之,断为阳明厥阴合并病。有一医者在座,疑而问曰:凡病涉厥阴,手足多厥逆,此证则手足甚温何也?

答曰:此其所以与阳明并病也,阳明主肌肉,阳明腑中有热,是以周身皆热,而四肢之厥逆,自不能于周身皆热时外现也。况厥阴之病,即非杂以阳明,亦未必四肢皆厥逆乎!医者深韪愚言,与病家皆求速为疏方,遂为立方如下。

生石膏三两捣细、生杭芍八钱、生怀山药八钱、野台参四钱、白头翁八钱、秦皮六钱、天花粉八钱、甘草三钱。

上药八味,共煎三盅,分三次温饮下。方中之义是合白虎加人参汤与白头翁汤为一方,而又因证加他药也。白虎汤中无知母者,方中芍药可代知母也。盖芍药既能若知母之退热滋阴,而又善治下利者之后重也。无粳米者,方中生山药可代粳米也,盖山药汁浆浓郁,既可代粳米和胃,而其温补之性,又能助人参固下也。至于白头翁汤中无黄连、黄柏者,因与白虎汤并用,有石膏之寒凉,可省去连、柏也。又外加天花粉者,因其病兼渴,天花粉偕同人参最善生津止渴。将此药三次服完,诸病皆减三分之二。再诊其脉仍有实热未清,遂于原方中加滑石五钱利其小便,正所以止其大便,俾仍如从前煎服,于服汤药之外,又用鲜白茅根半斤煎汤当茶,病遂痊愈。(《医学衷中参西录·厥阴病白头翁汤证》)

胁　痛

案 1　沧县西河沿王媪,年七旬有一。于仲冬胁下作疼,恶心呕吐,大便燥结。服药月余,更医十余人,病浸加剧。及愚诊视时,不食者已六七日,大便不行者已二十余日。其脉数五至余,弦而有力,左右皆然。舌苔满布,起芒刺,色微黄。其心中时觉发热,偶或作渴,仍非燥渴。胁下时时作疼,闻食味则欲呕吐,所以不能进食。小便赤涩短少。此伤寒之热已至阳明之腑,胃与大肠皆实,原是承气汤证。特其脉虽有力,然自弦硬中见其有力,非自洪滑中见其有力此阴虚火实之脉,且数近六至,又年过七旬,似不堪承气之推荡。而愚有变通之法,加药数味于白虎汤中,则呕吐与胁疼皆止,大便亦可通下矣。病家闻之,疑而问曰:先生之论诚善,然从前医者皆未言有外感,且此病初起,亦未有头疼恶寒外征,何以竟成伤寒传腑之重证了?

答曰:此乃伏气为病也。大约此外感受于秋冬之交,因所受甚轻,所以不觉有外感,亦未能即病。而其所受之邪,伏于膜原之间,阻塞气化,暗生内热,遂浸养成今日之病。观此舌苔微黄,且有芒刺,岂非有外感之显征乎?遂为疏方:

生石膏两半、生山药一两、知母五钱、赭石五钱、川楝子五钱、生杭芍四钱、甘草二钱。煎汤两盅,分三次温服下。因其胁疼甚剧,肝木不和,但理以芍药、川楝,仍恐不能奏效,又俾用羚羊角一钱,另煎汤当茶饮之,以平肝泻热。

当日将药服完,次晨复诊,脉象已平,舌上芒刺已无,舌苔变白色,已退强半,胁疼亦大见愈,略思饮食,食稀粥一中碗,亦未呕吐,惟大便仍未通下。疏方再用:

天冬、玄参、沙参、赭石各五钱,甘草二钱。

西药硫酸镁二钱,冲服,煎服后,大便遂通下,诸病皆愈。为其年高病久,又俾服滋补之药数剂,以善其后。

按:此证之脉,第一方原当服白虎加人参汤,为其胁下作疼,所以不敢加人参,而权用生山药一两以代白虎汤中之粳米,其养阴固气之力,又可以少代人参也。又赭石重坠下行,似不宜与石膏并用,以其能迫石膏寒凉之力下侵也。而此证因大肠甚实,故并用无妨。且不仅以之通燥结,亦以之镇呕逆也。(《医学衷中参西录·临证随笔》)

案 2 邻村友人毛仙阁之子,素患肝脏虚弱,恒服补肝之品,一日左胁下疼痛异常,左关弦硬,因其肝脏素弱不敢投以破气疏肝之品,遂单用柏子仁一两煎汤饮之,立愈。盖柏之树杪皆向西北,其实又冬日采取,饱经霜露,得金水之气最多,肝木之横恣用金以镇之,水以滋之,其脉之弦硬悉化,所以其疼立止也。(《医学衷中参西录·深研肝左脾右之理》)

案3　一人年过四旬,胁下焮疼,大便七八日未行,医者投以大承气汤,大便未通而胁下之疼转甚。其脉弦而有力,知系肝气胆火恣盛也,投以拙拟金铃泻肝汤(川楝子五钱,乳香、没药各四钱,三棱、莪术各三钱,甘草一钱。主治胁下焮疼。编者注)加柴胡、龙胆草各四钱,服后须臾大便通下,胁疼顿愈。审是则《本经》谓柴胡主肠胃中饮食积聚,推陈致新者,诚非虚语也。且不但能通大便也,方书通小便亦多有用之者,愚试之亦颇效验。盖小便之下通,必由手少阳三焦,三焦之气化能升而后能降,柴胡不但升足少阳实兼能升手少阳也。(《医学衷中参西录·柴胡解》)

案4　一少年,其肝脏素有伤损,左关脉独微弱,一日忽胁下作疼。俾单用柏子仁两许,煎汤服之,立愈。观此,则柏子仁之善于养肝可知矣(张锡纯介绍本案前曾论述说,或问:柏子仁《本经》谓其能安五脏,未尝专言治肝,子独谓其善养肝者何也?答曰:凡植物皆喜阳光,故树杪皆向东南,而柏树则独向西北,西北金水之方也。其实又隆冬不凋,饱经霜露,得金水之气甚多。肝脏属木,中含相火,性甚暴烈,《内经》名为将军之官,如骄将悍卒,必恩威并用而后能统驭之。柏子仁既禀金水之气,水能滋肝,金能镇肝,滋之、镇之,肝木自得其养也。编者注)。(《医学衷中参西录·治淋浊方》)

黄　疸

案1　内子王氏,生平不能服药,即分毫无味之药亦不能服。于乙丑季秋,得黄疸证,为开好服之药数味,煎汤,强令服之,下咽即呕吐大作,将药尽行吐出。友人张某谓,可用鲜麦苗煎汤服之。

遂采鲜麦苗一握,又为之加滑石五钱,服后病即轻减,又服一剂痊愈。盖以麦苗之性,能疏通肝胆,兼能清肝胆之热,犹能加生麦芽数钱于药中,亦奏效颇著。然药铺中麦芽皆干者,若能得鲜麦芽,且长至寸余用之,当更佳。或当有麦苗时,于服药之外,以麦苗煎汤当茶饮之亦可。(《医学衷中参西录·医话拾零》)

案2 一人,时当仲秋,寒热往来,周身发黄,心中烦热,腹中又似觉寒凉,饮食不甚消化,其脉左部弦硬,右部沉濡,心甚疑之,问其得病之由,答云,不知。因细问其平素之饮食起居,乃知因屋宇窄隘,六七月间皆在外露宿,且其地多潮湿,夜间雾露尤多。乃恍悟此因脏腑久受潮湿,脾胃属土,土为太阴,湿郁久则生寒,是以饮食不能消化。肝胆属木,木为少阳,湿郁久则生热,又兼有所寄之相火为之熏蒸,以致胆管肿胀闭塞,是以胆汁妄行,溢于血中而身黄也。舌上微有白苔,知其薄受外感,侵入三焦,三焦原为手少阳与足少阳并为游部,一气贯通,是以亦可作寒热,原当以柴胡和解之,其寒热自已。茵陈性近柴胡,同为少阳之药,因其身发黄,遂用茵陈三钱以代柴胡,又加连翘、薄荷叶、生姜各三钱,甘草二钱,煎汤服后,周身得汗(足少阳不宜发汗,手少阳宜发汗),寒热往来愈,而发黄如故。于斯就其左右之脉寒热迥殊者,再拟一方治之。茵陈三钱,栀子三钱,干姜三钱,白术炒三钱,厚朴二钱,焰硝研细五分;上六味,将前五味煎汤一大盅,乘热纳硝末融化服之。方中之义,用栀子、茵陈以清肝胆之热,用干姜、白术、厚朴以除脾胃之寒,药性之凉热迥然不同,而汇为一方自能分途施治也。用焰硝者,因胆管之闭塞,恒有胆石阻隔,不能输其胆汁于小肠,焰硝之性善消,即使胆管果有胆石,服之亦不难消融也。(《医学衷中参西录·阳明病茵陈蒿汤栀子柏皮汤麻黄连轺赤小豆汤诸发黄证》)

案3 一人受感冒,恶寒无汗,周身发黄,以麻黄汤发之,汗出而黄不退。细诊其脉,左部弦而无力,右部濡而无力,知其肝胆之阳不振,而脾胃又虚寒也。盖脾胃属土,土色本黄,脾胃有病,现其木色,是以其病湿热也,可现明亮之黄色,其病湿寒也,亦可现黯淡之黄色。观此所现之黄色,虽似黯淡而不甚黯淡者,因有胆汁妄行其中也。此盖因肝胆阳分不振。其中气化不能宣通胆汁达于小肠化食,以致胆管闭塞,胆汁遂蓄极妄行,溢于血分而透黄色,其为黄色之根源各异,竟相并以呈其象,是以其发黄似黯淡而非黯淡也。审病既确,遂为拟分治左右之方以治之。生箭芪六钱、桂枝尖二钱、干姜三钱、厚朴钱半、陈皮钱半、茵陈二钱;上药六味,共煎汤一大盅,温服。方中之义,用黄芪以助肝胆之阳气,佐以桂枝之辛温,更有开通之力也。用干姜以除脾胃之湿寒,辅以厚朴能使其热力下达。更辅以陈皮,能使其热力旁行,其热力能布濩充周,脾胃之寒湿自除也。用茵陈者,为其具有升发之性,实能开启胆管之闭塞,且其性能利湿,更与姜、桂同用,虽云苦寒而亦不觉其苦寒也。况肝胆中寄有相火,肝胆虽凉,相火之寄者仍在,相火原为龙雷之火,不可纯投以辛热之剂以触发之,少加茵陈,实兼有热因寒用之义也。(《医学衷中参西录·阳明病茵陈蒿汤栀子柏皮汤麻黄连轺赤小豆汤诸发黄证》)

积 聚

案 1 沧州贾官屯张氏妇,上焦满闷,烦躁,不能饮食,下焦板硬,月信逾两月未见,脉象左右皆弦细。仲师谓双弦者寒,偏弦者饮,脉象如此,其为上有寒饮,下有寒积无疑。其烦躁乃假象,寒饮逼心肺之阳上浮也。为疏方用:

干姜五钱,于白术四钱,乌附子三钱,云苓片、炙甘草各二钱,陈皮、厚朴各钱半,为其烦躁加生白芍三钱以为反佐。

一剂满闷烦躁皆见愈。又服一剂能进饮食,且觉腹中凉甚,遂去芍药,将附子改用五钱。后又将干姜减半,附子加至八钱。服逾十剂,大便日行数次,多系白色冷积。汤药仍日进一剂。如此五日,冷积泻尽,大便自止。再诊其脉,见有滑象,尺部按之如

珠,知系受孕,俾停药勿服。至期生子无恙。(《医学衷中参西录·论女子癥瘕治法》)

案2 邻村武生李卓亭夫人,年三十余,癥瘕起于少腹,渐长而上,其当年长者尚软,隔年即硬如石,七年之间上至心口,旁塞两肋,饮食减少,时而昏睡,剧时昏睡一昼夜,不饮不食,屡次服药无效。后愚为诊视,脉虽虚弱,至数不数,许为治愈,授以拙拟理冲汤方(水蛭一两、生黄芪一两半、三棱五钱、莪术五钱、当归六钱、知母六钱、桃仁六钱,主治妇女经闭不行,或产后恶露不尽结为癥瘕,亦治室女月闭血枯,并治男子痨瘵,一切脏腑癥瘕、积聚、气郁、脾弱、满闷、痞胀、不能饮食。编者注),病人自揣其病断无可治之理,竟置不服。次年病益进,昏睡四日不醒,愚用药救醒之,遂恳切告之曰:去岁若用愚方,病愈已久,何至危困若此?然此病尚可为,慎勿再迟延也。仍为开前方。病人喜,信愚言,连服三十余剂,磊块皆消。惟最初所结之病根,大如核桃之巨者尚在,又加水蛭,服数剂痊愈。(《医学衷中参西录·三棱莪术解》)

案3 孙益三之夫人,年四十许。自幼时有癥瘕结于下脘,历二十余年。癥瘕之积,竟至满腹,常常作疼,心中怔忡,不能饮食,求为诊治。因思此证,久而且剧,非轻剂所能疗。幸脉有根柢,犹可调治。遂投以理冲汤(生黄芪三钱、党参二钱、白术二钱、生山药五钱、天花粉四钱、知母四钱、三棱三钱、莪术三钱、生鸡内金三钱。主治妇女经闭不行、癥瘕、积聚、气郁、脾弱、满闷、痞胀等。编者注),加水蛭三钱。恐开破之力太过,参、芪又各加一钱,又加天冬三钱,以解参、芪之热。数剂后,遂能进食。服至四十余剂,下瘀积若干,癥瘕消有强半。因有事还籍,药遂停止。阅一载,腹中之积,又将复旧,复来院求为诊治。仍照前方加减,俾其补破凉热之间,与病体适宜。仍服四十余剂,积下数块。又继服三十余剂,瘀积大下。其中或片或块且有膜甚厚,若胞形。此时身体觉弱,而腹中甚松畅。恐瘀犹未净,又调以补正活血之药,以善其

后。(《医学衷中参西录·治女科方》)

案4　天津特别一区三义庄张氏妇,年近四旬,自言"五年之前,因产后恶露未净,积为硬块,其大如橘,积久渐大。初在脐下,今则过脐已三四寸矣。其后积而渐大者,按之犹软,其初积之块,则硬如铁石,且觉其处甚凉。初犹不疼,自今年来渐觉疼痛。从前服药若干,分毫无效,转致饮食减少,身体软弱,不知还可治否?"言之似甚惧者。愚曰:"此勿忧,保必愈。"因问其月信犹通否,言从前犹按月通行,今虽些许通行,已不按月,且其来浸少,今已两月未见矣。诊其脉,涩而无力,两尺尤弱。爰为疏方:

生黄芪四钱,党参、白术、当归、生山药、三棱、莪术、生鸡内金各三钱,桃仁、红花、生水蛭各二钱,䗪虫五个,小茴香钱半。

煎汤一大盅温服。将药连服四剂,腹已不疼,病处已不觉凉,饮食加多,脉亦略有起色。遂即原方去小茴香,又服五剂,病虽未消而周遭已渐软。惟上焦觉微热,因于方中加玄参三钱,樗鸡八枚。又连服十余剂,其癥瘕全消。(《医学衷中参西录·论女子癥瘕治法》)

案5　王尊三之夫人,来院求为治癥瘕。自言瘀积十九年矣,满腹皆系硬块。亦治以理冲汤(生黄芪三钱、党参二钱、白术二钱、生山药五钱、天花粉四钱、知母四钱、三棱三钱、莪术三钱、生鸡内金三钱。主治妇女经闭不行、癥瘕、积聚、气郁、脾弱、满闷、痞胀等。编者注),为其平素气虚,将方中参、芪加重,三棱、莪术减半。服数剂,饮食增加,将三棱、莪术渐增至原定分量。又服数剂,气力较壮,又加水蛭二钱、樗鸡(俗名红娘)十枚。又服二十余剂,届行经之期,随经下紫黑血块若干,病愈其半。又继服三十剂,届经期,瘀血遂大下,满腹积块皆消。又俾服生新化瘀之药,以善其后。(《医学衷中参西录·治女科方》)

案6　盐山龙潭庄李氏妇,年三旬,胃脘旧有停积数年不愈,渐大如拳甚硬,不能饮食。左脉弦细,右脉沉濡,为疏方:

鸡内金八钱,生箭芪六钱,三棱、莪术、乳香、没药各三钱,当归、知母各四钱。

连服二十余剂,其积全消。(《医学衷中参西录·鸡内金解》)

案7 一妇人年三十余。癥瘕起于少腹,渐长而上。其当年长者稍软,隔年即硬如石。七年之间,上至心口,旁塞两肋,饮食减少,时觉昏愦,剧时昏睡一昼夜,不饮不食,屡次服药竟分毫无效。后愚为诊视,脉虽虚弱,至数不数,许为治愈,授以此方(理冲汤:生黄芪三钱、党参二钱、白术二钱、生山药五钱、天花粉四钱、知母四钱、三棱三钱、莪术三钱、生鸡内金三钱;服之觉闷者去白术,觉气弱者减三棱、莪术各一钱,泻者以白芍代知母,改白术为四钱。热者加生地、天冬各数钱,凉者知母、花粉各减半或皆不用,凉甚者加肉桂、附子各二钱,瘀血坚甚者加生水蛭二钱,若其人坚壮无他病,惟用以癥瘕积聚者去山药。室女与妇人未产育用此方酌减三棱、莪术、知母加生地黄数钱以濡血分之枯,若其人血分虽瘀而未见癥瘕,或月信犹未闭者,虽在已产育之妇人亦少用三棱、莪术,若病患身体羸弱,脉象虚数者去三棱、莪术并将鸡内金改用四钱,若男子痨瘵,三棱、莪术亦宜少用或用鸡内金代之。初拟此方时,原专治产后瘀血成癥瘕,后治室女月闭血枯亦效,又间用以治男子痨瘵亦效验,大有开胃进食,扶羸起衰之功。……且此方中,用三棱、莪术以消冲中瘀血,而即用参、芪诸药,以保护气血,则瘀血去而气血不至伤损。且参、芪能补气,得三棱、莪术以流通之,则补而不滞,而元气愈旺。元气既旺,愈能鼓舞三棱、莪术之力以消癥瘕,此其所以效也。主治妇女经闭不行或产后恶露不尽,结为癥瘕,以致阴虚作热,阳虚作冷,食少痨嗽,虚证杂来。服此汤十余剂后,虚证自退,三十剂后,瘀血可尽消。亦治室女月闭血枯。并治男子痨瘵,一切脏腑癥瘕、积聚、气郁、脾弱、满闷、痞胀、不能饮食。编者注)。病患自揣其病,断无可治之理,竟置不服。次年病益进,昏睡四日不醒。愚用药救醒之,遂恳切告之曰:去岁若用愚方,病愈已久,何至危困若斯。然此病尚可为,甚勿再迟延也,仍为开前方。病患喜,信愚言,连服三十余剂,磊块皆消。惟最初所结之病根,大如核桃之巨者尚在。又加生水蛭(不宜炙)一钱,服数剂痊愈。(《医学衷中参西录·治女科方》)

案8 一人年三十许。当脐忽结癥瘕,自下渐长而上,其初长时稍软,数日后即硬如石,旬日长至心口。向愚询方,自言凌晨冒寒,得于途间,时心中有惊恐忧虑,遂觉其气结而不散。按此病因甚奇,然不外气血凝滞。为制此方(活络效灵丹:当归五钱、丹参五钱、生乳香五钱、生没药五钱;主治气血凝滞,疼痹癥瘕,心腹疼痛,腿疼臂疼,内外疮疡,一切脏腑积聚,经络湮淤。编者注),于流通气血之中,大具融化气血之力,连服十剂全消。以后用此方治内外疮疡,心腹四肢疼痛,凡病之由于气血凝滞者,恒多奇效。(《治气血郁滞肢体疼痛方·活络效灵丹》)也录有本案。编者注)。(《医学衷中参西录·乳香、没药解》)

案9 一少年因治吐血,服药失宜,疼痹结于少腹(在女子为癥瘕,在男子为疼痹),大如锦瓜。按之甚坚硬,其上相连有如瓜蔓一条,斜冲心口,饮食减少,形体羸弱。其脉微细稍数。治以此汤(理冲汤。编者注),服十余剂疼痹全消。(《医学衷中参西录·治女科方》)

案10 一少女年十五。脐下左边起一癥瘕,沉沉下坠作疼,上连腰际,亦下坠作疼楚,时发呻吟。剧时,常觉小便不通,而非不通也。诊其脉,细小而沉。询其得病之由,言因小便不利,便时努力过甚,其初腰际坠疼,后遂结此癥瘕。其方结时,揉之犹软,今已五阅月,其患处愈坚结。每日晚四点钟,疼即增重,至早四点钟,又渐觉轻。愚闻此病因,再以脉象参之,知其小便时努力过甚。上焦之气陷至下焦而郁结也。遂治以理郁升陷汤(生黄芪六钱、知母三钱、当归三钱、桂枝一钱半、柴胡一钱半、乳香三钱、没药三钱,胁下撑胀或兼疼者加龙骨、牡蛎各五钱,少腹下坠加升麻一钱;主治胸中大气下陷,又兼气分郁结,经络湮淤。编者注),方中乳香、没药皆改用四钱,又加丹参三钱、升麻钱半,二剂而坠与

疼皆愈。遂去升麻,用药汁送服朱血竭末钱许,连服数剂,癥瘕亦消。(《医学衷中参西录·治大气下陷方》)

臌　胀

治一叟,年六旬,腹胀甚剧。治以此汤(鸡䏜汤:生鸡内金四钱、白术三钱、生白芍四钱、柴胡二钱、陈皮二钱、生姜三钱,主治气郁成臌胀,兼治脾胃虚而且郁,饮食不能运化。张锡纯解释方义说,《内经》谓:诸湿肿满,皆属于脾。诚以脾也者,与胃相连以膜,能代胃行其津液。且地居中焦(为中焦油膜所包),更能为四旁宣其气化。脾若失其所司,则津液气化凝滞,肿满即随之矣。是臌胀者,当以理脾胃为主也。西人谓脾体中虚,内多回血管。若其回血管之血因脾病不能流通,瘀而成丝成块,原非草木之根荄所能消化。鸡内金为鸡之脾胃,中有瓦石铜铁皆能消化,其善化有形瘀积可知。故能直入脾中,以消回血管之瘀滞。而又以白术之健补脾胃者以驾驭之,则消化之力愈大。柴胡《本经》谓:主肠胃中饮食积聚,能推陈致新,其能佐鸡内金消瘀可知。且与陈皮并用,一升一降,而气自流通也。用芍药者,因其病虽系气臌,亦必挟有水气。芍药善利小便,既善行水,且与生姜同用,又能调和营卫,使周身之气化流通也。夫气臌本为难治之证,从拟此方之后,连治数证皆效。编者注)数剂,其效不速。用黑丑一钱,炒研细,煎此汤(指鸡䏜汤)送下,两剂大见功效。又去黑丑,再服数剂痊愈。(《医学衷中参西录·治癃闭方》)

头　痛

案 1　安东何道尹犹女,年二十余岁,每日至巳时头疼异常,左边尤甚,过午则愈。先经东人治之,投以麻醉脑筋之品不效。后求为诊视,其左脉浮弦有力者,系少阳之火挟心经之热,乘阳旺

之时而上升,以冲突脑部也。为疏方:

赭石、龙骨、牡蛎、龟板、萸肉、白芍各六钱,龙胆草二钱。

药料皆用生者,煎服一剂,病愈强半,又服两剂痊愈。(《医学衷中参西录·赭石解》)

案2 天津于氏所娶新妇,过门旬余,忽然头疼。医者疑其受风,投以发表之剂,其疼陡剧,号呼不止。延愚为之诊视。其脉弦硬而长,左部尤甚。知其肝胆之火上冲甚也。遂投以镇肝熄风汤[怀牛膝一两、生代赭石一两、生龙骨五钱、生牡蛎五钱、生龟板五钱、生白芍五钱、玄参五钱、天门冬五钱、川楝子二钱、生麦芽二钱、茵陈二钱、甘草一钱半;心中热甚加生石膏一两,痰多加胆南星二钱,尺脉重按虚者加熟地黄八钱、山茱萸五钱,大便不实去龟板、代赭石加赤石脂一两。主治内中风证(亦名类中风,即西人所谓脑充血证),其脉弦长有力(即西医所谓血压过高),或上盛下虚,头目时常眩晕,或脑中时常作疼发热,或目胀耳鸣,或心中烦热,或时常噫气,或肢体渐觉不利,或口眼渐形歪斜,或面色如醉,甚或眩晕,至于颠仆,昏不知人,移时始醒,或醒后不能再寐,精神短少,或肢体痿废,或成偏枯。编者注],加龙胆草三钱,以泻其肝胆之火。一剂病愈强半,又服两剂,头已不疼,而脉象仍然有力。遂去龙胆草,加生地黄六钱,又服数剂,脉象如常,遂将药停服。(《医学衷中参西录·治内外中风方》)

案3 一赋闲军官,年过五旬,当军旅纵横之秋,为地方筹办招待所,应酬所过军队,因操劳过度,且心多抑郁,遂觉头疼。医者以为受风,投以表散之药,疼益甚,昼夜在地盘桓,且呻吟不止。诊其脉象弦长,左部尤重按有力,知其亦系肝胆火盛,挟气血而上冲脑部也。服发表药则血愈上奔,故疼加剧也。为疏方大致与前方(怀牛膝一两,生杭芍、生龙骨、生牡蛎、生赭石各六钱,玄参、川楝子各四钱,龙胆草三钱,甘草二钱,磨取铁锈浓水煎药。编者注)相似,而于服汤药之前,俾先用铁锈一两煎水饮之,须臾即可安卧,不作呻吟,继将汤药服下,竟周身发热,汗出如洗。病家疑药不对证,愚思之,恍悟其故,因谓病家曰:此方与此证诚有龃龉,然所不对者几微之间耳。盖肝为将军之官,中寄相火,骤用药敛之、镇之、泻之,而不能将顺其性,其内郁之热转挟所寄之相火起反动力也。即原方再加药一味,自无斯弊。遂为加茵陈二钱。服后遂不出汗,头疼亦大轻减。又即原方略为加减,连服数剂痊愈。夫茵陈原非止汗之品,而于药中加之,汗即不再出者,诚以茵陈为青蒿之嫩者,采于孟春,得少阳发生之气最早,与肝胆有同气相求之妙,虽其性凉能泻肝胆,而实善调和肝胆不复使起反动力也。(《医学衷中参西录·论脑充血之原因及治法》)

案4 一高等检察厅科员,近年五旬,因处境不顺,兼办稿件劳碌,渐觉头疼,日浸加剧,服药无效,遂入西人医院。治旬日,头疼不减,转添目疼。又越数日,两目生翳,视物不明,来院求为诊治。其脉左部洪长有力,自言脑疼彻目,目疼彻脑,且时觉眩晕,难堪之情莫可名状。脉证合参,知系肝胆之火挟气血上冲脑部,脑中血管因受冲激而膨胀,故作疼;目系连脑,脑中血管膨胀不已,故目疼生翳,且眩晕也。因晓之曰:此脑充血证也。深考此证之原因,脑疼为目疼之根;而肝胆之火挟气血上冲,又为脑疼之根。欲治此证,当清火平肝、引血下行,头疼愈而目疼、生翳及眩晕自不难调治矣。遂为疏方用:

怀牛膝一两,生杭芍、生龙骨、生牡蛎、生赭石各六钱,玄参、川楝子各四钱,龙胆草三钱,甘草二钱。

磨取铁锈浓水煎药。服一剂,觉头目之疼顿减,眩晕已无。即方略为加减,又服两剂,头疼、目疼痊愈,视物亦较真。其目翳原系外障,须兼外治之法,为制磨翳药水一瓶,日点眼上五六次,徐徐将翳尽消。(《医学衷中参西录·论脑充血之原因及治法》)

案5 一叟年七十有一,因感冒风寒,头疼异常,彻夜不寝。其脉洪大有力,表里俱发热,喜食凉物,大便三日未行,舌有白苔甚厚。知系伤寒之热,已入阳明之腑。因头疼甚剧,且舌苔犹白,疑犹可汗解。治以拙拟寒解汤(生石膏一两、知母八钱、连翘一钱五分、蝉蜕一钱五分;主治周身壮热,心中热而且渴,舌上苔白欲黄,其脉洪滑;或头犹觉疼,周身犹有拘束之意者。编者注),加薄荷叶一钱。头疼如故,亦未出汗,脉益洪实。恍悟曰:此非外感表证之头疼,乃阳明经腑之热相并上逆,而冲头部也。为制此汤(仙露汤:生石膏三两、玄参一两、连翘三钱、粳米五钱;主治寒温阳明证,表里俱热,心中热,嗜凉水,而不燥渴,脉象洪滑,而不至甚实,舌苔白厚,或白而微黄,或有时背微恶寒;此为阳明经病之药,而兼治阳明腑病。编者注),分三次温饮下,头疼愈强半,夜间能安睡,大便亦通。复诊之,脉象余火犹炽,遂用仲景竹叶石膏汤,生石膏仍用三两,煎汁一大碗,分三次温饮下,尽剂而愈。

按:竹叶石膏汤,原寒温大热退后,涤余热、复真阴之方。故其方不列于六经,而附载于六经之后。其所以能退余热者,不恃能用石膏,而恃石膏与参并用。盖寒温余热,在大热铄涸之余,其中必兼有虚热。石膏得人参,能使寒温后之真阴顿复,而余热自消,此仲景制方之妙也。又麦冬甘寒黏滞,虽能为滋阴之佐使,实能留邪不散,致成痨嗽。而惟与石膏、半夏并用,则无忌,诚以石膏能散邪,半夏能化滞也。或疑炙甘草汤(亦名复脉汤)中亦有麦冬,却无石膏、半夏。然有桂枝、生姜之辛温宣通者,以驾驭之,故亦不至留邪。彼惟知以甘寒退寒温之余热者,安能援以为口实哉!

又按:上焦烦热太甚者,原非轻剂所能疗,而投以重剂,又恐药过病所,而病转不愈。惟用重剂,徐徐饮下,乃为合法。(《医学衷中参西录·治伤寒温病同用方》)

眩　晕

案 1　邻村李子勋,年五旬,偶相值,求为诊脉,言前月有病服药已愈,近觉身体清爽,未知脉象何如?诊之,其脉尺部无根,寸部摇摇有将脱之势,因其自谓病愈,若遽悚以危语,彼必不信,姑以脉象平和答之。遂秘谓其侄曰:令叔之脉甚危险,当服补敛之药,以防元气之暴脱。其侄向彼述之,果不相信。后二日,忽遣人迎愚,言其骤然眩晕不起,求为诊治。既至见其周身颤动,头上汗出,言语错乱,自言心忡忡不能支持,其脉上盛下虚之象较前益甚,急投以净萸肉两半,生龙骨、生牡蛎、野台参、生赭石各五钱,一剂即愈。继将萸肉改用一两,加生山药八钱,连服数剂,脉亦复常。

按:此方赭石之分量,宜稍重于台参。(《医学衷中参西录·山萸肉解》)

案2 邻村龙潭庄高姓叟,年过六旬,渐觉两腿乏力,浸至时欲眩仆,神昏健忘。恐成痿废,求为诊治。其脉微弱无力。为制此方(加味补血汤:生黄芪一两、当归五钱、龙眼肉五钱、鹿角胶三钱、丹参三钱、乳香三钱、没药三钱、甘松二钱;服之觉热者酌加天花粉、天冬各数钱,觉发闷者加生鸡内金一钱半或二钱;服数剂后若不甚见效,可用所煎药汤送服麝香二厘或冰片半分,仍无甚效可用药汤送制马钱子二分。主治身形软弱,肢体渐觉不遂,或头重目眩,或神昏健忘,或觉脑际紧缩作疼,甚或昏仆移时苏醒致成偏枯;或全身痿废,脉象迟弱,内中风证之偏虚寒即肝过盛生风、肝虚极生风。编者注)服之,连进十剂,两腿较前有力,健忘亦见愈,而仍有眩晕之时。再诊其脉,虽有起色,而仍不任重按。遂于方中加野台参、天门冬各五钱,威灵仙一钱,连服二十余剂始愈。用威灵仙者,欲其运化参、芪之补力,使之灵活也。(《医学衷中参西录·治内外中风方》)

案3 刘铁珊将军丁卯来津后,其脑中常觉发热,时或眩晕,心中烦躁不宁,脉象弦长有力,左右皆然,知系脑充血证。盖其愤激填胸,焦思积虑者已久,是以有斯证也。为其脑中觉热,俾用绿豆实于囊中作枕,为外治之法。又治以镇肝熄风汤〔怀牛膝一两、生代赭石一两、生龙骨五钱、生牡蛎五钱、生龟板五钱、生白芍五钱、玄参五钱、天门冬五钱、川楝子二钱、生麦芽二钱、茵陈二钱、甘草一钱半;心中热甚加生石膏一两,痰多加胆南星二钱,尺脉重按虚者加熟地黄八钱、山茱萸五钱,大便不实去龟板、代赭石加赤石脂一两。主治内中风证(亦名类中风,即西人所谓脑充血证),其脉弦长有力(即西医所谓血压过高),或上盛下虚,头目时常眩晕,或脑中时常作疼发热,或目胀耳鸣,或心中烦热,或时常噫气,或肢体渐觉不利,或口眼渐形歪斜,或面色如醉,甚或眩晕,至于颠仆,昏不知人,移时始醒,或醒后不能再寐,精神短少,或肢体痿废,或成偏枯。编者注],于方中加地黄一两,连服数剂,脑中已不觉热。遂去川楝子,又将生地黄改用六钱,服过旬日,脉象和平,心中亦不烦躁,遂将药停服。(张氏在解释镇肝熄风汤方义及其源流时指出,方中重用牛膝以引血下行,为治标之主药。而复深究病之本源,用龙骨、牡蛎、龟板、芍药以镇熄肝风,代赭石以降胃降冲,玄参、天门冬以清肺气,肺中清肃之气下行,自能镇制肝木。两脉尺虚当是肾脏真阴虚损,不能与真阳相维系。其真阳脱而上奔,并挟气血以上冲脑部,故又加熟地黄、山茱萸以补肾敛肾。开始所拟之方原只此数味,后因用此方效果较好,间有初次将药服下,转觉气血上攻而病加剧者,故加生麦芽、茵陈、川楝子即无斯弊。盖肝为将军之官,其性刚果,若但用药强制,或转激发其反动之力。茵陈为青蒿之嫩者,得初春少阳生发之气,与肝木同气相求,泻肝热兼舒肝郁,实能将顺肝木之性。麦芽为谷之萌芽,生用之亦善将顺肝木之性使不抑郁。川楝子善引肝气下达,又能折其反动之力。方中加此三味,而后用此方者,自无他虞也。心中热甚者,当有外感,伏气化热,故加石膏。有痰者,恐痰阻气化之升降,故加胆南星也。编者注)。(《医学衷中参西录·治内外中风方·镇肝熄风汤》)

中 风

案1 奉天大北关开醋房者杜正卿,忽然头目眩晕,口眼歪斜,舌强直不能发言,脉象弦长有力,左右皆然,视其舌苔白厚微黄,且大便数日不行,知其证兼内外中风也。俾先用阿司匹林瓦半,白糖水送下以发其汗,再用赭石、生龙骨、生牡蛎、蒌仁各一两,生石膏两半,菊花、连翘各二钱,煎汤,趁其正出汗时服之,一剂病愈强半,大便亦通。又按其方加减,连服数剂痊愈。(《医学衷中参西录·赭石解》)

案2 天津河北王姓叟。年过五旬,因头疼、口眼歪斜,求治于西人医院,西人以表测其脉,言其脉搏之力已达百六十度,断为脑充血证,服其药多日无效,继求治于愚。其脉象弦硬而大,知其果系脑部充血,治以建瓴汤,将赭石改用一两,连服十余剂,觉头部清爽,口眼之歪斜亦愈,惟脉象仍未复常。复至西人医院以表测脉,西医谓较前低二十余度,然仍非无病之脉也。后晤面向愚述之,劝其仍须多多服药,必服至脉象平和,方可停服。彼觉病愈,不以介意。后四阅月未尝服药。继因有事出门,劳碌数旬,甫归后又连次竹战,一旦忽眩仆于地而亡。观此二案,知用此方以治脑充血者,必服至脉象平和,毫无弦硬之意,而后始可停止也。(《医学衷中参西录·论脑充血证可预防及其证误名中风之由》)

案3 天津特别三区三号路于遇顺,年过四旬,自觉呼吸不顺,胸中满闷,言语动作皆渐觉不利,头目昏沉,时作眩晕。延医治疗,投以开胸理气之品,则四肢遽然痿废。再延他医,改用补剂而仍兼用开气之品,服后痿废加剧,言语竟不能发声。愚诊视其脉象沉微,右部尤不任循按,知其胸中大气及中焦脾胃之气皆虚陷也。于斯投以拙拟升陷汤(生箭芪六钱、知母三钱、柴胡一钱五分、桔梗一钱五分、升麻一钱,主治胸中大气下陷,气短不足以息,或努力呼吸，有似乎喘；或气息将停，危在顷刻。若气分虚极下陷者，酌加人参数钱，或再加山萸肉数钱。若大气下陷过甚，宜将升麻改用钱半，或倍作二钱。编者注)加白术、当归各三钱。服两剂，诸病似皆稍愈，而脉象仍如旧。因将芪、术、当归、知母各加倍，升麻改用钱半，又加党参、天冬各六钱，连服三剂，口可出声而仍不能言，肢体稍能运动而不能步履，脉象较前有起色似堪循按。因但将黄芪加重至四两，又加天花粉八钱，先用水六大盅将黄芪煎透、去渣，再入他药，煎取清汤两大盅，分两次服下，又连服三剂，勉强可作言语，然恒不成句，人扶之可以移步。遂改用干颓汤(生箭芪五两、当归一两、枸杞一两、杭萸肉一两、乳香三钱、没药三钱、鹿角胶六钱，主治肢体痿废，或偏枯，脉象极微细无力者。编者注)，惟黄芪仍用四两，服过十剂，脉搏又较前有力，步履虽仍需人，而起卧可自如矣，言语亦稍能达意，其说不真之句，间可执笔写出，从前之头目昏沉眩晕者，至斯亦见轻。俾继服补脑振痿汤(生箭芪二两、当归八钱、龙眼肉八钱、杭萸肉五钱、胡桃肉五钱、䗪虫三枚、地龙三钱、乳香三钱、没药三钱、鹿角胶六钱、制马前子末三分，主治肢体痿废偏枯，脉象极微细无力，服药久不愈者。编者注)，嘱其若服之顺利，可多多服之，当有脱然痊愈之一日也。(《医学衷中参西录·论脑贫血痿废治法答内政部长杨阶三先生》)

案4　一媪，年过七旬，陡然左半身痿废。其左脉弦硬而大，有外越欲散之势。投以镇肝熄风汤[怀牛膝一两、生代赭石一两、生龙骨五钱、生牡蛎五钱、生龟板五钱、生白芍五钱、玄参五钱、天门冬五钱、川楝子二钱、生麦芽二钱、茵陈二钱、甘草一钱半；心中热甚加生石膏一两，痰多加胆南星二钱，尺脉重按虚者加熟地黄八钱、山茱萸五钱，大便不实去龟板、代赭石加赤石脂一两。主治内中风证(亦名类中风，即西人所谓脑充血证)，其脉弦长有力(即西医所谓血压过高)，或上盛下虚，头目时常眩晕，或脑中时常作疼发热，或目胀耳鸣，或心中烦热，或时常噫气，或肢体渐觉不利，或口眼渐形歪斜，或面色如醉，甚或眩晕，至于颠仆，昏不知人，移时始醒，或醒后不能再寐，精神短少，或肢体痿废，或成偏枯。编者注]，又加净萸肉一两，一剂而愈。夫年过七旬，痿废鲜有愈者。而山萸肉，味酸性温，禀木气最厚。夫木主疏通，《神农本草经》谓其能逐寒湿痹，后世本草，谓其能通利九窍。在此方中，而其酸收之性，又能协同龙骨、牡蛎，以敛戢肝火肝气，使不上冲脑部，则神经无所扰害，自不失其司运动之机能，故痿废易愈也。且此证，又当日得之即治，其转移之机关，尤易为力也。(《医学衷中参西录·治内外中风方·镇肝熄风汤》)

案5 一媪年过七旬，陡然左半身痿废，其左脉弦硬而大，有外越欲散之势，投以此汤(补偏汤：生黄芪一两五钱、当归五钱、天花粉四钱、甘松三钱、生乳香三钱、没药三钱；初服此汤时，宜加羌活二钱，全蜈蚣一条祛风通络，三四剂后去之；脉大而弦硬者加山萸萸、生龙骨、生牡蛎各数钱，至脉见和软后去之。服之觉闷者，可佐以丹参、生鸡内金、陈皮、白芥等疏通之品，不宜用破气之药；觉热者重用花粉、天门冬，热甚者可加生石膏数钱，或至两许。主治偏枯。编者注)加萸肉一两，一剂而愈。夫年过七旬，瘫痪鲜而愈者，盖萸肉禀木气最厚，木主疏通，《神农本草经》谓其逐寒湿痹，后世本草亦谓其能通利九窍。李士材治肝虚胁疼，与当归同用，其方甚效。愚尝治肝虚筋病，两腿牵引作疼甚剧者，尝重用至两许，佐以活气血之药，即遂手奏效，是萸肉既能补正又善逐邪，酸收之中，实大具条畅之性，故于偏枯之证，脉之弦硬而大者，特之亦即有捷效也。(《医学衷中参西录·治肢体痿废方·补偏汤》)

案6 一媪年五十许，于仲冬忽然中风昏倒，呼之不应，其胸中似有痰涎壅滞，大碍呼吸。诊其脉，微细欲无，且迟缓，知其素有寒饮，陡然风寒袭入，与寒饮凝结为恙也。急用胡椒三钱捣碎，煎两三沸，取浓汁多半茶杯灌之，呼吸顿觉顺利。继用干姜六钱，桂枝尖、当归各三钱，连服三剂，可作呻吟，肢体渐能运动，而左手足仍不能动。又将干姜减半,加生黄芪五钱,乳香、没药各三钱,连服十余剂,言语行动遂复其常。(《医学衷中参西录·治内外中风方·搜风汤》)

案7 一人年三十余,陡然口眼歪斜,其受病之边,目不能瞬。俾用蜈蚣二条为末,防风五钱,煎汤送服,三次痊愈。审斯则蜈蚣逐风之力,原迥异于他药也。且其功效,不但治风也,愚于疮痈初起甚剧者,恒加蜈蚣于托药之中,莫不随手奏效。虽《神农本草经》谓有坠胎之弊,而中风抽掣,服他药不效者,原不妨用。《内经》所谓"有故无殒,亦无殒也"。况此汤中(逐风汤:生黄芪六钱、当归四钱、羌活二钱、独活二钱、全蝎二钱、蜈蚣大者两条;主治中风抽掣及破伤后受风抽掣者。编者注),又有黄芪、当归以保摄气血,则用分毫何损哉。(《医学衷中参西录·治内外中风方·逐风汤》)

案8 一叟年近六旬,忽得痿废证,两手脉皆弦硬,心中骚扰不安,夜不能寐。每于方中(风引汤:大黄、干姜、龙骨各四两,桂枝三两,甘草、牡蛎各二两,寒水石、滑石、赤石脂、白石脂、紫石英、石膏各六两。编者注)重用龙骨、牡蛎,再加降胃之药,脉始柔和,诸病皆减。二十剂外,渐能步履。审斯则龙骨、牡蛎之功用,可限量哉。

或问:中风无论内外,其肢体恒多痿废,即其经络必多闭塞,而方中重用龙骨、牡蛎,独不虞其收涩之性,益致经络闭塞乎?

答曰:妙药皆令人不易测,若但以收涩视龙骨、牡蛎,是未深知龙骨、牡蛎者也。《神农本草经》谓龙骨能消癥瘕,其能通血脉、助经络之流通可知。后世本草谓牡蛎能开关节老痰,其能利肢体之运动可知。是以《金匮》风引汤,原治热瘫痫,而方中龙骨、牡蛎并用也(《治肢体痿废方·补偏汤》中也录有本案,案后有或问:偏枯之证既有外感袭入经络,闭塞血脉,子方中复有时加龙骨、牡蛎、萸肉收涩之品其义何居?答曰:龙骨敛正气而不敛邪气,此徐灵胎注《本经》之言,诚千古不刊之名论也。而愚则谓龙骨与牡蛎同用,不惟不敛邪气,转能逐邪气使之外出,陈修园谓龙属阳而潜于海,故其骨能引逆上之火、泛滥之水下归其宅。若与牡蛎同用,为治痰之神品。而愚则谓龙骨、牡蛎同用,最善理关节之痰。凡中风者,其关节间皆有顽痰凝滞,是以《金匮》风引汤治热瘫痫,而龙骨、牡蛎并用也。不但此也,尝诊此证,左偏枯者其左脉必弦硬,右偏枯者其右脉必弦硬。夫弦硬乃肝木生风之象,其内风兼动,可知龙骨、牡蛎大能宁静内风,使脉之弦硬者变为柔和。编者注)。(《医学衷中参西录·治内外中风方·镇肝熄风汤》)

案9 在沧州治一建筑工头,其人六十四岁,因包修房屋失利,心甚懊憹,于旬日前即觉头疼,不以为意。一日晨起至工所,忽仆于地,状若昏厥,移时苏醒,左手足遂不能动,且觉头疼甚剧。医者投以清火通络之剂,兼法王勋臣补阳还五汤之义,加生黄芪数钱,服后更觉脑中疼如锥刺难忍,须臾求为诊视,其脉左部弦长,右部洪长,皆重按甚实。询其心中,恒觉发热。其家人谓其素性嗜酒,近因心中懊憹,益以烧酒浇愁,饥时恒以酒代饭。愚曰:此证乃脑充血之剧者,其左脉之弦长,懊憹所生之热也。右脉之洪长,积酒所生之热也。二热相并,挟脏腑气血上冲脑部。脑部中之血管若因其冲激过甚而破裂,其人即昏厥不复醒,今幸昏厥片时苏醒,其脑中血管当不至破裂,或其管中之血隔血管渗出,或其血管少有罅隙,出血少许而复自止。其所出之血著于司知觉之神经则神昏,著于司运动之神经则痿废。此证左半身偏枯,当系脑中血管所出之血伤其司左边运动之神经也。医者不知致病之由,竟投以治气虚偏枯之药,而此证此脉岂能受黄芪之升补乎?此所以服药后而头疼益剧也。遂为疏方亦约略如前,为其右脉亦洪实,因于方中加生石膏一两,亦用铁锈水煎药。服两剂,头疼痊愈,脉已和平,左手足已并自动。遂改用当归、赭石、生杭芍、玄参、天冬各五钱,生黄芪、乳香、没药各三钱,红花一钱,连服数剂,即扶杖能行矣。方中用红花者,欲以化脑中之瘀血也。为此时脉已和平,头已不疼,可受黄芪之温补,故方中少用三钱,以补助其正气,即借以助归、芍、乳、没以流通血脉,更可调玄参、天冬之寒凉,俾药性凉热适均,而可多服也。(《医学衷中参西录·论脑充血之原因及治法》)

案10　在津曾治东门里友人迟华章之令堂,年七旬有四,时觉头目眩晕,脑中作疼,心中烦躁,恒觉发热,两臂觉撑胀不舒,脉象弦硬而大,知系为脑充血之朕兆,治以建瓴汤(生怀山药一两、怀牛膝一两、生赭石八钱、生龙骨六钱、生牡蛎六钱、生地黄六钱、生杭芍四钱、柏子仁四钱,可预防脑充血证。编者注)。连服数剂,诸病皆愈,惟脉象虽不若从前之大,而仍然弦硬。因苦于吃药,遂停服。后月余,病骤反复。又用建瓴汤加减,连服数剂,诸病又愈。脉象仍未和平,又将药停服。后月余,病又反复,亦仍用建瓴汤加减,连服三十余剂,脉象和平如常,遂停药勿服,病亦不再反复矣。(《医学衷中参西录·论脑充血证可预防及其证误名中风之由》)

案11　直隶(指河北省,编者注)商品陈列所长王仰泉,其口眼略有歪斜,左半身微有不利,时作头疼,间或眩晕。其脉象洪实,右部尤甚。知其系脑部充血。问其心中,时觉发热。治以建瓴汤(生怀山药一两、怀牛膝一两、生赭石八钱、生龙骨六钱、生牡蛎六钱、生地黄六钱、生杭芍四钱、柏子仁四钱,可预防脑充血证。编者注),连服二十余剂痊愈。(《医学衷中参西录·论治偏枯者不可轻用王勋臣补阳还五汤》)

郁　证

一媪年六旬。气弱而且郁,心腹满闷,不能饮食,一日所进谷食,不过两许,如此已月余矣。愚诊视之,其脉甚微细,犹喜至数调匀,知其可治。遂用此汤(理冲汤:生黄芪三钱、党参二钱、白术二钱、生山药五钱、天花粉四钱、知母四钱、三棱三钱、莪术三钱、生鸡内金三钱。主治妇女经闭不行、癥瘕、积聚、气郁、脾弱、满闷、痞胀等。编者注），将三棱、莪术各减一钱，连服数剂，即能进饮食。又服数剂，病遂痊愈。（《医学衷中参西录·治女科方·理冲汤》）

水　肿

案1　沧州刘姓媪，年过六旬，小便不利，周身皆肿。医者投以末药，下水数桶，周身肿尽消，言忌咸百日，盖方中重用甘遂也。数日肿复如故，一连服药三次皆然，此时小便滴沥全无，亦不敢再服前药。又延他医，皆以为服此等药愈后又反复者，断难再治，况其屡次服药而屡次反复者乎？后延愚诊视，其脉数而无力，按之即无，因谓病家曰：脉数者阴分虚也，无力者阳分虚也。水饮缘三焦下达必借气化流通，而后能渗入膀胱出为小便。此脉阴阳俱虚，其气化必虚损不能流通小便，所以滴沥全无也。欲治此证，非补助其气化而兼流通其气化不可。《易》有之"日往则月来，月往则日来，日月相推而明生焉；寒往则暑来，暑往则寒来，寒暑相推而岁成焉；往者屈也，来者信也，屈信相感而利生焉"。此天地之气化，即人身之气化也。爰本此义以立两方。一方以人参为主，辅以麦冬以济参之热，灵仙以行参之滞，少加地肤子为向导，名之曰宣阳汤，以像日像暑；一方以熟地为主，辅以龟板以助熟地之润，芍药以行熟地之泥，亦少加地肤子为向导，名之曰济阴汤，以像月像寒。二方轮流服之，以像日月寒暑往来屈伸之义。俾先服济阴汤取其贞下起元也，服至三剂，小便见利。服宣阳汤亦三剂，小便大利。又接服济阴汤三剂，小便直如泉涌，肿遂尽消。（《医学衷中参西录·人参解》）

案2　奉天大西关万顺兴同事傅学诗，周身漫肿，自言常觉短气，其脉沉濡，右部尤甚。知其胸中大气下陷，气化不能升降，因之上焦不能如雾，所以下焦不能如渎，而湿气弥漫也。投以升陷汤(生箭芪六钱、知母三钱、柴胡一钱五分、桔梗一钱五分、升麻一钱,主治胸中大气下陷,气短不足以息,或努力呼吸,有似乎喘;或气息将停,危在顷刻。若气分虚极下陷者,酌加人参数钱,或再加山萸肉数钱。若大气下陷过甚,宜将升麻改用钱半,或倍作二钱。编者注),知母改用五钱,又加玄参、天冬、地肤子各三钱,连服数剂痊愈。(《医学衷中参西录·黄芪解》)

案3　邻村霍氏妇,周身漫肿,腹胀小便不利,医者治以五皮饮不效。其脉数而有力,心中常觉发热,知其阴分亏损,阳分又偏盛也。为疏方用:

生杭芍两半,玄参、滑石、地肤子、甘草各三钱。

煎服一剂即见效验,后即方略为加减,连服数剂痊愈。(《医学衷中参西录·芍药解》)

案4　一妇人年近四旬,因阴虚发热,渐觉小便不利,积成水肿,服一切通利小便之药皆无效。其脉数近六至,重按似有力,问其心中常觉烦躁,知其阴虚作热,又兼有实热,以致小便不利而成水肿也。俾用鲜茅根半斤,如法煎汤两大碗,以之当茶徐徐温饮之,使药力昼夜相继,连服五日,热退便利,肿遂尽消。(《医学衷中参西录·白茅根解》)

案5　一妇人年四十许,得水肿证。其脉象大致平和,而微有滑数之象。俾浓煎鲜茅根汤饮之,数日病愈强半。其子来送信,愚因嘱之曰:有要紧一言,前竟忘却。患此证者,终身须忌食牛肉。病愈数十年,食之可以复发。孰意其子未返,已食牛肉,且自觉病愈,出坐庭中,又兼受风,其证陡然反复,一身尽肿,两目因肿甚不能开视。愚用越婢汤发之,以滑石易石膏,一剂汗出,小便顿利,肿亦见消。再饮白茅根汤,数日病遂痊愈。(《医学衷中参西录·治癃闭方》)

案6　一人年四十余。小便不利,周身漫肿,自腰以下,其肿尤甚。上焦痰涎堵塞,剧时几不能息。咳嗽痰中带血,小便亦有血色。迁延半载,屡次延医服药,病转增剧。其脉滑而有力,疑是湿热壅滞，询之果心中发热。遂重用滑石、白芍以渗湿清热，佐以柴胡、乳香、没药以宣通气化。为其病久，不任疏通，每剂药加生山药两许，以固气滋阴。又用药汁，送服三七末二钱，以清其血分。数剂热退血减，痰涎亦少，而小便仍不利。偶于诊脉时，见其由卧起坐，因稍费力，连连喘息十余口，呼吸始顺。且其脉从前虽然滑实，究在沉分。此时因火退，滑实既减，且有濡象。恍悟此证确系大气下陷。遂投以升陷汤，知母改用六钱，又加玄参五钱，木通二钱，一剂小便即利。又服数剂，诸病痊愈。(《医学衷中参西录·治大气下陷方》)

案7 一叟年近六旬，得水肿证。小便不利，周身皆肿，其脉甚沉细，自言素有疝气，下焦常觉寒凉。愚曰：欲去下焦之寒，非服硫黄不可。且其性善利水，施之火不胜水而成水肿者尤为对证。为开苓桂术甘汤加野台参三钱、威灵仙一钱，一日煎渣再服，皆送服生硫黄末二分。十日后，小便大利，肿消三分之二。下焦仍觉寒凉，遂停汤药单服硫黄试验，渐渐加多，一月共服生硫黄四两，周身肿尽消，下焦亦觉温暖。(《医学衷中参西录·杂录》)

案8 一叟年六十五，得风温证。六、七日间，周身悉肿，肾囊肿大似西瓜，屡次服药无效。旬日之外，求为诊视。脉洪滑微浮，心中热渴，小便涩热，痰涎上泛，微兼喘息，舌苔白厚。投以此汤(宣解汤：滑石一两、甘草二钱、连翘三钱、蝉蜕三钱、生白芍四钱；主治感冒久在太阳，致热蓄膀胱，小便赤涩；或因小便秘而大便滑泻；兼治湿温初得，憎寒壮热，舌苔灰色滑腻者。编者注)，加生石膏一两，周身微汗，小便通利，肿消其半，犹觉热渴。遂将方中生石膏加倍，服后又得微汗，肿遂尽消，诸病皆愈。(《医学衷中参西录·治温病方》)

淋　证

案1 东海渔者，年三十余，得骗白证甚剧。旬日之间，大见衰惫,惧甚,远来求方。其脉左右皆弦,而左部弦而兼长。夫弦长者,肝木之盛也。木与风为同类,人之脏腑,无论何处受风,其风皆与肝木相应。《内经》阴阳应象论所谓"风气通于肝"者是也。脉之现象如此,肝因风助,倍形其盛,而失其和也。况病人自言因房事后小便当风,从此外肾微肿,遂有此证,尤为风之明征乎?盖房事后,肾脏经络虚而不闭,风气乘虚袭入,鼓动肾脏不能蛰藏,而为肾行气之肝木,又与风相应,以助其鼓动,而大其疏泄,故其病若是之剧也。为拟此汤(舒和汤:桂枝四钱、生黄芪三钱、续断三钱、桑寄生三钱、知母三钱,服数剂后病未痊愈者,去桂枝,加龙骨、牡蛎各六钱。主治小便遗精白浊,因受风寒者,其脉弦而长,左脉尤甚。编者注),使脉之弦长者变为舒和。服之一剂见轻,数剂后遂痊愈。以后凡遇此等,其脉象与此同者,投以此汤无不辄效。(《医学衷中参西录·治淋浊方》)

案2　近又在津治一淋证,服药十剂已愈,隔两月病又反复,时值愚回籍,遂延他医治疗,方中亦重用萆薢。服两剂,小便亦滴沥不通,服利小便药亦无效。遂屡用西法引溺管兼服利小便之药,治近一旬,小便少通滴沥,每小便一次,必须两小时。继又服滋阴利水之药十剂始痊愈。(《医学衷中参西录·论萆薢为治失溺要药不可用之治淋》)

案3　一人从前患毒淋,服各种西药两月余,淋已不疼,白浊亦大见轻,然两日不服药,白浊仍然反复。愚俾用膏淋汤(膏淋汤:生山药一两、生芡实六钱、生龙骨六钱、生牡蛎六钱、生地黄六钱、潞党参三钱、生白芍三钱,主治膏淋。编者注),送服秘真丹(五倍子一两、甘草八钱,上二味共轧细,每服一钱,竹叶煎汤送下,日再服。主治诸淋证已愈,因淋久气化不固,遗精白浊者。编者注),两次而愈。(《医学衷中参西录·治淋浊方》)

案4　一人年三十许,患血淋。溲时血块堵塞,努力始能溲出,疼楚异常。且所溲者上多浮油,胶粘结于器底,是血淋而兼膏淋也。从前延医调治,经三十五人,服药年余,分毫无效,尪羸已甚。后愚诊视,其脉弦细,至数略数,周身肌肤甲错,足骨凸处,其肉皮皆成旋螺高寸余,触之甚疼。盖卧床不起者,已半载矣。细询病因,谓得之忿怒之余误坠水中,时当秋夜觉凉甚,遂成斯证。知其忿怒之火,为外寒所束,郁于下焦而不散,而从前居室之间,又有失保养处也。拟投以此汤(理血汤:生山药一两、生龙骨六钱、生牡蛎六钱、海螵蛸四钱、茜草二钱、生白芍三钱、白头翁三钱、阿胶三钱;溺血加龙胆草三钱,大便下血去阿胶,加龙眼肉五钱。主治血淋及溺血,大便下血属于热者。张锡纯还在方后分析方义说,血淋之症,大抵出之精道也。其人或纵欲太过而失于调摄,则肾脏因虚生热。或欲盛强制而妄言采补,则相火动无所泄,亦能生热。以致血室中血热妄动,与败精溷合化为腐浊之物,或红、或白、成丝、成块,溺时杜塞牵引作疼。故用山药、阿胶以补肾脏之虚,白头翁以清肾脏之热,茜草、螵蛸以化其凝滞而兼能固其滑脱,龙骨、牡蛎以固其滑脱而兼能化其凝滞,芍药以利小便而兼能滋阴清热,所以投之无不效也。此证,间有因劳思过度而心热下降,忿怒过甚而肝火下移以成者,其血必不成块,惟溺时牵引作疼。此或出之溺道,不必出自精道也,投以此汤亦效。编者注),为脉弦,遂以柏子仁八钱代方中山药,以其善于养肝也。疏方甫定,其父出所服之方数十纸,欲以质其同异。愚曰:无须细观,诸方与吾方同者,惟阿胶、白芍耳,阅之果然。其父问何以知之?愚曰:吾所用之方,皆苦心自经营者,故与他方不同,服两剂血淋遂愈,而膏淋亦少减。改用拙拟膏淋汤,连服二十余剂,膏淋亦愈,而小便仍然频数作疼。细询其疼之实状,谓少腹常觉疼而且坠,时有欲便之意,故有尿即不能强忍,知其又兼气淋也。又投以拙拟气淋汤(生黄芪五钱、知母四钱、生杭芍三钱、柴胡二钱、生明乳香一钱、生明没药一钱。张锡纯在本方后阐发说:气淋之证,少腹常常下坠作疼,小便频数,淋涩疼痛。因其人下焦本虚,素蕴内热,而上焦之气化又复下陷,郁而生热,则虚热与湿热,互相结于太阳之腑,滞其升降流通之机,而气淋之证成失。故以升补气化之药为主,而

以滋阴利便流通气化之药佐之。编者注),十剂痊愈。周身甲错,足上旋螺尽脱。(《医学衷中参西录·治淋浊方·理血汤》)

案5 一人年三十许,遗精白浊,小便时疼如刀势,又甚涩数。诊其脉滑而有力,知其系实热之证。为其年少,疑兼花柳毒淋。遂投以此汤(清肾汤:知母四钱、黄柏四钱、生龙骨四钱、生牡蛎三钱、海螵蛸三钱、茜草二钱、生白芍四钱、生山药四钱、泽泻一钱半,主治小便频数疼涩,遗精白浊,脉洪滑有力属实热者。编者注),加没药三钱、鸭蛋子四十粒,数剂而愈。(《医学衷中参西录·治淋浊方·清肾汤》)

案6 一叟年七十余,遗精白浊,小便频数,微觉疼涩,诊其六脉平和,两尺重按有力,知其年虽高,而肾经确有实热也。投以此汤(清肾汤:知母四钱、黄柏四钱、生龙骨四钱、生牡蛎三钱、海螵蛸三钱、茜草二钱、生白芍四钱、生山药四钱、泽泻一钱半,主治小便频数疼涩,遗精白浊,脉洪滑有力属实热者。编者注),五剂痊愈。(《医学衷中参西录·治淋浊方·清肾汤》)

案7 张灼芳,年二十八岁,小学教员,于去岁冬月初,得膏淋,继之血淋。所便者,或血条,或血块,后则继以鲜血,溺频茎疼。屡经医者调治,病转加剧。其气色青黑,六脉坚数,肝脉尤甚。与以淋浊门理血汤(生山药一两、生龙骨六钱、生牡蛎六钱、海螵蛸四钱、茜草二钱、生杭芍三钱、白头翁三钱、真阿胶三钱,主治血淋及溺血,大便下血证之由于热者。编者注),俾连服三剂,血止,脉稍平,他证仍旧。继按淋浊门诸方加减治之,十余剂痊愈。灼芳谢曰:予得此证,食少不寐,肌肉消瘦,一月有余,屡治不效,病势日增。不意先生用药如此神妙,竟能挽回垂危之命。(《医学衷中参西录·张让轩来函》)

癃 闭

案1 奉天本溪湖煤铁公司科员王云锦,年四十余。溺道艰涩,滴沥不能成溜,每小便一次,必须多半点钟。自两胁下连腿作疼,剧时有如锥刺。其脉右部如常,左部甚微弱,知其肝气虚弱,不能条达,故作疼痛,且不能疏泄,故小便难也。为疏方用:

生黄芪八钱,净萸肉、知母各六钱,当归、丹参、乳香、没药、续断各三钱。

煎服一剂,便难与腿胁疼皆见愈。又为加柴胡钱半,连服二十剂痊愈。

至于萸肉酸敛之性,或有疑其用于此方不宜者,观后山萸肉解自明矣。(《医学衷中参西录·黄芪解》)

案 2 奉天省公署护兵石玉和,忽然小便不通。入西医院治疗,西医治以引溺管,小便通出。有顷,小便复存蓄若干。西医又纳以橡皮管,使久在其中,有溺即通出。乃初虽稍利,继则小便仍不能出。遂来院求为诊治。其脉弦迟细弱,自言下焦疼甚且凉甚。知其小便因凉而凝滞也。为拟方用党参、椒目、怀牛膝各五钱,附子、肉桂、当归各三钱,干姜、小茴香、威灵仙、甘草、没药各二钱。连服三剂,腹疼及便闭皆愈。遂停汤药,俾日用生硫黄细末钱许分两次服下,以善其后。(《伤寒论》少阴篇桃花汤是治少阴寒痢非治少阴热痢解中也录有本案:奉天省公署护兵石玉和,忽然小便不通,入西医院治之。西医治以引溺管,小便通出。有顷,小便复存蓄若干,西医又纳一橡皮管使久在其中,有溺即通出。乃初虽稍利,继则小便仍不能出。西医辞不治,遂来院求为诊治。其脉弦迟细弱,自言下焦疼甚,知其小便因凉而凝也。为疏方用:

党参、椒目,怀牛膝各五钱,乌附子、广条桂、当归各三钱,干姜、小茴香、没药、威灵仙、甘草各二钱。

连服三剂,小便利而腹疼亦愈。遂停药,俾日用生硫黄钱许,分两次服下,以善其后。方中之义党参、灵仙并用,可治气虚小便不利;椒目与桂、附、干姜并用,可治因寒小便不利;又佐以当归、牛膝、茴香、没药、甘草诸药,或润而滑之,或引而下之,或辛香以

透窍,或温通以开瘀,或和中以止疼,众药相济为功,所以奏效甚速也。编者注)。(《医学衷中参西录·论水臌气臌治法》)

案3　一媪年六十余,得水肿证,延医治不效。时有专以治水肿名者,其方秘而不传。服其药自大便泻水数桶,一身肿尽消。言忌咸百日,可保永愈。数日又见肿,旋复如故。服其药三次皆然,而病人益衰惫矣。盖未服其药时,即艰于小便,既服药后,小便滴沥全无,所以旋消而旋肿也。再延他医,皆言服此药,愈后复发者,断乎不能调治。后愚诊视,其脉数而无力。愚曰:脉数者阴分虚也,无力者阳分虚也。膀胱之腑,有下口无上口,水饮必随气血流行,而后能达于膀胱,出为小便。《内经》所谓“州都之官,津液存焉,气化则能出”者是也。此脉阴阳俱虚,致气化伤损,不能运化水饮以达膀胱,此小便所以滴沥全无也。《易》系辞曰“日往则月来,月往则日来,日月相推,而明生焉。寒往则暑来,暑往则寒来,寒暑相推,而岁成焉。往者屈也,来者信也,屈信相感,而利生焉。此天地之气化,即人身之气化也。爰立两方,一方以人参为君,辅以麦冬以济参之热,灵仙以行参之滞,少加地肤子为向导药,名之曰宣阳汤(野台参四钱、威灵仙一钱半、麦门冬六钱五、地肤子一钱,主治阳分虚损,气虚不能宣通,致小便不利。编者注),以象旦象暑;二方以熟地为君,辅以龟板以助熟地之润,芍药以行熟地之滞,亦少加地肤子为向导药,名之济阴汤(济阴汤:怀熟地一两、生龟板五钱、生白芍五钱、地肤子一钱,主治阴分虚损,血亏不能濡润,致小便不利。编者注),以象月象寒。二方轮流服之,以象日月寒暑相推、往来屈伸相感之义。俾先服济阴汤,取其贞下起元也。服至三剂小便稍利,再服宣阳汤,亦三剂,小便大利,又再服济阴汤,小便直如泉涌,肿遂尽消。

病家疑而问曰:前服济阴汤,小便微通,此时又服之,何其功效百倍于从前了?

答曰:善哉问也。前服济阴汤,似于冬令,培草木之根荄。以厚其生长之基也,于服宣阳汤数剂后,再服济阴汤,如纯阳月后,

一阴二阴甫生,时当五六月,大雨沛行,万卉之畅茂,有迥异寻常者矣。(《医学衷中参西录·治癃闭方》)

案4 一妇人,小便陡然不通,滴沥全无,窘迫之际,其夫以细挺探其便处,小便即时通下。此其夫见愚,为述其事,且问何以得此,小便即时通下。答曰:此西人所谓溺道陡然变窄,宜治以引溺管之理也。按此证与前证,虽皆未治以引溺管,而皆为引溺管可治愈之证。故连类及之。以征引溺管之确乎可用也。(《医学衷中参西录·治癃闭方》)

案5 一人年六十余,溺血数日,小便忽然不通,两日之间滴沥全无。病人不能支持,自以手揉挤,流出血水少许,稍较轻松。揉挤数次,疼痛不堪揉挤。彷徨无措,求为诊治。其脉沉而有力,时当仲夏,身覆厚被,犹觉寒凉,知其实热郁于下焦,溺管因热而肿胀不通也。为拟此汤(寒通汤:滑石一两、生白芍一两、知母八钱、黄柏八钱,主治下焦蕴蓄实热,膀胱肿胀,溺管闭塞,小便滴沥不通。编者注),一剂稍通,又加木通、海金沙各二钱,服两剂痊愈。(《医学衷中参西录·治癃闭方·寒通汤》)

阳　痿

近治奉天南市汤俊记建筑公司经理王海山,其证亦与前案朱宗臣之病相似(徐大椿治嘉兴朱宗臣阳痿案,朱以阳胜阴亏之体,又兼痰凝气逆。医者以温补治之,胸膈痞塞,而阳道痿。群医谓脾肾两亏,将恐无治。就余于山中。余视其体丰而气旺,阳升而阴不降,诸窍皆闭。笑谓之曰:此为肝肾双实证,先用清润之品,加石膏以降其逆气,后以消痰开胃之药,涤其中宫,更以滋肾强阴之药,镇其元气。阳事既通,五月后,妻即怀孕,得一女。又一年,复得一男(见《医学衷中参西录·治伤寒温病同用方·仙露汤》,编者注)。愚师徐氏(徐大椿)之意,亦先重用生石膏以清其痰火(张锡纯阐述石膏不独治疗外感实热证,有纯系内伤,脏腑失和,亦有重用石膏者),共服药十余剂痊愈。海山年四十余,为无子,纳宠数年,犹未生育,今既病愈,想亦育麟不远矣。(《医学衷中参西录·石膏解》)

血证/咳血

沧州路家庄马氏少妇,咳血三年,百药不效,即有愈时,旋复如故。后愚为诊视,其夜间多汗,遂用净萸肉、生龙骨、生牡蛎各一两,俾煎服,拟先止其汗,果一剂汗止,又服一剂咳血亦愈。盖从前之咳血久不愈者,因其肺中之络,或胃中血管有破裂处,萸肉与龙骨、牡蛎同用,以涩之、敛之,故咳血亦随之愈也(《山萸肉解》中也录有本案:一妇人年三十许,咳血三年,百药不效,即有愈时,旋复如故。后愚诊视,其夜间多汗,先用龙骨、牡蛎、萸肉各一两煎服,以止其汗。一剂汗止,再服一剂,咳血之病亦愈。自此永不反复。编者注)。(《医学衷中参西录·治吐衄方·补络补管汤》)

血证/吐血

案1　表弟张印权出外新归,言患吐血证,初则旬日或浃辰吐血数口,浸至每日必吐,屡治无效。其脉近和平,微有芤象。亦治以此方(净萸肉、生龙骨、生牡蛎各一两。编者注),三剂痊愈(《治吐衄方·补络补管汤》也录有本案。编者注)。(《医学衷中参西录·论吐血衄血之原因及治法》)

案2　沧州北关赵姓,年过四旬,患吐血证,从前治愈,屡次反复,已历三年,有一年重于一年之势。其脉濡而迟,气息虚,常觉呼气不能上达,且少腹间时觉有气下堕,此胸中宗气(亦名大气)下陷也。《内经》谓宗气积于胸中,以贯心脉而行呼吸,是宗气不但能统摄气分,并能主宰血分,因其下陷,则血分失其统摄,所以妄行也。遂投以拙拟升陷汤(升陷汤:生箭芪六钱、知母三钱、柴胡一钱五分、桔梗一钱五分、升麻一钱,主治胸中大气下陷,气短不足以息,或努力呼吸,有似乎喘;或气息将停,危在顷刻。若气分虚极下陷者,酌加人参数钱,或再加山萸肉数钱。若大气下陷过甚,宜将升麻改用钱半,或倍作二钱。编者注),加生龙骨、生牡蛎各六钱。服两剂后,气息即顺,少腹亦不下堕。遂将升麻减去,加生怀山药一两,又服数剂,其吐血证自此除根。(《医学衷中参西录·论吐血衄血之原因及治法》)

案 3 奉天警务处长王连波君大人,患吐血证,来院诊治。其脉微数,按之不实。其吐血之先,必连声咳嗽,剧时即继之以吐血。因思此证若先治愈其咳嗽,其吐血当自愈。遂用川贝八钱,煎取清汤四盅,调入生怀山药细末一两,煮作粥,分数次服之。一日连进二剂,咳嗽顿止。以后日进一剂,嗽愈吐血亦愈。隔旬日,夜中梦被人凌虐过甚,遂于梦中哭醒,病骤反复。因知其肝气必遏郁也,治以调肝、养肝兼镇肝之药,数剂无效,且夜中若作梦恼怒,其日吐血必剧。精思再四,恍悟平肝之药,以桂为最要,单用之则失于热;降胃之药,以大黄为最要,单用之则失于寒,若二药并用,则寒热相济,性归和平,降胃平肝,兼顾无遗,必能奏效。遂用大黄、肉桂细末各一钱和匀,更用生赭石细末八钱煎汤送服,从此吐血遂愈,噩梦亦不复作矣。(《医学衷中参西录·论吐血衄血之原因及治法》)

案 4 济南金姓,寓奉天大西关月窗胡同,得吐血证甚剧,屡次服药无效。其人正当壮年,身体亦强壮,脉象有力,遂用大黄末二钱,肉桂末一钱,又将赭石细末六钱,和于大黄、肉桂末中,分三次用开水送服,病顿愈。后其方屡试皆效,名秘红丹(大黄细末一钱,肉桂细末一钱,生代赭石细末六钱;将大黄、肉桂末和匀,代赭石煎汤送下。主治肝郁多怒,胃郁气逆,致吐血、衄血,及吐衄之证屡服他百药不效者。编者注)[《肉桂解》中也录有本案:济南金姓少年,寓居奉天,其人身体强壮,骤得吐血证,其脉左右皆有力。遂变通上用之方(秘红丹。编者注),用生赭石细末六钱,与大黄、

肉桂细末各一钱和匀,开水送服,其病立愈。编者注]。(《医学衷中参西录·论吐血衄血之原因及治法》)

案5 邻村曾氏叟,年六十四岁,素有痨疾。因痨嗽过甚,呕血数碗,其脉摇摇无根,或一动一止,或两三动一止,此气血亏极将脱之候也。诊脉时,见其所咳吐者痰血相杂,询其从前呕吐之时,先觉心中发热。为疏方用:

野台参三钱,生山药一两,生赭石细末八钱,知母六钱,生杭芍、牛蒡子各四钱,三七细末二钱。

煎服一剂而血止,又服数剂脉亦调匀。(《医学衷中参西录·人参解》)

案6 堂兄赞震年五旬,得吐血证,延医治疗不效。脉象滑数,摇摇有动象,按之不实。时愚在少年,不敢轻于疏方。因拟此便方(二鲜饮:鲜茅根四两、鲜藕四两,煮汁常常饮之,旬日中自愈。若大便滑者,茅根宜减半,再用生山药细末两许,调入药汁中,煮作茶汤服之。主治虚劳证,痰中带血。编者注),煎汤两大碗,徐徐当茶温饮之,当日即见愈,五六日后病遂脱然。自言未饮此汤时,心若虚悬无着,既饮后,觉药力所至,若以手按心,使复其位,此其所以愈也。(《医学衷中参西录·治吐衄方》)

案7 天津北宁路材料科委员赵一清,年近三旬,病吐血,经医治愈,而饮食之间若稍食硬物,或所食过饱,病即反复。诊其六脉和平,重按似有不足。知其脾胃消化弱,其胃中出血之处,所生肌肉犹未复原,是以被食物撑挤,因伤其处而复出血也。斯当健其脾胃,补其伤处,吐血之病庶可除根。为疏方用:

生山药、赤石脂各八钱,煅龙骨、煅牡蛎、净萸肉各五钱,白术、生明没药各三钱,天花粉、甘草各二钱。

按此方加减,服之旬余,病遂除根。(《医学衷中参西录·论吐血衄血之原因及治法》)

案8 一人年十八,偶得吐血证,初不甚剧,因医者误治,遂大吐不止。诊其脉如水上浮麻,莫辨至数,此虚弱之极候也。若不用药立止其血,危可翘足而待。遂投以此汤(寒降汤:生代赭石六钱、清半夏三钱、瓜蒌仁四钱、生白芍四钱、竹茹三钱、牛蒡子三钱、甘草一钱半。编者注),去竹茹,加生山药一两,赭石改用八钱,一剂血止。再诊其脉,左右皆无,重按亦不见。愚不禁骇然,询之心中亦颇安稳,惟觉酸懒无力。忽忆吕沧洲曾治一发斑证,亦六脉皆无,沧洲谓:脉者,血之波澜,今因发斑伤血,血伤不能复作波澜,是以不见,斑消则脉出矣。遂用白虎加人参汤,化其斑毒,脉果出。今此证大吐亡血,较之发斑伤血尤甚,脉之重按不见,或亦血分虚极,不能作波澜欤?其吐之时,脉如水上浮麻者,或因气逆火盛,强迫其脉外现欤?不然闻其诊毕还里,途中复连连呕吐,岂因路间失血过多欤?踌躇久之,乃放胆投以大剂六味地黄汤,减茯苓、泽泻三分之二,又加人参、赭石各数钱,一剂脉出。又服平补之药二十余剂,始复初(本案在《医学衷中参西录·治瘟疫瘟疹方·青盂汤》中也有记录,编者注)。(《医学衷中参西录·治吐衄方》)

案9 一人年四十七,素患吐血。医者谓其虚弱,俾服补药,连服十余剂,觉胸中发紧,而血溢不止,后有人语以治吐血便方,大黄、肉桂各五分轧细,开水送服,一剂血止。然因从前误服补药,胸中常觉不舒,饮食减少,四肢酸懒无力。愚诊之,脉似沉牢,知其膈上瘀血为患也。俾用鸭蛋子五十粒去皮,糖水送服,日两次,数日而愈。(《医学衷中参西录·治吐衄方》)

案10 邑张某家贫佣力,身挽鹿车运货远行,因枵腹努力太过,遂致大口吐血。卧病旅邸,恐即不起。意欲还里,又乏资斧。乃勉强徒步徐行,途中又复连吐不止,目眩心慌,几难举步。腹中觉饥,怀有干饼,又难下咽。偶拾得山楂十数枚,遂和干饼食之。觉精神顿爽,其病竟愈。盖酸者能敛,而山楂则酸敛之中,兼有化瘀之力。与拙拟补络补管汤(生龙骨一两、生牡蛎一两、山茱萸一两、三七二钱,服之血犹不止者可加代赭石五六钱,主治咳血、吐血久不愈者。编者注)之意相近,故获此意外之效也。(《医学衷

中参西录·治吐衄方》)

案 11 有堂兄赞宸,年五旬,得吐血证,延医治不效,脉象滑动,按之不实。时愚在年少,不敢轻于疏方,遂用鲜藕、鲜白茅根四两,切碎,煎汤两大碗,徐徐当茶饮之,数日痊愈。自言未饮此汤时,心若虚悬无着,既饮之后,若以手按心还其本位,何其神妙如是哉。

隔数日,又有邻村刘姓少年患吐血证,其脉象有力,心中发热,遂用前方,又加鲜小蓟根四两,如前煮汤饮之亦愈。(《医学衷中参西录·论吐血衄血之原因及治法》)

血证/尿血

案 1 邻村刘叟,年六旬,先小便带血数日,忽小便不通,以手揉挤小腹,流血水少许,数次揉挤,疼痛不堪,求为诊治。其脉沉而有力,时当仲夏,覆厚被犹觉寒凉,知其实热郁于下焦,溺管因热而肿胀也。为疏方:

滑石、生杭芍各一两,知母、黄柏各八钱。

煎一剂,小便通利。又加木通、海金沙各二钱,服两剂痊愈。(《医学衷中参西录·论水臌气臌治法》)

案 2 一人年三十余,陡然溺血,其脉微弱而迟,自觉下焦凉甚。知其中气虚弱,不能摄血,又兼命门相火衰微,乏吸摄之力,以致肾脏不能封固,血随小便而脱出也。投以四君子汤,加熟地、乌附子,连服二十余剂始愈。(《医学衷中参西录·治淋浊方》)

案 3 一人年四十余,得溺血证,自用当归一两酒煮饮之而愈。后病又反复,再用原方不效,求为诊治,愚俾单用去皮鸦胆子五十粒,冰糖化水送下而愈。后其病又反复,再服鸦胆子方两次无效,仍用酒煮当归饮之而愈。夫人犹其人,证犹其证,从前治愈之方,后用之有效有不效者,或因血证之前后凉热不同也,然即此亦可知当归之能止下血矣。(《医学衷中参西录·当归

解》)

案 4 友人王鄂庭曾小便溺血,用黄酒煮当归一两饮之而愈。后其证反复,再服原方不效,问治于仆,俾用鸦胆子去皮五十粒,白糖水送服而愈。继其证又反复,用鸦胆子又不效,仍用酒煎当归法治愈。又傅青主治老妇血崩,用黄芪、当归各一两、桑叶十四片,煎汤送服三七细末三钱、甚效。又单用醋炒当归一两、煎服,治血崩亦恒有效。是当归可用以活血,亦可用以止血,故其药原名"文无"为其能使气血各有所归,而又名当归也。产后血脉淆乱,且兼有瘀血,故可谓产后良药。至川芎其香窜之性,虽甚于当归,然善升清阳之气。凡清阳下陷作寒热者,用川芎治之甚效,而产后又恒有此证。同邑赵姓之妇,因临盆用力过甚,产后得寒热证,其家人为购生化汤二剂服之,病顿愈。盖其临盆努力之时,致上焦清阳下陷,故产后遂发寒热,至服生化汤而愈者,全赖川芎升举清阳之力也。旬余寒热又作,其叔父景山知医,往省视之,谓系产后瘀血为恙又兼受寒,于活血化瘀药中,重加干姜。数剂后,寒热益甚,连连饮水,不能解渴。当时仲夏,身热如炙,又复严裹厚被,略以展动即觉冷气侵肤。后仆诊视,左脉沉细欲无,右脉沉紧皆有数象,知其上焦清阳之气下陷,又为热药所伤也。从前服生化汤,借川芎升举之力而暂愈,然川芎能升举清阳,实不能补助清阳之气使之充盛,是以愈而又反复也。为疏方:

黄芪、玄参各六钱,知母八钱<small>时已弥月,故可重用凉药</small>,柴胡、桔梗各钱半,升麻一钱。

一剂而寒热已,又少为加减,服数剂痊愈。

由是观之,川芎亦产后之要药也。吴鞠通、王士雄之言皆不可奉为定论。惟发热汗多者,不宜用耳。至包氏所定生化汤,大致亦顺适。惟限于四点钟内服完三剂,未免服药过多。每次冲入绍酒一两、其性过热,又能醉人,必多有不能任受者。仆于妇人产后用生化汤原方,加生怀山药数钱、其大便难者,加阿胶数钱、俾日服一剂,连服三日停止,亦必不至有产后病也。(《医学衷中参

西录·医话拾零》)

血证/便血

案 1 邻村高边务高某,年四十余,小便下血,久不愈。其脉微细而迟,身体虚弱恶寒,饮食减少。知其脾胃虚寒,中气下陷,黄坤载所谓血之亡于便溺者,太阴不升也。为疏方:

干姜、于术各四钱,生山药、熟地各六钱,乌附子、炙甘草各三钱。

煎服一剂血见少,连服十余剂痊愈(《医学衷中参西录·干姜解》中也录有本案,编者注)。(《医学衷中参西录·论吐血衄血证间有因寒者》)

案 2 芦台北涧李子芳,年四十二岁,壬戌五月间,因劳碌暑热,大便下血,且腹疼。医者多用西洋参、野于术、地榆炭、柏叶炭温涩之品投之,愈服愈危。小站王绍圃,余友也,代寄函询方,并将病源暨前方开示。余阅毕,遂为邮去痢疾门中所载菩提丹(将鸦胆子仁用益元散为衣。编者注)四服。每服六十粒,日服一次。未几,接复函,谓服毕血止,腹疼亦愈,极赞药之神妙。(《医学衷中参西录·宗弟相臣来函》)

案 3 内子王氏生平有病不能服药,闻药气即思呕吐。偶患大便下血甚剧,时愚自奉还籍,彼自留奉,因粗识药性,且知羚羊角毫无药味,自用羚羊角一钱煎汤服之,立愈。(《医学衷中参西录·羚羊角辨》)

案 4 一少妇,大便下血月余,屡次服药不效。愚为诊视,用理血汤(生山药一两、生龙骨六钱、生牡蛎六钱、海螵蛸四钱、茜草二钱、生白芍三钱、白头翁三钱、阿胶三钱。编者注),去阿胶,加龙眼肉五钱治之。而僻处药坊无白头翁。权服一剂,病稍见愈。翌日至他处药坊,按方取药服之,病遂痊愈。(《医学衷中参西录·治淋浊方》)

案5 一叟年过六旬,大便下血,医治三十余日,病益进,日下血十余次,且多血块,精神昏愦。延为诊视,其脉洪实异常,至数不数,惟右部有止时,其止无定数乃结脉也。其舌苔纯黑,知系外感大实之证,从前医者但知治其便血,不知治其外感实热,可异也。投以白虎加人参汤,方中生石膏重用四两,为其下血日久,又用生山药一两、以代方中粳米,取其能滋阴补肾,兼能固元气也,煎汤三盅,分三次温服下,每次送服广三七细末一钱,如此日服一剂,两日血止,大便犹日行数次,脉象之洪实大减,而其结益甚,且腹中觉胀。询其病因,知得于恼怒之后,遂改用生莱菔子五钱,而佐以白芍、滑石、天花粉、甘草诸药(外用鲜白茅根切碎四两,煮三四沸,取其汤以代水煎药),服一剂胀消,脉之至数调匀,毫无结象而仍然有力,大便滑泻已减半,再投以拙拟滋阴清燥汤(方系生怀山药、滑石各一两、生杭芍六钱、甘草三钱),一剂泻止,脉亦和平。(《医学衷中参西录·太阳病炙甘草汤证》)

案6 一叟年六十余,大便下血。医治三十余日,病益进。日下血十余次,且多血块,精神昏愦。延为诊视,脉洪实异常,至数不数,惟右部有止时,其止无定数,乃结脉也。其舌苔纯黑,知系温病大实之证。从前医者,但知治其便血,不知治其温病可异也。投以白虎加人参以山药代粳米汤(生石膏三两、知母一两、人参六钱、生山药六钱、甘草三钱;主治寒温实热已入阳明之府,燥渴嗜饮凉水,脉象细数。编者注),将石膏改用四两,煎汤三盅,分三次温饮下。每次送服旱三七细末一钱。如此日服一剂,两日血止,大便仍滑泻,脉象之洪实减半,而其结益甚,且腹中觉胀。询其病因,知得诸恼怒之后。遂改用莱菔子六钱,而佐以白芍、滑石、花粉、茅根、甘草诸药,一剂胀消。脉之至数调匀,仍稍有洪实之象,滑泻亦减。再投以加味天水散(生山药一两、滑石六钱、甘草三钱。编者注)作汤服之,病遂痊愈。(《医学衷中参西录·治伤寒温病同用方》)

案7 一童子年十五,大便下血,数月不愈,所下者若烂炙杂以油膜,医者诿谓不治。后愚诊视其脉,弦数无力。俾用生山药轧细作粥,调血余炭六七分服之,日二次,旬日痊愈。(《医学衷中参西录·治吐衄方》)

案8　愚舅家表弟,年二十岁,大便下血,服药不愈,浸至下血腥臭,又浸至所下者杂以脂膜,且有似烂炙,医者诿谓不治。后愚往诊,视其脉数而无力,投以滋阴补虚清热解毒之剂,煎汤送服血余炭一钱,日服两次,旬日痊愈。至于单用之以治吐血、衄血,更屡次获效矣。(《医学衷中参西录·血余炭解》)

足大指破裂出血

族家婶母,年四旬,足大指隐白穴处,忽然破裂出血,且色紫甚多,外科家以为疔毒,屡次服药不效。时愚甫习医,诊其脉洪滑有力,知系血热妄行,遂用生地黄两半、碎竹茹六钱,煎汤服之,一剂血止,又服数剂,脉亦平和。盖生地黄凉血之力,虽能止血,然恐止后血瘀经络致生他病,辅以竹茹宣通消瘀,且其性亦能凉血止血,是以有益而无弊也。(《医学衷中参西录·竹茹解》)

瘀　　血

天津刘问筹,偶患大便下血甚剧。西医注射以止血药针,其血立止,而血止之后,月余不能起床,身体酸软,饮食减少。其脉芤而无力,重按甚涩。因谓病家曰:西人所注射者,流动麦角膏也。其收缩血管之力甚大,故注射之后,其血顿止,然止后宜急服化瘀血之药,则不归经之血,始不至凝结于经络之间为羔。今但知止血,而不知化血,积之日久必成劳瘵,不仅酸软减食已也。然此时尚不难治,下其瘀血即愈矣。俾日用三七细末三钱,空心时分两次服下。服至三次后,自大便下瘀血若干,色紫黑。从此每大便时,必有瘀血随下。至第五日,所下渐少。至第七日,即不见瘀血矣。于斯停药不服。旬日之间，身体复初。由斯观之，是三七一味即可代《金匮》之下瘀血汤，且较下瘀血汤更稳妥也。(《医学衷中参西录·论三七有殊异之功能》中也录有本案。编者注)。(《医学衷中参西录·麦角》)

痰　饮

案 1　岁在甲寅，客居大名之金滩镇。时当孟春，天寒，雨且雪，一兵士衣装尽湿，因冻甚，不能行步，其伙异之至镇，昏不知人。呼之不应，用火烘之，且置于温暖之处，经宿未醒。闻愚在镇，曾用点天突穴法，治愈一人，求为延医。见其僵卧不动，呼吸全无。按其脉，仿佛若动。以手掩其口鼻，每至呼吸之顷，微觉有热，知犹可救。遂令人扶起俾坐，治以点天突穴之法(治痰点天突穴法：捏结喉法得之沧州友人张献廷，其令人喉痒作嗽之力尤速。欲习其法者，可先自捏其结喉，如何捏法即可作嗽，则得其法矣。然当气塞不通时。以手点其天突穴，其气即通。捏结喉，必痒嗽吐痰后，其气乃通，可二法宜相辅并用也。编者注)，兼捏其结喉。约两点钟，咳嗽二十余次，共吐凉痰碗半，始能呻吟。亦饮以干姜而愈。(《医学衷中参西录·治痰饮方》)

案 2　一妇人年二十许。数日之前，觉胸中不舒，一日忽然昏昏似睡，半日不醒。适愚自他处归，过其村。病家见愚喜甚，急求延医。其脉沉迟，兼有闭塞之象。唇瞤动。凡唇动者，为有痰之征。脉象，当系寒痰壅滞上焦甚。遂令人扶之坐，以大指点其天突穴(治痰点天突穴法：捏结喉法得之沧州友人张献廷，其令人喉痒作嗽之力尤速。欲习其法者，可先自捏其结喉，如何捏法即可作嗽，则得其法矣。然当气塞不通时。以手点其天突穴，其气即通。捏结喉，必痒嗽吐痰后，其气乃通，可二法宜相辅并用也。编者注)，俾其喉痒作嗽。约点半点钟，咳嗽十余次，吐出凉痰一碗，始能言语。又用干姜六钱，煎汤饮下而愈。(《医学衷中参西

录·治痰饮方·治痰点天突穴法》)

案 3　一妇人年二十余。因悲泣过度,痰涎杜塞胃口,其胃气蓄极上逆,连连干呕。形状又似呃逆,气至咽喉不能上达。剧时,浑身抖战,自掇其发,有危在顷刻之状。医者用生姜自然汁灌之,益似不能容受。愚诊视之,其脉左手沉濡,右三部皆无。然就其不受生姜观之,仍当是热痰杜塞,其脉象如此者,痰多能瘀脉也。且其面有红光,亦系热证。遂用生白矾二钱,化水俾饮之,即愈。此方愚用之屡次,审知其非寒痰杜塞,皆可随手奏效。即痰厥至垂危者,亦能救愈。(《医学衷中参西录·治痰饮方》)

案 4　一妇人年近五旬,常觉短气,饮食减少。屡次延医服药,或投以宣通,或投以升散,或投以健补脾胃,兼理气之品,皆分毫无效,浸至饮食日减,羸弱不起,奄奄一息,病家亦以为不治之证矣。后闻愚在其邻村,屡救危险之证,复延愚诊视。其脉弦细欲无,频吐稀涎。询其心中,言觉有物堵塞胃口,气不上达,知其为寒饮凝结也。遂投以理饮汤(白术四钱、干姜五钱、桂枝二钱、炙甘草二钱、茯苓二钱、生白芍二钱、橘红一钱半、厚朴一钱半;主治因心肺阳虚,致脾湿不升,胃郁不降,饮食不能运化精微,变为饮邪,停于胃口为满闷,溢于膈上为短气,渍满肺窍为喘促,滞腻咽喉为咳吐粘涎。甚或阴霾布满上焦,心肺之阳不能畅舒,转郁而作热。或阴气逼阳外出为身热,迫阳气上浮为耳聋,弦迟细弱。编者注),方中干姜改用七钱,连服三剂,胃口开通。又觉呼吸无力,遂于方中加生黄芪二钱,连服十余剂,病痊愈。

方书谓,饮为水之所结,痰为火之所凝。是谓饮凉而痰热也。究之饮证亦自分凉热,其热者,多由于忧思过度,甚则或至癫狂,虽有饮而恒不外吐。其凉者,则由于心肺阳虚,如方名下所言种种诸情状。且其证,时吐稀涎,常觉短气,饮食廉少,是其明征也(《治痰饮方·理饮汤》)中也录有本案:一妇人年近五旬,常觉短气,饮食减少,屡延医服药,或投以宣通,或投以升散,或投以健补脾胃兼理气之品,皆分毫无效。浸至饮食日减,羸弱不起,奄奄一息,病家亦以为不治之证。后闻愚在邻村屡救危险之证,延为诊视。其脉弦细欲无,频吐稀涎,心中觉有物杜塞,气不上达,知为寒饮凝结。投以理饮汤,方中干姜改用七钱,连服三剂,胃口开通,又觉呼吸无力,遂于方中加生黄芪三钱,连服十余剂痊愈。编者注)。(《医学衷中参西录·干姜解》)

案5 一妇人年三十许。身形素丰,胸中痰涎郁结,若碍饮食,上焦时觉烦热,偶服礞石滚痰丸有效,遂日日服之。初则饮食加多,继则饮食渐减,后则一日不服,即不能进饮食。又久服之,竟分毫无效,日仅一餐,进食少许,犹不能消化。且时觉热气上腾,耳鸣欲聋,始疑药不对证。求愚诊治,其脉象浮大,按之甚软。愚曰:此证心肺阳虚,脾胃气弱,为服苦寒攻泻之药太过,故病证脉象如斯也。拟治以理饮汤。病家谓,从前医者,少用桂、附即不能容受,恐难再用热药。愚曰:桂、附原非正治心肺脾胃之药,况又些些用之,病重药轻,宜其不受。若拙拟理饮汤,与此证针芥相投,服之必无他变。若畏此药,不敢轻服,单用干姜五钱试服亦可。病家依愚言,煎服干姜后,耳鸣即止,须臾觉胸次开通。继投以理饮汤(理饮汤:白术四钱、干姜五钱、桂枝二钱、炙甘草二钱、茯苓二钱、生白芍二钱、橘红一钱半、厚朴一钱半;主治因心肺阳虚,致脾湿不升,胃郁不降,饮食不能运化精微,变为饮邪,停于胃口为满闷,溢于膈上为短气,渍满肺窍为喘促,滞腻咽喉为咳吐粘涎。甚或阴霾布满上焦,心肺之阳不能畅舒,转郁而作热。或阴气逼阳外出为身热,迫阳气上浮为耳聋,弦迟细弱。编者注),服数剂,心中亦觉凉甚。将干姜改用一两,又服二十余剂,病遂除根。(《医学衷中参西录·治痰饮方》)

案6 一妇人年四十许。上焦满闷烦躁,思食凉物,而偶食之则满闷益甚,且又黎明泄泻。日久不愈,满闷益甚,将成臌胀。屡次延医服药,多投以半补半破之剂,或佐以清凉,或佐以收涩,皆分毫无效。后愚诊视,脉象弦细而迟。知系寒饮结胸,阻塞气化。欲投以理饮汤,病家闻而迟疑,似不敢服。亦俾先煎干姜数钱服之,胸中烦躁顿除。为其黎明泄泻,遂将理饮汤(白术四钱、干姜五钱、桂枝二钱、炙甘草二钱、茯苓二钱、生白芍二钱、橘红一钱半、厚朴一钱半;主治因心肺阳虚,致脾湿不升,胃郁不降,饮食不能运化精微,变为饮邪,停于胃口为满闷,溢于膈上为短气,渍满肺窍为喘促,滞腻咽喉为咳吐粘涎。甚或阴霾布满上焦,心肺之阳不能畅舒,转郁而作热。或阴气逼阳外出为身热,迫阳气上浮为耳聋,弦迟细弱。编者注)去厚朴、白芍,加生鸡内金钱半,补骨脂三钱,连服十余剂,诸病皆愈。(《医学衷中参西录·治痰饮方》)

案7 一妇人年四十许。胸中常觉满闷发热,或旬日,或浃辰之间,必大喘一二日。医者用清火理气之药,初服稍效,久服转增剧。后愚诊视,脉沉细几不可见。病家问:系何病因?愚曰:此乃心肺阳虚,不能宣通脾胃,以致多生痰饮也。人之脾胃属土,若地舆然。心肺居临其上,正当太阳部位,其阳气宣通,若日丽中天暖光下照。而胃中所纳水谷,实借其阳气宣通之力,以运化精微而生气血,传送渣滓而为二便。清升浊降,痰伏何由而生。惟心肺阳虚,不能如离照当空,脾胃即不能借其宣通之力,以运化传送,于是饮食停滞胃口。若大雨之后,阴雾连旬,遍地污淖,不能干渗,则痰饮生矣。痰饮既生,日积月累,郁满上焦则作闷,渍满肺窍则作喘,现遏心肺阳气,不能四布则作热。医者不识病源,犹用凉药清之,勿怪其久而增剧也。遂为制此汤(理饮汤:白术四钱、干姜五钱、桂枝二钱、炙甘草二钱、茯苓二钱、生白芍二钱、橘红一钱半、厚朴一钱半;主治因心肺阳虚,致脾湿不升,胃郁不降,饮食不能运化精微,变为饮邪,停于胃口为满闷,溢于膈上为短气,渍满肺窍为喘促,滞腻咽喉为咳吐黏涎。甚或阴霾布满上焦,心肺之阳不能畅舒,转郁而作热。或阴气逼阳外出为身热,迫阳气上浮为耳聋,弦迟细弱。编者注),方中用桂枝、干姜以助心肺之阳而宣通之;白术、茯苓、甘草以理脾胃之湿而淡渗之;用厚朴者,叶天士谓厚朴多用则破气,少用则通阳气欲借温通之性,使胃中阳通气降,运水谷速于下行也,用橘红者,助白术,茯苓、甘草以利痰饮也。至白芍,若取其苦平之性,可防热药之上僭,若取其酸敛之性,可制虚火之浮游。且药之热者,宜于脾胃,恐不宜于肝胆。又取其凉润之性,善滋肝胆之阴,即预防肝胆之热也。况其善利小便,小便利而痰饮自减乎。服之一剂,心中热去,数剂后转觉凉甚。遂去白芍,连服二十余剂,胸次豁然,喘不再发。(《医学衷中参西录·治痰饮方》)

案8 一人年二十五六,素多痰饮,受外感。三四日间觉痰涎凝结于上脘,阻隔饮食不能下行,须臾仍复吐出。俾用莱菔子一两,生熟各半,捣碎煮汤一大盅,送服生赭石细末三钱,迟点半钟,再将其渣重煎汤一大盅,仍送服生赭石细末三钱,其上脘顿觉开通,可进饮食,又为开辛凉清解之剂,连服两剂痊愈。(《医学衷中参西录·莱菔子解》)

案9 愚在沧州贾官屯张寿田家治病,见有制丸药器具,问用此何为?答谓:舍妹日服礞石滚痰丸,恐药铺治不如法,故自制耳。愚曰:礞石滚痰丸,原非常服之药,何日日服之。寿田谓:舍妹素多痰饮,堵塞胃脘作胀满,一日不服滚痰丸,即不欲进食,今已服月余,亦无他变,想此药与其气质相宜耳。愚再三驳阻,彼终不以为然。后隔数月,迎愚往为诊治,言从前服滚痰丸饮食加多,继则饮食渐减,后则一日不服药即不能进食,今则服药亦不能进食,日仅一餐,惟服稀粥少许,且时觉热气上浮,耳鸣欲聋。脉象浮大,按之甚软,知其心肺阳虚,脾胃气弱,为服苦寒攻泻之药太过,故病证脉象如斯也。拟治以理饮汤(于术四钱、干姜五钱、桂枝尖二钱、炙甘草二钱、茯苓片二钱、生杭芍二钱、橘红钱半、川厚朴钱半,主治因心肺阳虚,致脾湿不升,胃郁不降,饮食不能运化精微,亦为饮邪;甚或阴霾布满上焦,心肺之阳不能畅舒,转郁而作热;或阴气逼阳外出为身热,迫阳气上浮为耳聋。其脉确乎弦迟细弱者。编者注)。寿田谓:从前医者用桂、附,即觉上焦烦躁不能容受。愚曰:桂、附原非正治心肺脾胃之药,况又些些用之,病重药轻,宜其不受,若拙拟理饮汤,与此证针芥相投,服之必效,若畏其药不敢轻服,单用干姜五钱试服亦可。于斯遂单将干姜五钱煎服,耳即不鸣,须臾觉胸次开通,可以进食。继投以理饮汤,服数剂后,心中转觉甚凉,遂将干姜改用一两,甘草、厚朴亦稍加多,连服二十余剂痊愈。(《医学衷中参西录·干姜解》)

消　渴

案 1　一少妇得此证(指消渴,编者注),投以原方(用金匮肾气丸,地黄用生地,桂用桂枝。编者注),四剂而愈。(《医学衷中参西录·治消渴方·玉液汤》)

案 2　一少年,咽喉常常发干,饮水连连,不能解渴,诊其脉微弱迟濡。投以四君子汤,加干姜、桂枝尖,一剂而渴止矣。(《医学衷中参西录·治消渴方》)

案 3　一室女得此证(消渴,编者注),用八味丸变作汤剂,按后世法,地黄用熟地,桂用肉桂,丸中用几两者改用几钱,惟茯苓、泽泻各用一钱,两剂而愈。(《医学衷中参西录·治消渴方》)

案 4　邑人某,年二十余,贸易津门,得消渴证。求津门医者,调治三阅月,更医十余人不效。归家就医于愚,诊其脉甚微细。一旋饮水旋即小便,须臾数次。投以此汤(玉液汤:生山药一两、生黄芪五钱、知母六钱、鸡内金二钱、葛根一钱半、五味子三钱、天花粉三钱,主治消渴。编者注),加野台参四钱,数剂渴见止,而小便仍数。又加萸肉五钱,连服十剂而愈。

方书消证,分上消、中消、下消。谓上消口干舌燥,饮水不能解渴,系心移热于肺,或肺金本体自热不能生水。当用人参白虎汤;中消多食犹饥,系脾胃蕴有实热,当用调胃承气汤下之;下消谓饮一斗溲亦一斗,系相火虚衰,肾关不固,宜用八味肾气丸。

按:白虎加人参汤,乃《伤寒论》治外感之热传入阳明胃腑,以致作渴之方。方书谓上消者宜用之,此借用也。愚曾试验多次,然必胃腑兼有实热者,用之方的。中消用调胃承气汤,此须细为斟酌,若其右部之脉滑而且实,用之犹可,若其人饮食甚勤,一时不食即心中怔忡,且脉象微弱者,系胸中大气下陷,中气亦随之下陷,宜用升补气分之药,而佐以收涩之品与健补脾胃之品,拙拟升陷汤后有治验之案可参观;若误用承气下之,则危不旋踵。至下消用八味肾气丸,其方《金匮》治男子消渴,饮一斗溲亦一斗,而愚尝试验其方,不惟治男子甚效,即治女子亦甚效。(《医学衷中参西录·治消渴方》)

汗　证

案 1　沧州程家林董氏女,年二十余。胸胁满闷,心中怔忡,动则自汗,其脉沉迟微弱,右部尤甚,为其脉迟,疑是心肺阳虚,询之不觉寒凉,知其为胸中大气下陷也。其家适有预购黄芪一包,俾用一两煎汤服之。其族兄捷亭在座,其人颇知医学,疑药不对证。愚曰:勿多疑,倘有差错,余职其咎。服后,果诸病皆愈。

捷亭疑而问曰:《本经》黄芪原主大风,有透表之力,生用则透表之力益大,与自汗证不宜,其性升而能补,有膨胀之力,与满闷证不宜,今单用生黄芪两许,而两证皆愈,并心中怔忡亦愈,其义何居?(《医学衷中参西录·黄芪解》)

案 2　一人年二十余,禀资素羸弱,又耽烟色,于秋初患疟,两旬始愈。一日大便滑泻数次,头面汗出如洗,精神颓溃,昏昏似睡。其脉上盛下虚,两寸摇摇,两尺欲无,数至七至。延医二人皆不疏方。愚后至为拟此汤(既济汤:大熟地一两、山茱萸一两、生山药六钱、生龙骨六钱、生牡蛎六钱、茯苓三钱、生白芍三钱、附子一钱。编者注)。一剂而醒,又服两剂遂复初。(《医学衷中参西录·治阴虚劳热方》)

案3　一人年二十余,于孟冬得伤寒证,调治十余日,表里皆解。忽遍身发热,顿饭顷,汗出淋漓,热顿解,须臾又热又汗,若是两昼夜,势近垂危,仓猝迎愚诊治。及至,见汗出浑身如洗,目上窜不露黑睛,左脉微细模糊,按之即无,此肝胆虚极,而元气欲脱也。盖肝胆虚者,其病象为寒热往来,此证之忽热忽汗,亦即寒热往来之意。急用净萸肉二两煎服,热与汗均愈其半,遂为拟此方(来复汤:山茱萸二两、生龙骨一两、生牡蛎一两、生白芍六钱、野台参四钱、炙甘草三钱。编者注),服两剂而病若失。(《医学衷中参西录·治阴虚劳热方》)

案4　一人年四十八,大汗淋漓,数日不止,衾褥皆湿,势近垂危。询方于愚,俾用净萸肉二两,煎汤饮之,其汗遂止。翌晨迎愚诊视,其脉沉迟细弱,而右部之沉细尤甚,虽无大汗,遍体犹湿。疑其胸中大气下陷,询之果觉胸中气不上升,有类巨石相压。乃恍悟前此之汗,亦系大气陷后,卫气无所统摄而外泄之故。遂用生黄芪一两,萸肉、知母各三钱,一剂胸次豁然,汗亦尽止,又服数剂以善其后。

按:张锡纯为了使学者能够了解本案的辨病思路及用药特色,特在案后提示此案参看第四卷升陷汤后跋语方明。升陷汤主治胸中大气下陷,气短不足以息。或努力呼吸,有似乎喘。或气息将停,危在顷刻。由生黄芪六钱、知母三钱、柴胡一钱五分、桔梗一钱五分、升麻一钱组成。若气分虚极下陷者,酌加人参数钱,或再加山茱萸数钱,以收敛气分之耗散,使升者不至复陷更佳;若大气下陷过甚,至少腹下坠,或更作疼者,宜将升麻改用一钱半或倍作二钱。

张锡纯在方后详细阐发说:大气者,充满胸中,以司肺呼吸之气也。人之一身,自飞门以至魄门,一气主之。然此气有发生之处,有培养之处,有积贮之处。天一生水,肾胜先成,而肾系命门之中,有气息息萌动,此乃乾元资始之气,《内经》所谓"少火生气"也。此气既由少火发生,以徐徐上达,培养于后天水谷之气,而磅礴之势成;绩贮于膺胸空旷之府,而盘踞之根固。是大气者,原以元气为根本,以水谷之气为养料,以胸中之地为宅窟者也。夫均是气也,至胸中之气,独名为大气者,诚以其能撑持全身,为诸气之纲领,包举肺外,司呼吸之枢机,故郑而重之曰大气。夫大气者,内气也。呼吸之气,外气也。人觉有呼吸之外气与内气不相接续者,即大气虚而欲陷,不能紧紧包举肺外也。医者不知病因,犹误认为气郁不舒而开通之。其剧者,呼吸将停,努力始能呼吸,犹误认为气逆作喘而降下之,则陷者益陷,凶危立见矣。其时作寒热者,盖胸中大气,即上焦阳气,其下陷之时非尽下陷也,亦非一陷而不升也。当其初陷之时,阳气郁而不畅则作寒,既陷之后,阳气蓄而欲宣则作热,迨阳气蓄极而通,仍复些些上达,则又微汗而热解,其咽干者,津液不能随气上潮也;其满闷者,因呼吸不利而自觉满闷也。其怔忡者,因心在膈上,原悬于大气之中,大气既陷,而心无所附丽也,其神昏健忘者,大气因下陷,不能上达于脑,而脑髓神经无所凭借也。其证多得之力小任重或枵腹力作,或病后气力未复勤于动作,或因泄泻日久,或服破气药太过,或气分虚极自下陷,种种病因不同,而其脉象之微细迟弱,与胸中之短气,实与寒饮结胸相似。然诊其脉似寒凉,而询之果畏寒凉,且觉短气者,寒饮结胸也,诊其脉似寒凉,而询之不畏寒凉,惟觉短气者,大气下陷也。且即以短气论,而大气下陷之短气,与寒饮结胸之短气,亦自有辨。寒饮结胸短气,似觉有物压之;大气下陷短气,常觉上气与下气不相接续。临证者当细审之。

升陷汤,以黄芪为主者,因黄芪既善补气,又善升气。且其质轻松,中含氧气,与胸中大气有同气相求之妙用。惟其性稍热,故以知母之凉润者济之。柴胡为少阳之药,能引大气之陷者自左上升。升麻为阳明之药,能引大气之陷者自右上升。桔梗为药中之舟楫,能载诸药之力上达胸中,故用之为向导也。至其气分虚极者,酌加人参,所以培气之本也。或更加萸肉,所以防气之涣也。至若少腹下坠或更作疼,其人之大气直陷至九渊,必需升麻之大力者,以升提之,故又加升麻五分或倍作二钱也。方中之用意如此,至随时活泼加减,尤在临证者之善变通耳。

肺司呼吸,人之所共知也,而谓肺之所以能呼吸者,实赖胸中大气,不惟不业医者不知,即医家知者亦鲜,并方书亦罕言及。所以愚初习医时,亦未知有此气。迨临证细心体验,始确知于肺气呼吸之外,别有气贮于胸中,以司肺脏之呼吸,而此气且能撑持全身,振作精神,以及心思脑力、官骸动作,莫不赖乎此气。此气一虚,呼吸即觉不利,而且肢体酸懒,精神昏愦,脑力心思为之顿减。若其气虚而且陷,或下陷过甚者,其人即呼吸顿停,昏然罔觉。愚既实验得胸中有此积气与全身有至切之关系,而尚不知此气当名为何气。涉猎方书,亦无从考证。位《金匮》水气门,桂枝加黄芪汤下,有"大气一转,其气乃散"之语。后又见喻嘉言《医门法律》谓:五脏六腑,大经小络,昼夜循环不息,必赖胸中大气,斡旋其间。始知胸中所积之气,当名为大气。因忆向读《内经》热论篇有"大气皆去病日已矣"之语,王氏注大气,为大邪之气也。若胸中之气,亦名为大气,仲景与喻氏果何所本。且二书中亦未尝言及下陷。于是复取《内经》挨行逐句细细研究。乃知《内经》所谓大气,有指外感之气言者,有指胸中之气言者。且知《内经》之所谓宗气,亦即胸中之大气。并其下陷之说,《内经》亦尝言之。煌煌圣言,昭如日星,何数千年著述诸家,不为之大发明耶。

今试取《内经》之文释之。《灵枢》五味篇曰:"谷始入于胃,其精微者,先出于胃之两焦,以溉五脏。别出两行荣卫之道。其大气之搏而不行者,积于胸中,命曰气海。出于肺,循喉咽,故呼则出,吸则入。天地之精气,其大数常出三入一。故谷不入半日则气衰,一日则气少矣。"愚思肺悬胸中,下无透窍。胸中大气,包举肺外,上原不通于喉,亦并不通于咽,而曰出于肺循喉咽,呼则出,吸则入者,盖谓大气能鼓动肺脏使之呼吸,而肺中之气,遂因之出入也。所谓天地之精气常出三入一者,盖谓吸入之气,虽与胸中不相通,实能隔肺膜透过四分之一以养胸中大气,其余三分吐出,即换出脏腑中浑浊之气,此气化之妙用也。然此篇专为五味养人而发,故第言饮食能养胸中大气,而实未发明大气之本源。愚尝思之,人未生时,皆由脐呼吸。其胸中原无大气,亦无需乎大气。迨胎气日盛,脐下元气渐充,遂息息上达胸中而为大气。大气渐满,能鼓动肺膜使之呼吸,即脱离母腹,由肺呼吸而通天地之气矣。

至大气即宗气者,亦尝深考《内经》而得之。《素问》平人气象论曰:胃之大络名虚里,出于左乳下,其动应衣,脉宗气也。按虚里之络,即胃输水谷之气于胸中,以养大气之道路。而其贯膈络肺之余,又出于左乳下为动脉。是此动脉,当为大气之余波。而曰宗气者,是宗气即大气,为其为生命之宗主,故又尊之曰宗气。其络所以名虚里者,因其贯膈络肺游行于胸中空虚之处也。

又《灵枢·邪客篇》曰:五谷入于胃,其糟粕、津液、宗气,分为三隧。故宗气积于胸中,出于喉咙,以贯心脉,而行呼吸焉。观此书经文,则宗气即为大气,不待诠解。且与五味篇同为伯高之言,非言出两人,而或有异同。且细审以贯心脉,而行呼吸之语,是大气不但为诸气之纲领,并可为周身血脉之纲领矣。至大气下陷之说,《内经》虽无明文,而其理实亦寓于《内经》中。

《灵枢·五色篇》雷公问曰:人无病卒死,何以知之?黄帝曰:大气入于脏腑者,不病而卒死。夫人之膈上,心肺皆脏,无所谓腑也。经既统言脏腑,指膈下脏腑可知。以膈上之大气,入于膈下之脏腑,非下陷乎?大气既陷,无气包举肺外以鼓动其阖辟之机,则呼吸顿停,所以不病而猝死也。观乎此,则大气之关于人身者,何其重哉。(《医学衷中参西录·治阴虚劳热方》)

案5 一人年四十七。咳嗽短气,大汗如洗,昼夜不止,心中怔忡,病势危急。遣人询方,俾先用山萸肉(去净核)二两煎服,以止其汗。翌日迎愚诊视,其脉微弱欲无,呼吸略似迫促。自言大汗虽止,而仍有出汗之时,怔忡见轻,仍觉短气。知其确系大气下陷,遂投以升陷汤(生黄芪六钱、知母三钱、柴胡一钱五分、桔梗一钱五分、升麻一钱;主治胸中大气下陷,气短不足以息。或努力呼吸,有似乎喘。或气息将停,危在顷刻;气分虚极下陷者,酌加人参数钱,或再加山茱萸数钱,以收敛气分之耗散,使升者不至复陷更佳;若大气下陷过甚,至少腹下坠,或更作疼者,宜将升麻改用一钱半或倍作二钱。编者注),为其有汗,加龙骨、牡蛎(皆不用煅)各五钱,三剂而愈。(《医学衷中参西录·治大气下陷方》)

案6　邑进士张日睿之公子,年十八九,因伤寒服表药太过,汗出不止,心中怔忡,脉洪数不实,大便数日未行。为疏方用:

净萸肉、生山药、生石膏各一两,知母、生龙骨、生牡蛎各六钱,甘草二钱。

煎服两剂痊愈。(《医学衷中参西录·山萸肉解》)

案7　友人毛仙阁之哲嗣印棠,年二十余。于孟冬得伤寒证,调治十余日,表里皆解。忽遍身发热,顿饭顷,汗出淋漓热顿解,须臾又热又汗,若是两昼夜,势近垂危,仓猝迎愚诊治,及至见汗出,浑身如洗,目上窜不露黑睛,左脉微细模糊,按之即无,此肝胆虚极,而元气欲脱也。盖肝胆虚,其病象为寒热往来,此证之忽热忽汗,亦即寒热往来之意。急用净萸肉二两煎服,热与汗均愈其半,遂为疏方用:

净萸肉二两,生龙骨、生牡蛎各一两,生杭芍六钱,野台参四钱,炙甘草二钱(即来复汤:主治寒温外感诸证,大病瘥后不能自复,寒热往来,虚汗淋漓;或但热不寒,汗出而热解,须臾又热又汗,目睛上窜,势危欲脱;或喘逆,或怔忡,或气虚不足以息。编者注)。

连服两剂病若失。(《医学衷中参西录·山萸肉解》)

案8　族弟某,年四十八,大汗淋漓,数日不止,衾褥皆湿,势近垂危,询方于愚。俾用净萸肉二两,煎汤饮之,汗遂止。翌晨迎愚诊视,其脉沉迟细弱,而右部之沉细尤甚,虽无大汗,遍体犹湿。疑其胸中大气下陷,询之果觉胸中气不上升,有类巨石相压,乃恍悟前次之大汗琳漓,实系大气陷后,卫气无所统摄而外泄也。遂用生黄芪一两,萸肉、知母各三钱,一剂胸次豁然,汗亦尽止,又服数剂以善其后。(《医学衷中参西录·山萸肉解》)

虚　劳

案 1　沧州兴业布庄刘俊卿之夫人,年五十余,身形瘦弱,廉于饮食,心中怔忡则汗出,甚则作抽掣,若痫风。医治年余,病转加甚。驰书询方,愚为寄方数次,病稍见轻,旋又反复。后亦俾用生山药煮粥,调白布圣服之,四十余日病愈,身体健康。(《医学衷中参西录·山药解》)

案 2　门生吴书林年二十一。羸弱发热,脉象虚数,不能饮食。俾早晚服山药粥(即薯蓣粥:生怀山药一斤,轧细过罗,每服用药七钱至一两,和凉水调入锅内煮,以箸搅之,两三沸即成粥服之,小儿服或加白糖。主治阴虚劳热,或喘,或嗽,或大便滑泻,小便不利,一切羸弱虚损之证。编者注),加白布圣,晌午单服玄参三钱,煎汤服。如此数日,食量增加,发热亦愈,自此健壮。(《医学衷中参西录·治泄泻方·薯蓣粥》)

案 3　一人年四十许。失音半载,渐觉咽喉发紧,且常溃烂,畏风恶寒,冬日所着衣服,至孟夏犹未换。饮食减少,浸成虚劳,多方治疗,病转增剧。诊其脉,两寸微弱,毫无轩起之象,知其胸中大气下陷也。投以升陷汤(生黄芪六钱、知母三钱、柴胡一钱五分、桔梗一钱五分、升麻一钱;主治胸中大气下陷,气短不足以息。或努力呼吸,有似乎喘。或气息将停,危在顷刻;气分虚极下陷者,酌加人参数钱,或再加山茱萸数钱,以收敛气分之耗散,使升者不至复陷更佳。编者注),加玄参四钱,两剂,咽喉即不发紧。遂减去升麻,又连服十余剂,诸病皆愈。(《医学衷中参西录·治

大气下陷方·升陷汤》）

案4 邑六间房庄王氏女，年二十余，心中寒凉，饮食减少，延医服药，年余无效，且益羸瘦。后愚诊视，其左脉微弱不起，断为肝虚证。其父知医，疑而问曰：向延医诊治，皆言脾胃虚弱，相火衰损，故所用之方皆健脾养胃，补助相火，曾未有言及肝虚者，先生独言肝虚，但因左脉之微弱乎？抑别有所见而云然乎？

答曰：肝脏之位置虽居于右，而其气化实先行于左，试问病人，其左半身必觉有不及右半身处，是其明征也。询之果觉坐时左半身下坠，卧时不敢向左侧，其父方信愚言，求为疏方。遂用：

生黄芪八钱，柴胡、川芎各一钱，干姜三钱。

煎汤饮下，须臾左侧即可安卧，又服数剂，诸病皆愈。惟素有带证尚未除，又于原方加牡蛎数钱，服数剂带证亦愈。

其父复疑而问曰：黄芪为补肺脾之药，今先生用以补肝，竟能随手奏效，其义何居？

答曰：同声相应，同气相求，孔子之言也。肝属木而应春令，其气温而性喜条达，黄芪之性温而上升，以之补肝原有同气相求之妙用。愚自临证以来，凡遇肝气虚弱不能条达，用一切补肝之药皆不效，重用黄芪为主，而少佐以理气之品，服之覆杯即见效验，彼谓肝虚无补法者，原非见道之言也。（《医学衷中参西录·黄芪解》）

案5 邑中友人赵厚庵，身体素羸弱，年届五旬，饮食减少，日益消瘦，询方于愚，俾日食熟大枣数十枚，当点心用之。后年余见面貌较前丰腴若干。自言：自闻方后，即日服大枣，至今未尝间断，饮食增于从前三分之一，是以身形较前强壮也。（《医学衷中参西录·大枣解》）

大气下陷

案1 奉天大东关于氏女，年近三旬，出嫁而孀，依于娘门。

其人善英文英语,英商之在奉者,延之教其眷属。因病还家,夜中忽不能言,并不能息。其同院住者王子岗系愚门生,急来院叩门求为挽救。因向曾为诊脉,方知其气分甚弱,故此次直断为胸中大气下陷,不能司肺脏之呼吸,是以气息将停而言不能出也。急为疏方,用:

生箭芪一两,当归四钱,升麻二钱。

煎服,须臾即能言语。翌晨,舁至院中,诊其脉沉迟微弱,其呼吸仍觉气短,遂用原方减升麻之半,又加山药、知母各三钱,柴胡、桔梗各钱半,连服数剂痊愈(《黄芪解》中也录有本案。编者注)。

按:此证脉迟而仍用知母者,因大气下陷之脉大抵皆迟,非因寒凉而迟也,用知母以济黄芪之热,则药性和平,始能久服无弊。(《医学衷中参西录·大气诠》)

案2 湖南教员席文介,因宣讲伤气,甚至话到舌边不能说出,看书两行即头昏目眩,自阅《衷中参西录》,服升陷汤(生黄芪六钱、知母三钱、柴胡一钱五分、桔梗一钱五分、升麻一钱。编者注)十余剂而愈,曾登于杭州《三三医报》致谢。(《医学衷中参西录·大气诠》)

案3 西丰县张继昌,年十八九,患病数年不愈,来院诊治。其证夜不能寐,饮食减少,四肢无力,常觉短气。其脉关前微弱不起,知系胸中大气下陷,故现种种诸证。投以升陷汤(生箭芪六钱、知母三钱、柴胡一钱五分、桔梗一钱五分、升麻一钱,主治胸中大气下陷,气短不足以息,或努力呼吸,有似乎喘;或气息将停,危在顷刻。若气分虚极下陷者,酌加人参数钱,或再加山萸肉数钱。若大气下陷过甚,宜将升麻改用钱半,或倍作二钱。编者注),为其不寐,加熟枣仁、龙眼肉各四钱,数剂痊愈。(《医学衷中参西录·大气诠》)

案4 一妇人年二十余。因境多拂郁,常作恼怒,遂觉呼吸短气,咽干作渴,剧时觉气息将停,努力始能呼吸。其脉左部如常,右部来缓去急,分毫不能鼓指。《内经》谓宗气贯心脉,宗气即大气也。此证盖因常常恼怒,致大气下陷,故不能鼓脉外出以成波澜。遂投以升陷汤,为其作渴,将方中知母改用六钱,连服三剂,病愈强半,右脉亦较前有力,遂去升麻,又服数剂痊愈。(《医学衷中参西录·治大气下陷方》)

案5　一妇人年三十许。胸中满闷,不能饮食。医者纯用开破之药数剂,忽然寒热,脉变为迟。医者见脉迟,又兼寒热,方中加黄芪、桂枝、干姜各数钱,而仍多用破气之药。购药未服,愚应其邻家延请,适至其村,病家求为诊视,其脉迟而且弱,问其呼吸觉短气乎?

答曰:今于服药数剂后,新添此证。知其胸中大气因服破气之药下陷。时医者在座,不便另为疏方,遂谓医曰:子方中所加之药,极为对证,然此时其胸中大气下陷,破气药分毫不可再用。遂单将所加之黄芪、桂枝、干姜煎服。寒热顿已,呼吸亦觉畅舒。后医者即方略为加减,又服数剂痊愈。(《医学衷中参西录·治大气下陷方》)

案6　一妇人年四十余。忽然昏倒不语,呼吸之声大有滞碍,几不能息,其脉微弱而迟。询其生平,身体羸弱,甚畏寒凉。知其心肺阳虚,寒痰结胸,而大气又下陷也。然此时形势将成痰厥,取药无及,遂急用胡椒二钱捣碎,煎二三沸,澄取清汤灌下,须臾胸中作响,呼吸顿形顺利。又用干姜八钱,煎汤一盅,此时已自能饮下,须臾气息益顺,精神亦略清爽,而仍不能言,且时作呵欠,十余呼吸之顷,必发太息。知其痰饮虽开,大气之陷者犹未复也。遂投以回阳升陷汤(生黄芪八钱、干姜六钱、当归四钱、桂枝三钱、甘草一钱;主治心肺阳虚,大气又下陷,症见心冷、背紧、恶寒,常觉短气。编者注),数剂,呵欠与太息皆愈,渐能言语。(《医学衷中参西录·治大气下陷方》)

案7　一人年二十余。因力田劳苦过度,致胸中大气下陷。四肢懒动,饮食减少,自言胸中满闷。其实非满闷,乃短气也。粗人不善述病情，往往如此。医者不能自审病因，投以开胸理气之剂，服后增重。又改用半补半破之剂，两剂后，病又见重。又延他医，投以桔梗、当归、木香各数钱，病大见愈，盖全赖桔梗，升提气分之力也。医者不知病愈之由，再服时，竟将桔梗易为苏梗，升降异性，病骤反复。自此不敢服药，迟延二十余日，病势垂危，喘不能卧，昼夜倚壁而坐，假寐片时，气息即停，心下突然胀起，急呼醒之，连连喘息数口，始觉气息稍续，倦极偶卧片时，觉腹中重千斤，不能转侧，且不敢仰卧。延愚诊视，其脉乍有乍无，寸关尺三部，或一部独见，或两部同见，又皆一再动而止，此病之危。已至极点。因确知其为大气下陷，遂放胆投以生箭芪一两，柴胡、升麻，萸肉去净核各二钱。煎服片时，腹中大响一阵，有似昏愦苏息，须臾恍然醒悟，自此呼吸复常，可以安卧，转侧轻松。其六脉皆见，仍有雀啄之象。自言百病皆除，惟觉胸中烦热。遂将方中升麻、柴胡，皆改用钱半，又加知母、玄参各六钱，服后脉遂复常，惟左关参伍不调，知其气分之根柢犹来实也。遂改用野台参一两，玄参、天冬、麦冬各三钱，两剂痊愈。

或问：喘者皆系气上逆，而不能下达。此证系胸中大气下陷，何以亦作喘乎？

答曰：人之胸中大气，实司肺脏之呼吸，此证因大气下陷过甚，呼吸之机关将停，遂勉强鼓舞肺脏，努力呼吸以自救，其迫促之形，有似乎喘，而实与气逆之喘，有天渊之分。观此证假寐之时，肺脏不能努力呼吸，气息即无，其病情可想也。设以治气逆作喘者治此证，以治此证之喘者治气逆作喘，皆凶危立见。临证者当细审之。

按：大气下陷之甚者，其努力呼吸，迫促异常之状，与喘之剧者，几无以辨。然喘证无论内伤外感，其剧者必然肩息；大气下陷者。虽至呼吸有声，必不肩息。盖肩息者，因喘者之吸气难；不肩息者，因大气下陷者之呼气难也。欲辨此证，可作呼气难与吸气难之状，以默自体验，临证自无差谬。又喘者之脉多数，或有浮滑

之象,或尺弱寸强;大气下陷之脉,皆与此成反比例,尤其明征也。(《医学衷中参西录·治大气下陷方》)

案8　一人年四十许,于季春得温证。延医调治不愈,留连两旬,病益沉重。后愚诊视,其两目清白无火,竟昏愦不省人事,舌干如磋,却无舌苔。问之亦不能言语,周身皆凉。其五六呼吸之顷,必长出气一口。其脉左右皆微弱,至数稍迟。此亦胸中大气下陷也。盖大气不达于脑中则神昏,大气不潮于舌本则舌干。神昏舌干,故问之不能言也。其周身皆凉者,大气陷后,不能宣布于营卫也。其五六呼吸之顷,必长出气者,大气陷后,胸中必觉短气,故太息以舒其气也。遂用野台参一两、柴胡二钱,煎汤灌之。一剂见轻,两剂痊愈。

按:此证从前原有大热,屡经医者调治,大热已退,精神愈惫。医者诿为不治,病家亦以为气息奄奄待时而已。乃迟十余日而病状如故,始转念或可挽回,而迎愚诊视。幸投药不差,随手奏效,是知药果对证,诚有活人之功也。张锡纯提出忠告说,此证若不知为大气下陷,见其舌干如斯,但知用熟地、阿胶、枸杞之类滋其津液,其滞泥之性,填塞膺胸,既陷之大气将何由上达乎? 愚愿业医者,凡遇气分不舒之证,宜先存一大气下陷理想,以细心体察,倘遇此等证,庶可挽回人命于顷刻也。(《治大气下陷方·升陷汤》也录有本案。编者注)。(《医学衷中参西录·治伤寒温病同用方》)

案9　一少年,泄泻半载方愈。后因劳力过度,觉喉中之气不舒,五六呼吸之间,必咳嗽一两声,而其声始舒。且觉四肢无力,饮食懒进。诊其脉微弱异常,知其胸中大气下陷,投以拙拟升陷汤(生黄芪六钱、知母三钱、柴胡一钱五分、桔梗一钱五分、升麻一钱。编者注),数剂而愈。(《医学衷中参西录·治阴虚劳热放·醴泉饮》)

案10　一赵姓媪,年近五旬,忽然昏倒不语,呼吸之气大有滞碍,几不能息,其脉微弱而迟。询其生平,身体羸弱,甚畏寒凉,恒觉胸中满闷,且时常短气。即其素日资禀及现时病状以互勘病情,其为大气下陷兼寒饮结胸无疑,然此时形势将成痰厥,住在乡村取药无及,遂急用胡椒二钱捣碎煎两三沸,澄取清汤灌下。须臾胸中作响,呼吸顿形顺利。继用干姜八钱煎汤一盅,此时已自能饮下。须臾气息益顺,精神亦略清爽,而仍不能言,且时作呵欠,十余呼吸之顷必发太息,知其寒饮虽开,大气之陷者犹未复也。遂投以拙拟回阳升陷汤(生箭芪八钱、干姜六钱、当归四钱、桂枝尖三钱、甘草一钱,主治心肺阳虚,大气又下陷者。编者注)。服数剂,呵欠与太息皆愈,渐能言语。(《医学衷中参西录·论结胸治法》)

案11 一诸生年五十六,为学校教员,每讲说后,即觉短气,向愚询方。愚曰,此胸中大气,虚而欲陷,为至紧要之证,当多服升补气分之药。彼欲用烧酒炖药,谓朝夕服之甚便。愚曰,如此亦可,然必须将药炖浓,多饮且常饮耳。遂为疏方用:

生黄芪四两、野台参二两、柴胡、桔梗各八钱。

先用黄酒斤许,煎药十余沸,再用烧酒二斤,同贮瓶中,置甑中炖开,每饭前饮之,旬日而愈。后因病愈,置不复饮。

隔年,一日步行二里许,自校至家,似有气息迫促之状,不能言语,倏忽而亡。盖其身体素胖,艰于行步,胸中大气素有欲陷之机,因行动劳苦,而遂下陷,此诚《内经》所谓大气入于脏腑,不病而猝死者也。(《医学衷中参西录·治大气下陷方》)

案12 邑中泊庄高某,年四十许,于季春得温病。屡经医者调治,大热已退,精神益惫,医者诿为不治。病家亦以为气息奄奄,待时而已。乃迟旬日而病状如故,始转念或可挽回。迎愚诊视,其两目清白无火,竟昏愦不省人事,舌干如磋,却无舌苔,问之亦不能言,抚其周身皆凉,其五六呼吸之顷,必长出气一口,其脉左右皆微弱,至数稍迟,知其胸中大气因服开破降下药太过而下陷也。盖大气不达于脑中则神昏,大气不潮于舌本则舌干,神昏舌干,故问之不能言也,其周身皆凉者,大气陷后不能宣布营卫也;其五六呼吸之顷必长出气者,大气陷后胸中必觉短气,故太息以舒其气也。遂用野台参一两,柴胡二钱,煎汤灌之,一剂见轻,两剂痊愈。(《医学衷中参西录·人参解》)

案 13 友人赵厚庵,邑诸生,其丁外艰时,哀毁过甚,忽觉呼吸之气,自胸中近喉之处,如绳中断。其断之上半,觉出自口鼻,仍悬于囟门之上。其下半,则觉渐缩而下,缩至心口,胸中转觉廓然,过心以下,即昏然罔觉矣。时已仆于地,气息全无,旁人代为扶持,俾盘膝坐,片时觉缩至下焦之气,又徐徐上升;升至心口,恍然觉悟,再升至胸,觉囟门所悬之气,仍由口鼻入喉,与上升之气相续;其断与续皆自觉有声,仿佛小爆竹,自此遂呼吸复常。后向愚述其事,且问其所以然之故。因晓之曰:此乃胸中大气下陷,而复自还也。夫大气者,积于胸中,资始于先天元气,而成于后天水谷之气,以代先天元气用事,能保合神明,斡旋全身,肺脏阖辟呼吸之中枢尤其所司。子因哀毁过甚,饮食不进,大气失其所养而下陷,呼吸之中枢顿停,所以呼吸之气中断,于是神明失其保合而昏,肢体失其斡旋而仆矣。所幸先天元气未亏,即大气之根柢尤在,所以下陷之后仍能徐徐上升自还原处。升至于心而恍然醒悟者,心中之神明得大气之保合也。升至胸中觉与外气相续者,肺脏之呼吸得大气能自如也。时愚行箧中带有《衷中参西录》未梓稿,因出示之,俾观升陷汤后诠解及所载医案。厚庵恍然悟会曰:十余年疑团存于胸中,一朝被君为消去矣。(《医学衷中参西录·脑气筋辨》)

痹　证

案 1 奉天铁岭傅光德夫人,年二十余。夏日当窗寝而受风,觉半身麻木,其麻木之边,肌肉消瘦,浸至其边手足,若不随用。诊其脉,左部如常,右部似有郁象,而其麻木之边适在右,知其经络为风所袭不能宣通也。为疏方用:

生黄芪一两,当归八钱,羌活、知母、乳香、没药各四钱,全蝎二钱,全蜈蚣三条。

煎汤服一剂见轻,又服两剂痊愈。(《医学衷中参西录·黄芪解》)

案2 奉天西塔邮务局局长佟世恒之令堂,年五十七岁,于仲冬渐觉四肢作疼,延医服药三十余剂,浸至卧床不能转侧,昼夜疼痛不休。至正月初旬,求为诊视,其脉左右皆浮而有力,舌上微有白苔,知其兼有外感之热也。西药阿司匹林善发外感之汗,又善治肢体疼痛。俾用一瓦半,白糖水送下,以发其汗。翌日视之,自言汗后疼稍愈,能自转侧,而其脉仍然有力。遂投以连翘、花粉、当归、丹参、白芍、乳香、没药诸药,两臂疼愈强半,而腿疼则加剧。自言两腿得热则疼减,若服热药其疼当愈。于斯又改用当归、牛膝、续断、狗脊、骨碎补、没药、五加皮诸药,服两剂后腿疼见愈,而臂疼又加剧。是一人之身,腿畏凉、臂畏热也。夫腿既畏凉,其疼也必因有凝结之凉;臂既畏热,其疼也必因有凝结之热。筹思再三,实难疏方。细诊其脉,从前之热象已无,其左关不任重按。恍悟其上热下凉者,因肝木稍虚,或肝气兼有郁滞,其肝中所寄之相火不能下达,所以两腿畏凉;其火郁于上焦,因肝虚不能敷布,所以两臂畏热。向曾治友人刘仲友左臂常常发热,其肝脉虚而且郁,投以补肝兼舒肝之剂而愈,以彼例此,知旋转上热下凉之机关,在调补其肝木而已。遂又为疏方用:

净萸肉一两,当归、白芍各五钱,乳香、没药、续断各四钱,连翘、甘草各三钱。

每日煎服一剂,又俾于每日用阿司匹林一瓦分三次服下,数日痊愈。(《医学衷中参西录·论四肢疼痛其病因凉热各异之治法》)

案3 邻村高鲁轩,年近五旬。资禀素羸弱。一日访友邻村,饮酒谈宴,彻夜不眠,时当季冬,复清晨冒寒,步行旋里,行至中途,觉两腿酸麻,且出汗,不能行步,因坐凉地歇息,至家遂觉腿痛,用热砖熨之疼益甚。其人素知医,遂自服发汗之药数剂,病又增剧,因服药过热,吐血数口,大便燥结,延愚诊视。见其仰卧屈膝,令两人各以手托其两腿,忽歌忽哭,疼楚之态万状,脉弦细,至数微数。因思此证,热砖熨而益疼者,逼寒内陷也;服发汗药而益疼者,因所服之药,散肌肉之寒,不能散筋骨之寒,且过汗必伤气血,血气伤,愈不能胜病也。遂用活络效灵丹(当归五钱、丹参五钱、生乳香五钱、生没药五钱;主治气血凝滞,疮癣瘕瘕,心腹疼痛,腿疼臂疼,内外疮疡,一切脏腑积聚,经络湮淤。编者注),加京鹿角胶四钱(另炖兑服)、明天麻二钱,煎汤饮下,左腿遂愈。而右腿疼如故,遂复用原方,以虎骨胶易鹿角胶,右腿亦出凉气如左而愈。(《医学衷中参西录·治气血郁滞肢体疼痛方》)

案4 邻村黄龙井庄周某,年三十许。当大怒之后,渐觉腿疼,日甚一日,两月之后,卧床不能转侧。医者因其得之恼怒之余,皆用舒肝理气之药,病转加剧。诊其脉左部微弱异常,自言凡疼甚之处皆热,恍悟《内经》谓"过怒则伤肝",所谓伤肝者,乃伤肝经之气血,非必郁肝经之气血也。气血伤则虚弱随之,故其脉象如是也。其所以腿疼且觉热者,因肝主疏泄,中藏相火,肝虚不能疏泄相火,即不能逍遥流行于周身,以致郁于经络之间,与气血凝滞而作热作疼,所以热剧之处疼亦剧也。投以净萸肉一两,知母六钱,当归、丹参、乳香、没药各三钱(即曲直汤,主治肝虚腿疼,左部脉微弱者。编者注),连服十剂,热消疼止,步履如常。(《医学衷中参西录·山萸肉解》)

案5 西安县煤矿司账张子禹腿疼,其人身体强壮,三十未娶,两脚肿疼,胫骨处尤甚。服热药则加剧,服凉药则平平,医治年余无效。其脉象洪实,右脉尤甚;其疼肿之处皆发热,断为相火炽盛,小便必稍有不利,因致湿热相并下注。宜投以清热利湿之剂,初用生石膏二两,连翘、茅根各三钱,煎汤服。后渐加至石膏半斤,连翘、茅根仍旧,日服两剂,其第二剂石膏减半。如此月余,共计用生石膏十七斤,疼与肿皆大轻减,其饮食如常,大便日行一次,分毫未觉寒凉。旋因矿务忙甚,来函招其速返,临行切嘱其仍服原方,再十余剂当痊愈矣。(《医学衷中参西录·论用药以胜病为主不拘分量之多少》)

案6 一媪年过六旬,陡然腿疼不能行动,夜间疼不能寐。其左部之脉大而弦,右部之脉大而浮,重诊之似有力非真有力,问其心中不觉凉热。乃知此非有火之脉,其大而浮者,乃脾胃过虚,真气外泄也;其大而弦也,乃肝胆失和,木盛侮土也。治以前方,加人参、白芍、净萸肉各数钱,补脾胃之虚,即以抑肝胆之盛,数剂而愈。(《医学衷中参西录·白术解》)

案7 一媪年过七旬,其手连臂肿疼数年不愈,其脉弦而有力,遂于清热消肿药中,每剂加连翘四钱,旬日肿消疼愈,其家人谓媪从前最易愤怒,自服此药后不但病愈,而愤怒全无,何药若是之灵妙也。由是观之,连翘可为理肝气要药矣。(《医学衷中参西录·连翘解》)

案8 一人年近五旬,左腿因受寒作疼,教以日用鹿角胶三钱含化服之,阅两月复觌面,其人言服鹿角胶半月,腿已不疼。然自服此药后,添有兴阳之病,因此辍服。愚曰:此非病也,乃肾脏因服此而壮实也。观此,则鹿角胶之为用可知矣。(《医学衷中参西录·论肾弱不能作强治法》)

案9 邑友人丁翙仙之令堂,年近七旬,陡然腿疼,不能行动,夜间疼不能寐。翙仙驱车迎愚,且谓脉象有力,当是火郁作痛。及诊其脉,大而且弦,问其心中,亦无热意。愚曰:此脉非有火之象,其大也,乃脾胃过虚,真气外泄也;其弦也肝胆失和,木盛侮土也,为疏方用:

净萸肉、白术各六钱,人参、白芍各三钱,当归、陈皮各二钱,厚朴、乳香、没药各钱半。

煎服数剂痊愈。(《医学衷中参西录·山萸肉解》)

痿　证

案 1　奉天东关学校翟校长之叔父，右手足皆不利，似麻似疼，饭时不能持箸，行时需杖，饮食减少，脉象右关濡弱，知其脾胃虚弱不能健运肢体也，投以四君子汤加生黄芪、当归、乳香、没药，连服数剂痊愈。（《医学衷中参西录·深研肝左脾右之理》）

案 2　一媪年过六旬，其素日气虚，呼吸常觉短气。偶因劳力过度，忽然四肢痿废，卧不能起，呼吸益形短气，其脉两寸甚微弱，两尺重按仍有根柢。知其胸中大气下陷，不能斡旋全身也。为疏方用：

生箭芪一两，当归、知母各六钱，升麻、柴胡、桔梗各钱半，乳香、没药各三钱。

煎服一剂，呼吸即不短气，手足略能屈伸。又即原方略为加减，连服数剂痊愈，此气虚成痿废之明征也。（《医学衷中参西录·论肢体痿废之原因及治法》）

案 3　一妇人年近三旬，因夏令夜寝当窗为风所袭，遂觉半身麻木，其麻木之边，肌肤消瘦，浸至其一边手足不遂将成偏枯。其脉左部如常，右部则微弱无力，而麻木之边适在右。此因风袭经络，致其经络闭塞不相贯通也。不早祛其风，久将至于痿废。为疏方用：

生箭芪二两，当归八钱，羌活、知母、乳香、没药各四钱，全蝎二钱，全蜈蚣三条。

煎服一剂即见轻，又服数剂痊愈。此中风能成痿废之明征也。（《医学衷中参西录·论肢体痿废之原因及治法》）

案 4　一妇人年三十余。得下痿证，两腿痿废，不能屈伸，上半身常常自汗，胸中短气，少腹下坠，小便不利，寝不能寐。延医治疗数月，病势转增。诊其脉细如丝，右手尤甚。知其系胸中大气下陷,欲为疏方。病家疑而问曰:大气下陷之说,从前医者皆未言及。然病之本源,既为大气下陷,何以有种种诸证乎?

答曰:人之大气虽在胸中,实能统摄全身,今因大气下陷,全身无所统摄,肢体遂有废而不举之处,此两腿之所以痿废也。其自汗者,大气既陷,外卫之气亦虚也。其不寐者,大气既陷,神魂无所根附也。小便不利者,三焦之气化,不升则不降,上焦不能如雾,下焦即不能如渎也。至于胸中短气,少腹下坠,又为大气下陷之明征也。遂治以升陷汤,因其自汗,加龙骨、牡蛎(皆不用煅)各五钱,两剂汗止,腿稍能屈伸,诸病亦见愈。继服拙拟理郁升陷汤数剂,两腿渐能着力。然痿废既久,病在筋脉,非旦夕所能脱然。俾用舒筋通脉之品,制作丸药,久久服之,庶能痊愈。(《医学衷中参西录·治大气下陷方》)

案5 一室女,素本虚弱,医者用补敛之药太过,月事闭塞,两腿痿废,浸至抑搔不知疼痒。其六脉皆有涩象。知其经络皆为瘀血闭塞也。为疏方用拙拟:

活络效灵丹(当归、丹参、乳香、没药各五钱,主治气血凝滞,疮癖癥瘕,心腹疼痛,腿疼臂疼,内外疮疡,一切脏腑积聚,经络湮淤。编者注),加怀牛膝五钱,红花钱半,蟅虫五个。

煎服数剂,月事通下,两腿已渐能屈伸,有知觉。又为加生黄芪、知母各三钱,服数剂后,腿能任地。然此等证非仓猝所能痊愈,俾将汤剂作为丸剂,久久服之,自能脱然。此血瘀能成痿废之明征也。(《医学衷中参西录·论肢体痿废之原因及治法》)

案6 族兄世珍冬令两腿作疼,其腿上若胡桃大疙瘩若干。自言其少时恃其身体强壮,恒于冬令半冰半水之中捕鱼。一日正在捕鱼之际,朔风骤至,其寒彻骨,遂急还家歇息,片时两腿疼痛不能任地,因卧热炕上,复以厚被。数日后,觉其疼在骨,皮肤转麻木不仁,浸至两腿不能屈伸。后经医调治,兼外用热烧酒糠熨之,其疼与木渐愈,亦能屈伸,惟两腿皆不能伸直。有人教坐椅

上,脚踏圆木棍来往,令木棍旋转,久之腿可伸直。如法试演,迨
至春气融和,两腿始恢复原状。然至今已三十年,每届严寒之
时,腿乃觉疼,必服热药数剂始愈。至腿上之疙瘩,乃当时因冻
凝结,至今未消者也。愚曰:此病犹可除根。然其寒在骨,非草
木之品所能奏效,必须服矿质之药,因人之骨中多矿质也。俾先
用生硫黄细末五分,于食前服之,日两次,品验渐渐加多,以服后
觉心中微温为度。果用此方将腿疼之病除根。此风寒湿痹能成
痿废之明征也。(《医学衷中参西录·论肢体痿废之原因及治
法》)

腰　痛

案 1　天津保安队长李雨霖,依兰镇守使李君之弟,腰疼数年
不愈。适镇守使署中书记贾蔚青来津求为治病,因介绍为之诊
治。其疼剧时心中恒觉满闷,轻时则似疼非疼,绵绵不已,亦恒数
日不疼。其脉左部沉弦,右部沉牢。自言得此病已三年,服药数
百剂,其疼卒未轻减。观从前所服诸方,虽不一致,大抵不外补肝
肾强筋骨诸药,间有杂以祛风药者。因思《内经》谓通则不痛,而
此期痛则不通也。且即其脉象之沉弦、沉牢,心中恒觉满闷,其关
节经络必有瘀而不通之处可知也。爰为拟利关节通络之剂,而兼
用补正之品以辅助之。生怀山药一两、大甘枸杞八钱、当归四钱、
丹参四钱、生明没药四钱、生五灵脂四钱、穿山甲炒捣二钱、桃仁
二钱、红花钱半、䗪虫五枚、广三七二钱捣细。药共十一味,先将
前十味煎汤一大盅,送服三七细末一半。至煎渣再服时,仍送服
其余一半。此药服至三剂,腰已不疼,心中亦不发闷,脉较前缓
和,不专在沉分。遂即原方去山甲,加胡桃肉四钱。连服十剂,
自觉身体轻爽。再诊其脉,六部调匀,腰疼遂从此除根矣(《肢体
疼痛门》中也录有本案。编者注)。(《医学衷中参西录·论腰疼
治法》)

案2 一妇腰疼绵绵不止,亦不甚剧,诊其脉知其下焦虚寒,治以温补下焦之药,又于服汤药之外,俾服生硫黄细末一钱,日两次,硫黄服尽四两,其疼除根。(《医学衷中参西录·肢体疼痛门》)

案3 一人因担重物后腰疼,为用三七、土鳖虫等分共为细末,每服二钱、日两次,服三日痊愈。(《医学衷中参西录·肢体疼痛门》)

腿　痛

案1 一室女腿痛,几不能步,治以拙拟健运汤而愈。次年,旧病复发,又兼腰疼,再服前方(指主治腿痛、臂痛因气虚的健运汤:生黄芪六钱、野台参三钱、当归三钱、麦门冬三钱、知母三钱、生乳香三钱、生没药三钱。编者注)不效。诊其脉,右关甚濡弱,询其饮食减少。为制此汤(振中汤:炒白术六钱、当归二钱、陈皮二钱、厚朴一钱半、生乳香一钱半、生没药一钱半;主治腿痛、腰痛,饮食减少者。盖此方重用白术以健补脾胃,脾胃健则气化自能旁达。且白术主风寒湿痹,《本经》原有明文。又辅以通活气血之药,不惟风寒湿痹开,而气血之痹作痛者亦自开也。编者注),数剂,饮食加多。二十剂后,腰疼腿疼皆愈。(本案在《医学衷中参西录·白术解》中也有记录,文字略有差别。次年旧病复发,又兼腰疼,再服前方不效。诊其脉,右关甚濡弱,询其饮食甚少,遂用白术六钱,当归、陈皮各二钱,厚朴、乳香、没药各钱半,服后饮食加多,至旬余,腰腿之疼痊愈。编者注)(《医学衷中参西录·治气血郁滞肢体疼痛方》)

案2 奉天本溪湖煤铁公司科员王云生,年四十余,两胁下连腿作疼,其疼剧之时,有如锥刺,且尿道艰涩滴沥,不能成溜,每小便一次,须多半点钟,其脉亦右部如常,左部微弱。亦投以曲直汤(山茱萸一两、知母六钱、生乳香三钱、生没药三钱、当归三钱、丹参三钱;主治肝虚腿痛。编者注),加生黄芪八钱,续断三钱,一剂其疼减半,小便亦觉顺利。再诊之,左脉较前有力。又按原方略为加减,连服二十余剂,胁与腿之疼皆愈,小便亦通利如常。盖两胁为肝之部位,肝气壮旺上达,自不下郁而作疼。至其小便亦通利者,因肾为二便之关,肝气既旺,自能为肾行气也(古方书有肝行肾之气之语)。门人张甲升曾重用山茱萸治愈腿疼,其案附加味补血汤后,可参考。(《医学衷中参西录·治气血郁滞肢体疼痛方·曲直汤》)

案 3　一媪年近七旬。陡然腿疼,不能行动,夜间疼不能寐。其家人迎愚调治,谓脉象有力,当是火郁作疼。及诊其脉,大而且弦,问其心中亦无热意。愚曰:此脉非有火之象,其大也,乃脾胃过虚,真气外泄也。其弦也,乃肝胆失和,木盛侮土也。治以振中汤(白术六钱、当归二钱、陈皮二钱、厚朴一钱半、生乳香一钱半、生没药一钱半;主治腿痛、腰痛。编者注),加人参、白芍、山萸肉(去净核)各数钱,补脾胃之虚,即以抑肝胆之盛,数剂而愈。(《医学衷中参西录·治气血郁滞肢体疼痛方·振中汤》)

案 4　一人年三十许,当大怒之后,渐觉腿疼,日甚一日,两月后,卧床不能转侧。医者因其得之恼怒之余,皆用舒肝理气之药,病转加剧。后愚诊视,其左脉甚微弱,自言凡疼甚之处皆热。因恍悟《内经》谓"过怒则伤肝",所谓伤肝者,乃伤肝经之气血,非必郁肝经之气血也,气血伤则虚弱随之,故其脉象如是也。其所以腿疼且觉热者,因肝主疏泄,中藏相火相火生于命门寄于肝胆,肝虚不能疏泄,相火即不能逍遥流行于周身,以致郁于经络之间,与气血凝滞,而作热作疼,所以热剧之处,疼亦剧也。为制此汤(曲直汤:山茱萸一两、知母六钱、生乳香三钱、生没药三钱、当归三钱、丹参三钱。编者注),以萸肉补肝,以知母泻热,更以当归、乳香诸流通血气之药佐之,连服十剂,热愈疼止,步履如常。(《医学衷中参西录·治气血郁滞肢体疼痛方·曲直汤》)

案 5　一人年四十许,因受寒腿疼不能步履。投以温补宣通之剂,愈后,因食猪头猪头咸寒与猪肉不同反复甚剧,疼如刀刺,再服前药不效。俾每于饭前嚼服生硫黄如玉秫粒大,服后即以饭压之。试验加多,后每服至钱许,共服生硫黄二斤,其证始愈。(《医学衷中参西录·杂录·服硫黄法》)

案6 有人因寝凉炕之上,其右腿外侧时常觉凉,且有时疼痛。用多方治之不效。语以此方(姜胶膏:鲜姜自然汁一斤、明亮水胶四两;同熬成稀膏,摊于布上,贴患处,旬日一换。主治肢体受凉疼痛,或有凝寒阻遏血脉,麻木不仁。凡因受寒肢体疼痛,或因受寒肌肉麻木不仁者,贴之皆可治愈。即因受风而筋骨疼痛,或肌肉麻木者,贴之亦可治愈。不可用于肿疼属热者。编者注),贴至二十日痊愈。(《医学衷中参西录·治肢体痿废方·姜胶膏》)

疟　病

案1 丁卯季夏暑热异常,京津一带因热而死者甚多,至秋果多疟疾。服西药金鸡纳霜亦可愈,而愈后恒屡次反复。姻家王姓少年,寄居津门,服金鸡纳霜愈疟三次后,又反复。连服前药数次,竟毫无效验。诊其脉,左右皆弦长有力。夫弦为疟脉,其长而有力者,显系有伏暑之热也。为开白虎汤方,重用生石膏二两,又加柴胡、何首乌各二钱,一剂而疟愈。恐未除根,即原方又服一剂,从此而病不反复矣。(《医学衷中参西录·论伏暑成疟治法》)

案2 邻村李酿泉,年四十许,疟疾间日一发,热时若燔,即不发之日亦觉表里俱热。舌燥口干,脉象弦长,重按甚实。此少阳邪盛,阳明热盛,疟而兼温之脉也。投以大剂白虎汤加柴胡三钱,服后顿觉清爽。翌晨疟即未发,又煎服前剂之半,加生姜三钱,温、疟从此皆愈。至脉象虽不至甚实,而按之有力,常觉发热懒食者,愚皆于治疟剂中,加生石膏两许以清之,亦莫不随手奏效也。

（《医学衷中参西录·石膏解》）

案3　民纪六年,愚欲将《衷中参西录》初期付梓,时当仲夏,誊写真本,劳碌过度,兼受暑,遂至病疟。乃于不发疟之日清晨,用常山八钱,煎汤一大碗,徐徐温饮之,一次止饮一大口,饮至日夕而剂尽,心中分毫未觉难受,而疟亦遂愈。后遂变汤剂为丸剂,将常山轧细过罗,水泛为丸,桐子大,每服八分,一日之间自晨至暮服五次,共服药四钱,疟亦可愈。若病发时,热甚剧者,可用生石膏一两煎汤,初两次服药时,可用此汤送服。西人谓病疟者有疟虫,西药金鸡纳霜,善除疟虫,故善治疟,常山想亦善除疟虫之药品欤?（《医学衷中参西录·常山解》）

案4　一人,疟间日一发,热时若燔,即不发疟之日,亦觉心中发热,舌燥口干,脉象弦长凡疟脉皆弦重按甚实,知其阳明火盛也。投以大剂白虎汤,加柴胡三钱。服后顿觉心中清爽,翌晨疟即未发。又煎前剂之半,加生姜三钱,服之而愈。（《医学衷中参西录·治疟疾方》）

案5　友人陈丽生君,初秋病疟。丽生原知医,自觉热盛,用生石膏二两煎汤,以清其热,至发疟之日,于清晨又服规尼涅一瓦弱。其日疟仍发,且疟过之后,仍觉心中发热,口苦舌干,大便干燥,小便短赤,因求愚为诊治。其脉象左右皆弦,原是疟之正脉,惟其右部弦而且长,按之甚硬。而其阳明郁有实热,因自言昨日服生石膏二两心中分毫未觉凉,且大便仍然干燥,小便仍然短赤者何也?

答曰:石膏微寒《本经》,原载有明文,兄之脉火热甚实,以微寒之石膏仅用二两以清之,其何能有济乎!今欲治此疟,宜急用生石膏细末一斤,煎汤两大碗,分多次徐徐温饮之,觉火退时即停饮,不必尽剂,翌晨再服规尼涅如旧量,疟即愈矣。丽生果如法服之,其疟遂愈。所煮石膏汤已尽量饮尽,大便并未滑泻,然此特蓄热之甚重者也。若其轻者,于服规尼涅之前,先用生石膏一二两煮水饮之,则所蓄之热可清,再服规尼涅以治其疟自易愈也。

《医学衷中参西录·规尼涅》)

项后筋缩作痛

一妇人年五十余。项后筋缩作疼,头向后仰,不能平视,腰背强直,下连膝后及足跟大筋皆疼,并牵周身皆有疼意。广延医者诊治,所用之药,不外散风、和血、润筋、通络之品。两载无效,病转增剧,卧不能起,起不能坐,饮食懒进。后愚诊视,其脉数而有力,微有弦意,知其为宗筋受病。治以活络效灵丹(当归五钱、丹参五钱、生乳香五钱、生没药五钱;主治气血凝滞,疝癖癥瘕,心腹疼痛,腿疼臂疼,内外疮疡,一切脏腑积聚,经络湮淤。编者注),加生薏米八钱,知母、玄参、白芍各三钱,连服三十剂而愈。盖筋属于肝,独宗筋属胃,此证因胃腑素有燥热,致津液短少,不能荣养宗筋。夫宗筋为筋之主,故宗筋拘挛,而周身牵引作疼也。薏米性味冲和,善能清补脾胃,即能荣养宗筋。又加知母、玄参,以生津滋液。活络效灵丹,以活血舒筋;因其脉微弦,恐其木盛侮土,故又加芍药以和肝,即以扶脾胃也。薏米主筋急拘挛,《神农本草经》原有明文。活络效灵丹中加薏米,即能随手奏效。益叹《神农本草经》之精当,为不可及。(《医学衷中参西录·治气血郁滞肢体疼痛方》)

肢体麻木

有人常在寒水中捕鱼,为寒水所伤。自膝下被水浸处皆麻木,抑搔不知疼痒,渐觉行动乏力。语以此方(姜胶膏:鲜姜自然汁一斤、明亮水胶四两;同熬成稀膏,摊于布上,贴患处,旬日一换。主治肢体受凉疼痛,或有凝寒阻遏血脉,麻木不仁。凡因受寒肢体疼痛,或因受寒肌肉麻木不仁者,贴之皆可治愈。即因受风而筋骨疼痛,或肌肉麻木者,贴之亦可治愈。不可用于肿疼属热者。编者注),俾用长条布摊药膏缠于腿上,其足跗、足底皆贴以此膏,亦数换而愈。盖此等证心中无病,原宜外治。鲜姜之辛辣开通,热而能散;故能温暖肌肉,深透筋骨,以除其凝寒痼冷,而涣然若冰释也。用水胶者,借其黏滞之力,然后可熬之成膏也。若证因受风而得者,拟用细辛细末掺于膏药之中,或用他祛风猛悍之药,掺于其中,其奏效当更捷也。(《医学衷中参西录·治肢体痿废方》)

霍　乱

案 1　丁酉八九月间,吾杭盛行霍乱转筋之证。有沈氏妇者,夜深患此,继即音哑肢寒。比晓,其夫皇皇求为救治。诊其脉弦细以涩,两尺如无,口极渴而沾饮即吐不已,腓坚硬如石,其时疼楚异常。因拟此方(急救回阳汤:潞党参八钱、生山药一两、生白芍五钱、山萸肉八钱、炙甘草三钱、代赭石四钱、朱砂五分,先用童便炖热送下朱砂,继服汤药。主治霍乱吐泻已极,精神昏昏,气息奄奄,至危之候。编者注)治之,徐徐凉饮,药入口竟得不吐。外以好烧酒令人用力摩擦转筋坚硬之处,擦将一时许,其硬块始渐软散,而筋不转吐泻亦减。甫时复与前药半剂,夜间居然安寐矣。后治相类者多人,悉以是法获效。(《医学衷中参西录·治霍乱方·急救回阳汤》)

案 2　奉天抚顺县瓢尔屯,煤矿经理尚席珍君来函,论卫生防疫宝丹之效果。寿甫仁兄伟鉴:向在院中带来卫生防疫宝丹(甘草十两、细辛一两半、白芷一两、薄荷冰四钱、冰片二钱、朱砂三两,共研细,先将前五味和匀,水丸如桐子大晾干,再用朱砂为衣,勿令余剩。装以布袋,杂以琉珠,来往撞荡,务令光滑坚实。如此日久,可不走气味。治霍乱证,宜服八十丸,开水送服。服后均宜温覆取微汗。主治霍乱吐泻转筋,下痢腹痛,及一切痧症。平素口含化服,能防一切疠疫传染。编者注)二百包,原备矿上工人之用。后值霍乱发生,有工人病者按原数服药四十丸,病愈强半。又急续服四十丸,遂脱然痊愈。后有病者数人,皆服药八十丸。中有至剧者一人,一次服药一百二十丸,均完全治愈。近处有此证者,争来购求此药,亦服之皆愈。(《医学衷中参西录·治霍乱方·卫生防疫宝丹》)

奔 豚

案1 沧州南关一叟,年七十四岁,性浮躁,因常常忿怒,致冲气上冲,剧时觉有气自下上冲堵塞咽喉,有危在顷刻之势,其脉左右皆弦硬异常。为其年高,遂于前第二方(生龙骨、牡蛎、代赭石各八钱,生山药、生芡实各六钱,半夏、生杭芍各四钱,苏子二钱,厚朴、甘草各钱半,柏子仁、枸杞子各五钱。编者注)中加野台参三钱。一剂见轻,又服一剂,冲气遂不上冲,又服数剂以善其后。(《医学衷中参西录·论冲气上冲之病因病状病脉及治法》)

案2 天津南马厂所住陆军营长赵松如,因有冲气上冲病,来沧求为诊治。自言患此病已三年,百方调治,毫无效验。其病脉情状大略与前案同,惟无痰声漉漉,而尺脉稍弱。遂于前方(生龙骨、牡蛎、代赭石各八钱,生山药、生芡实各六钱,半夏、生杭芍各四钱,芒硝、苏子各二钱,厚朴、甘草各钱半。编者注)去芒硝,加柏子仁、枸杞子各五钱。连服数剂痊愈。(《医学衷中参西录·论冲气上冲之病因病状病脉及治法》)

案3 一人年三十余。常觉胆怯,有时心口或少腹䏏动后,须臾觉有气起自下焦,上冲胸臆,郁而不伸,连作呃逆,脖项发热,即癫狂唱呼。其夹咽两旁内,突起若瘰疬,而不若瘰疬之硬。且精气不固,不寐而遗,上焦觉热,下焦觉凉。其脉左部平和,微嫌无力,右部直上直下(李士材《脉诀》云直上直下冲脉昭昭),仿佛有力,而按之非真有力。从前屡次医治皆无效。此肾虚,致冲气挟痰上冲,乱其心之神明也。投以此汤(龙蚝理痰汤:清半夏四钱、生龙骨六钱、生牡蛎六钱、生代赭石三钱、朴硝二钱、黑芝麻三钱、柏子仁三钱、生白芍三钱、陈皮二钱、茯苓二钱；主治因思虑生痰，因痰生热，神志不宁。编者注），减厚朴之半，加山萸肉（去净核）五钱，数剂诸病皆愈，惟觉短气。知系胸中大气下陷，投以拙拟升陷汤（升陷汤：生黄芪六钱、知母三钱、柴胡一钱五分、桔梗一钱五分、升麻一钱；主治胸中大气下陷，气短不足以息。或努力呼吸，有似乎喘。或气息将停，危在顷刻；气分虚极下陷者，酌加人参数钱，或再加山茱萸数钱，以收敛气分之耗散，使升者不至复陷更佳；若大气下陷过甚，至少腹下坠，或更作疼者，宜将升麻改用一钱半或倍作二钱。编者注），去升麻、柴胡，加桂枝尖二钱，两剂而愈。盖此证，从前原有逆气上干，升麻、柴胡能升大气，恐兼升逆气。桂枝则升大气，兼降逆气，故以之代升、柴也。张氏阐发本方方义时说，此方即理痰汤，以龙骨、牡蛎代芡实，又加赭石、朴硝也。其所以如此加减者，因此方所主之痰，乃虚而兼实之痰。实痰宜开，礞石滚痰丸之用硝黄者是也；虚痰宜补，肾虚泛作痰，当用肾气丸以逐之者是也。至虚而兼实之痰，则必一药之中，能开痰亦能补虚，其药乃为对证，若此方之龙骨、牡蛎是也。盖人之心肾，原相助为理。肾虚则水精不能上输以镇心，而心易生热，是由肾而病及心也；心因思虑过度生热，必暗吸肾之真阴以自救，则肾易亏耗，是由心而病及肾也。于是心肾交病，思虑愈多，热炽液凝，痰涎壅滞矣。惟龙骨、牡蛎能宁心固肾，安神清热，而二药并用，陈修园又称为治痰之神品，诚为见道之言。故方中用之以代芡实，而犹恐痰涎过盛，消之不能尽消，故又加赭石、朴硝以引之下行也。（《医学衷中参西录·治痰饮方·龙蚝理痰汤》）

心中发热

一室女，心中常觉发热，屡次服药无效。后愚为诊视，六脉皆沉细。诊脉之际,闻其太息数次,知其气分不舒也。问其心中胁下,恒隐隐作疼。遂俾剉取鲜茅根剉细半斤,煎数沸当茶饮之。两日后,复诊其脉,已还浮分,重诊有力,不复闻其太息。问其胁下,已不觉疼,惟心中仍觉发热耳。再饮数日,其心中发热亦愈。(《医学衷中参西录·治癃闭方》)

左臂发热酸软

安东友人刘仲友,年五十许。其左臂常觉发热,且有酸软之意。医者屡次投以凉剂,发热如故,转觉脾胃消化力减少。后愚诊之,右脉和平如常,左脉微弱,较差于右脉一倍。询其心中,不觉凉热。知其肝木之气虚弱,不能条畅敷荣,其中所寄之相火,郁于左臂之经络,而作热也。遂治以曲直汤(山茱萸一两、知母六钱、生乳香三钱、生没药三钱、当归三钱、丹参三钱。编者注),加生黄芪八钱,佐萸肉以壮旺肝气,赤芍药三钱,佐当归、丹参诸药以流通经络,服两剂,左脉即见起,又服十剂痊愈(《医学衷中参西录·黄芪解》中也录有本案:奉天安东刘仲友,年五十许。其左臂常觉发热,且有酸软之意。医者屡次投以凉剂,发热如故,转觉脾胃消化力减,其右脉如常,左脉微弱,较差于右脉一倍,询其心中不觉凉热,知其肝木之气虚弱,不能条畅敷荣,其中所寄之相火郁于左臂之经络而作热也。遂治以生黄芪、净萸肉各八钱,知母五钱,当归、丹参、乳香、没药、赤芍各三钱,两剂左脉见起,又服十剂痊愈。编者注)。(《医学衷中参西录·治气血郁滞肢体疼痛方》)

左半身下坠

案1 邻村友人王桐轩之女郎,因怒气伤肝经,医者多用理肝之品,致肝经虚弱,坐时左半身常觉下坠,卧时不能左侧,诊其脉,左关微弱异常,遂重用生箭芪八钱以升补肝气,又佐以当归、萸肉各

数钱,一剂知,数剂痊愈。(《医学衷中参西录·深研肝左脾右之理》)

案 2　一少妇,心中寒凉,饮食减少,坐时觉左半身下坠,寝时不敢向左侧,服温补兼理气之药,年余不效。后愚诊视,左脉微弱不起,知其肝气虚也,治以生黄芪八钱,柴胡、川芎各一钱,干姜三钱,煎汤饮下,须臾左侧即可安卧,又服数剂,诸病皆愈。(《医学衷中参西录·治大气下陷方》)

外伤后喘急大汗

乙丑季夏上旬,曾治刘衣福,年过四旬,因分家起争,被其弟用刀伤脐下,其肠流出盈盆,忽然上气喘急,大汗如雨,经数医诊治,皆无把握,因迎生速往诊视。观其形状危险,有将脱之势,遂急用生黄芪、净萸肉、生山药各一两,固其气以防其脱,煎汤服后,喘定汗止。检视其肠已破,流有粪出,遂先用灰锰氧冲水,将粪血洗净,所破之肠,又急用桑根白皮作线为之缝好,再略上磺碘,将其肠慢慢纳进,再用洋白线将肚皮缝好,又用纱布浸灰锰氧水中,候温,复其上,用白士林少调磺碘作药棉,覆其上,用绷带扎住,一日一换。内服用《衷中参西录》内托生肌散(生黄芪四两、甘草二两、乳香一两半、没药一两半、生杭芍二两、天花粉三两、丹参一两半,主治瘰疬疮疡破后,气血亏损不能化脓生肌,或其疮数年不愈不能敷药者。编者注),变为汤剂,一日煎渣再服,三星期痊愈。(《医学衷中参西录·外伤甚重救急方》)

砒霜中毒

案 1　本村东邻张氏女因家庭勃豀,怒吞砒石,未移时,作呕吐。其兄疑其偷食毒物。诡言无他,惟服皂矾少许耳。其兄闻其言,急来询解救之方。愚曰皂矾原系硫氧与铁化合,分毫无毒,呕吐数次即愈,断无闪失,但恐未必是皂矾耳。须再切问之。其兄去后,迟约三点钟复来,言此时腹中绞疼,危急万分,始实言所吞者是砒石,非皂矾也。急令买生石膏细末二两,用凉水送下。乃村中无药铺,遂至做豆腐家买得生石膏,轧细末,凉水送下,腹疼顿止。犹觉腹中烧热,再用生石膏细末半斤,煮汤两大碗,徐徐饮之,尽剂而愈。后又遇吞洋火中毒者,治以生石膏亦愈,然以其毒缓,但煎汤饮之,无用送服其细末也。(《医学衷中参西录·石膏生用直同金丹煅用即同鸩毒说》)

案2 邑东境褚王庄,褚姓,因夫妻反目,其妻怒吞砒石。其夫出门赌博未归,夜间砒毒发作,觉心中热渴异常。其锅中有泡干胡莱菔英之水若干,犹微温,遂尽最饮之,热渴顿止,迨其夫归犹未知也。隔旬,其夫之妹,在婆家亦吞砒石,急遣人来送信,其夫仓猝将往视之。其妻谓,将干胡莱菔英携一筐去,开水浸透,多饮其水必愈,万无一失。其夫问何以知之,其妻始明言前事。其夫果亦用此方,将其妹救愈。然所用者,是秋末所晒之干胡莱菔英,在房顶迭次经霜,其能解砒毒或亦借严霜之力欤?至鲜胡莱菔英亦能解砒毒否?则犹未知也。(《医学衷中参西录·医话拾零》)

煤气中毒

有兄弟二人,其兄年近六旬,弟五十余。冬日畏寒,共处一小室中,炽其煤火,复严其户牖。至春初,二人皆觉胸中满闷,呼吸短气。盖因户牖不通外气,屋中氧气全被煤火着尽,胸中大气既乏氧气之助,又兼受炭气之伤,日久必然虚陷,所以呼吸短气也。因自觉满闷,医者不知病因,竟投以开破之药。迨开破益觉满闷,转以为药力未到,而益开破之。数剂之后,其兄因误治,竟至不起。其弟服药亦增剧,而犹可支持,遂延愚诊视。其脉微弱而迟,右部尤甚,自言心中发凉,少腹下坠作疼,呼吸甚觉努力。知其胸中大气下陷已剧,遂投以升陷汤(生黄芪六钱、知母三钱、柴胡一钱五分、桔梗一钱五分、升麻一钱。编者注),升麻改用二钱,去知母,加干姜三钱。两剂,少腹即不下坠,呼吸亦顺。将方中升麻、柴胡、桔梗皆改用一钱,连服数剂而愈。(《医学衷中参西录·治大气下陷方》)

第二章

妇科医案

月经未来

沧州城东,普庄子曹姓女,年十六岁,天癸犹未至。饮食减少,身体羸瘦,渐觉灼热。其脉五至,细而无力。治以资生通脉汤(白术三钱、生怀山药一两、生鸡内金二钱、龙眼肉六钱、山萸肉四钱、枸杞子四钱、玄参三钱、生白芍三钱、桃仁二钱、红花一钱半、甘草二钱;灼热不退加生地黄六钱或至一两,咳嗽加川贝母三钱、罂粟壳二钱,泄泻去玄参加熟地黄一两、茯苓二钱或重用白术;大便干燥加当归、阿胶各数钱,小便不利加生车前子三钱、地肤子二钱或将芍药加量,肝气郁加生麦芽三钱、川芎与莪术各一钱,汗多将山萸肉改为六钱,再加生龙骨与生牡蛎各六钱,服后泻仍不止可于服药之外,用生怀山药细末煮粥,掺入捻碎熟鸡子黄数枚,用作点心,日服两次,泻止后停服。主治室女月闭血枯,饮食减少,灼热咳嗽。编者注),服至五剂,灼热已退,饮食加多。遂将方中玄参、芍药各减一钱,又加当归、怀牛膝各三钱。服至十剂,身体较前胖壮,脉象亦大有起色。又于方中加樗鸡(俗名红娘虫)十枚,服至七八剂,天癸遂至。遂减去樗鸡,再服数剂,以善其后。(《医学衷中参西录·治女科方·资生通脉汤》)

月经过多

案 1　一妇人年三十余。夫妻反目,恼怒之余,经行不止,且又甚多。医者用十灰散加减,连服四剂不效。后愚诊视,其右脉弱而且濡。询其饮食多寡,言分毫不敢多食,多即泄泻。遂投以此汤(安冲汤:白术六钱、生黄芪六钱、生龙骨六钱、生牡蛎六钱、生地黄六钱、生白芍三钱、海螵蛸四钱、茜草三钱、续断四钱;主治妇女经水行时多而且久,过期不止或不时漏下。编者注),去黄芪,将白术改用一两。一剂血止,而泻亦愈。又服一剂,以善其后。(《医学衷中参西录·治女科方·安冲汤》)

案 2　友人刘干臣其长郎妇,经水行时,多而且久,淋漓八九日始断。数日又复如故。医治月余,初稍见轻,继又不愈。延愚诊视,观所服方,即此安冲汤(白术六钱、生黄芪六钱、生龙骨六钱、生牡蛎六钱、生地黄六钱、生白芍三钱、海螵蛸四钱、茜草三钱、续断四钱;主治妇女经水行时多而且久,过期不止或不时漏下。编者注)去茜草、螵蛸。遂仍将二药加入,一剂即愈。又服一剂,永不反复。

干臣疑而问曰:茜草、螵蛸治此证如此效验,前医何为去之?

答曰:彼但知茜草、螵蛸能通经血,而未见《内经》用此二药雀卵为丸,鲍鱼汤送下,治伤肝之病,时时前后血也。故于经血过多之证,即不敢用。不知二药大能固涩下焦,为治崩之主药也。海螵蛸为乌贼鱼骨,其鱼常口中吐墨,水为之黑,故能补益肾经,而助其闭藏之用。(《医学衷中参西录·治女科方·安冲汤》)

月经过少

一少妇,身体羸弱,月信一次少于一次,浸至只来少许,询问治法。时愚初习医未敢疏方,俾每日单用当归八钱煮汁饮之,至

期所来经水遂如常,由此可知当归生血之效也。(《医学衷中参西录·当归解》)

闭　经

案1　沧县东门里李氏妇,年近三旬,月事五月未行,目胀头疼甚剧,诊其脉近五至,左右皆有力,而左脉又弦硬而长,心中时觉发热,周身亦有热时,知其脑部充血过度,是以目胀头疼也。盖月事不行,由于血室,而血室为肾之副脏,实借肝气之疏泄以为流通,方书所谓肝行肾之气也。今因月事久瘀,肝气不能由下疏泄而专于上行,矧因心肝积有内热,气火相并,迫心中上输之血液迅速过甚,脑中遂受充血之病。惟重用牛膝,佐以凉泻之品,化血室之瘀血以下应月事,此一举两得之法也。遂为疏方:

怀牛膝一两、生杭芍六钱、玄参六钱、龙胆草二钱、丹皮二钱、生桃仁二钱、红花二钱。

一剂目胀头疼皆愈强半,心身之热已轻减。又按其方略为加减,连服数剂,诸病皆愈,月事亦通下。(《医学衷中参西录·临证随笔》)

案2　尝治一少妇,经水两月不见,寒热往来,胁下作疼,脉甚微弱而数至六至。询之,常常短气。投以理郁升陷汤(生黄芪六钱、知母三钱、当归三钱、桂枝一钱半、柴胡一钱半、乳香三钱、没药三钱,胁下撑胀或兼疼者加龙骨、牡蛎各五钱,少腹下坠加升麻一钱;主治胸中大气下陷,又兼气分郁结,经络湮淤。编者注),加龙骨、牡蛎各五钱。为脉数,又加玄参、生地、白芍各数钱,连服四剂。觉胁下开通,瘀血下行,色紫黑,自此经水调顺,诸病皆愈。(《医学衷中参西录·治大气下陷方》)

案3　奉天大南关马氏女,自十四岁,月事已通,至十五岁秋际,因食瓜果过多,泄泻月余方愈,从此月事遂闭。延医诊治,至十六岁季夏,病浸增剧。其父原籍辽阳,时任奉天兵工厂科长。

见愚《衷中参西录》因求为诊治。其身形瘦弱异常,气息微喘,干嗽无痰,过午潮热,夜间尤甚,饮食减少,大便泄泻。其脉数近六至,微细无力。俾先用生怀山药细末八钱,水调煮作粥,又将熟鸡子黄四枚,捻碎掺粥中,再煮一两沸,空心时服。服后须臾,又服西药白布圣二瓦,以助其消化。每日如此两次,用作点心,服至四日,其泻已止。又服数日,诸病亦稍见轻。遂投以资生通脉汤(白术三钱、生怀山药一两、生鸡内金二钱、龙眼肉六钱、山茱萸四钱、枸杞子四钱、玄参三钱、生白芍三钱、桃仁二钱、红花一钱半、甘草二钱;灼热不退加生地黄六钱或至一两,咳嗽加川贝母三钱、罂粟壳二钱,泄泻去玄参加熟地黄一两、茯苓二钱或重用白术;大便干燥加当归、阿胶各数钱,小便不利加生车前子三钱、地肤子二钱或将芍药加量,肝气郁加生麦芽三钱、川芎与莪术各一钱,汗多将山茱萸改为六钱、再加生龙骨与生牡蛎各六钱,服后泻仍不止可于服药之外,用生怀山药细末煮粥,掺入捻碎熟鸡子黄数枚,用作点心,日服两次,泻止后停服。主治室女月闭血枯,饮食减少,灼热咳嗽。编者注),去玄参加生地黄五钱、川贝三钱,连服十余剂,灼热减十分之八,饮食加多,喘嗽亦渐愈。遂将生地黄换作熟地黄,又加怀牛膝五钱,服至十剂,自觉身体爽健,诸病皆无,惟月事犹未见。又于方中加䗪虫(即土鳖虫,背多横纹者真,背光滑者非是)五枚、樗鸡十枚,服至四剂,月事已通。遂去䗪虫、樗鸡,俾再服数剂,以善其后。(《医学衷中参西录·治女科方·资生通脉汤》)

案 4　甘肃马姓,寓天津安居里,有女十七岁。自十六岁秋,因患右目生内障,服药不愈,忧思过度,以致月闭。自腊月服药,直至次年孟秋月底不愈,求为延医。其人体质瘦弱,五心烦热,过午两颧色红,灼热益甚,心中满闷,饮食少许,即停滞不下,夜不能寐。脉搏五至,弦细无力。为其饮食停滞,夜不能寐,投以资生通脉汤(白术三钱、生怀山药一两、生鸡内金二钱、龙眼肉六钱、山茱萸四钱、枸杞子四钱、玄参三钱、生白芍三钱、桃仁二钱、红花一钱半、甘草二钱;灼热不退加生地黄六钱或至一两,咳嗽加川贝母三钱、罂粟壳二钱,泄泻去玄参加熟地黄一两、茯苓二钱或重用白术;大便干燥加当归、阿胶各数钱,小便不利加生车前子三钱、地肤子二钱或将芍药加量,肝气郁加生麦芽三钱、川芎与莪术各一钱,汗多将山茱萸改为六钱、再加生龙骨与生牡蛎各六钱,服后泻仍不止可于服药之外,用生怀山药细末煮粥,掺入捻碎熟鸡子黄数枚,用作点心,日服两次,泻止后停服。主治室女月闭血枯,饮食减少,灼热咳嗽。编者注),加生赭石(研细)四钱,熟枣仁三钱,服至四剂,饮食加多,夜已能寐,灼热稍退,遂去枣仁,减赭石一钱,又加地黄五钱,丹皮三钱,服约十剂,灼热大减。又去丹皮,将龙眼肉改用八钱,再加怀牛膝五钱。连服十余剂,身体浸壮健。因其月事犹未通下,又加䗪虫五枚、樗鸡十枚。服至五剂,月事已通。然下者不多,遂去樗鸡、地黄,加当归五钱,俾服数剂,以善其后。(《医学衷中参西录·治女科方·资生通脉汤》)

案5 天津英租界胡氏妇,信水六月未通,心中发热,胀闷。治以通经之药,数剂通下少许。自言少腹仍有发硬一块未消。其家适有三七若干,俾为末,日服四五钱许,分数次服下。约服尽三两,经水大下,其发硬之块亦消矣。审斯,则凡人腹中有坚硬之血积,或妇人产后恶露未尽结为癥瘕者,皆可用三七徐消之也。(《医学衷中参西录·论三七有殊异之功能》)

案6 一妇人十七岁,自二七出嫁,未见行经。先因腹胁作疼求为诊治,投以活络效灵丹(当归、丹参、乳香、没药各五钱,主治气血凝滞,疟癖癥瘕,心腹疼痛,腿疼臂疼,内外疮疡,一切脏腑积聚,经络湮淤。编者注)立愈。继欲调其月事,投以理冲汤(水蛭一两、生黄芪一两半、三棱五钱、莪术各五钱、当归六钱、知母六钱、桃仁六钱,主治妇女经闭不行,或产后恶露不尽结为癥瘕,亦治室女月闭血枯,并治男子痨瘵,一切脏腑癥瘕、积聚、气郁、脾弱、满闷、痞胀、不能饮食。编者注)三剂,月经亦通,三日未止。犹恐瘀血未化,改用王清任少腹逐瘀汤,亦三剂,其人从此月事调

顺，身体强壮矣。(《医学衷中参西录·宾仙园来函》)

案7　一年少妇人，信水数月不行，时作寒热，干嗽连连，且兼喘逆，胸膈满闷，不思饮食，脉数几至七至。治以有丹参原方(指醴泉饮：生山药一两、大生地五钱、人参四钱、玄参四钱、生赭石四钱、牛蒡子三钱、天冬四钱、甘草二钱，主治虚劳发热，或喘或嗽，脉数而弱。编者注)不效，遂以赭石易丹参，一剂咳与喘皆愈强半，胸次开通，即能饮食，又服数剂脉亦和缓，共服二十剂，诸病皆愈。

张锡纯总结说，以后凡治妇女月闭血枯，浸至虚劳，或兼咳嗽满闷者，皆先投以此汤(醴泉饮。编者注)，俾其饮食加多，身体强壮，经水自通。间有瘀血暗阻经道，或显有癥瘕可据者，继服拙拟理冲汤(生黄芪三钱、党参二钱、白术二钱、生山药五钱、天花粉四钱、知母四钱、三棱三钱、莪术三钱、生鸡内金三钱；服之觉闷者去白术，觉气弱者减三棱、莪术各一钱，泻者以白芍代知母，改白术为四钱。热者加生地、天冬各数钱，凉者知母、花粉各减半或皆不用，凉甚者加肉桂、附子各二钱，瘀血坚甚者加生水蛭二钱，若其人坚壮无他病惟用以癥瘕积聚者去山药；室女与妇人未产育用此方，酌减三棱、莪术，知母加生地黄数钱以濡血分之枯，若其人血分虽瘀而未见癥瘕，或月信犹未闭者，虽在已产育之妇人亦少用三棱、莪术，若病患身体羸弱脉象虚数者去三棱、莪术并将鸡内金改用四钱，若男子痨瘵，三棱、莪术亦宜少用或用鸡内金代之。初拟此方时，原专治产后瘀血成癥瘕，后治室女月闭血枯亦效，又间用以治男子痨瘵亦效验，大有开胃进食，扶羸起衰之功。……且此方中，用三棱、莪术以消冲中瘀血，而即用参、芪诸药，以保护气血，则瘀血去而气血不至伤损。且参、芪能补气，得三棱、莪术以流通之，则补而不滞，而元气愈旺。元气既旺，愈能鼓舞三棱、莪术之力以消癥瘕，此其所以效也。主治妇女经闭不行或产后恶露不尽，结为癥瘕，以致阴虚作热，阳虚作冷，食少痨嗽，虚证杳来。服此汤十余剂后，虚证自退，三十剂后，瘀血可尽消。亦治室女月闭血枯。并治男子痨瘵,一切脏腑癥痕、积聚、气郁、脾弱、满闷、痞胀、不能饮食。编者注),或理冲丸(理冲丸:水蛭一两、生黄芪一两半、生三棱五钱、生莪术、当归六钱、知母六钱、生桃仁六钱;主治妇女经闭不行或产后恶露不尽,结为癥痕,以致阴虚作热,阳虚作冷,食少劳嗽,虚证杂来。服此汤十余剂后,虚证自退,三十剂后,瘀血可尽消。编者注)以消融之,则妇女无难治之病矣。(《医学衷中参西录·治阴虚劳热方》)

案8 一女子师范女教员,月信期年未见,方中重用牛膝一两,后复来诊,言服药三剂月信犹未见,然从前曾有脑中作疼病,今服此药脑中清爽异常,分毫不觉疼矣。愚闻此言,乃知其脑中所以作疼者,血之上升者多也。今因服药而不疼,想其血已随牛膝之引而下行,遂于方中加䗪虫五枚,连服数剂,月信果通。(《医学衷中参西录·牛膝解》)

案9 一室女,痨瘵年余,月信不见,羸弱不起。询方于愚,为拟此汤(资生汤:生山药一两、玄参五钱、白术三钱、生鸡内金二钱、牛蒡子三钱,热甚加生地黄五六钱。主治痨瘵羸弱已甚,饮食减少,喘促咳嗽,身热脉虚数者,亦治女子血枯不月。编者注)。连服数剂,饮食增多。身犹发热,加生地黄五钱,五六剂后,热退渐能起床,而腿疼不能行动。又加丹参、当归各三钱,服至十剂腿愈,月信亦见。又言有白带甚剧,向忘言及。遂去丹参加生牡蛎六钱,又将于术加倍,连服十剂带证亦愈。(《医学衷中参西录·治阴虚劳热方》)

案10 一室女,月信年余未见,已成痨瘵,卧床不起。治以拙拟资生汤(生山药一两、玄参五钱、白术三钱、生鸡内金二钱、牛蒡子三钱,热甚加生地黄五六钱。主治痨瘵羸弱已甚,饮食减少,喘促咳嗽,身热脉虚数者,亦治女子血枯不月。编者注),复俾日用生山药四两,煮汁当茶饮之,一月之后,体渐复初,月信亦通。见者以此证可愈,讶为异事(《山药解》中也录有本案。编者注)。(《医学衷中参西录·治阴虚劳热方·一味薯蓣饮》)

痛 经

案 1 一人年过三旬,居恒呼吸恒觉短气,饮食似畏寒凉。当行经时觉腰际下坠作疼。其脉象无力,至数稍迟。知其胸中大气虚而欲陷,是以呼吸气短,至行经时因气血下注大气亦随之下陷,是以腰际觉下坠作疼也。为疏方用:生箭芪一两,桂枝尖、当归、生明没药各三钱。

连服七八剂,其病遂愈。(《医学衷中参西录·论腰疼治法》)

案 2 一妇,每当行经之时腰疼殊甚,诊其脉气分甚虚,于四物汤中加黄芪八钱,服数剂而疼愈。(《医学衷中参西录·肢体疼痛门》)

案 3 一妇人行经腰疼且兼腹疼,其脉有涩象,知其血分瘀也。治以:当归、生鸡内金各三钱,生明没药,生五灵脂、生箭芪、天花粉各四钱。

连服数剂痊愈。(《医学衷中参西录·论腰疼治法》)

崩 漏

案 1 沧州董姓妇人,患血崩甚剧。其脉象虚而无力,遂重用黄芪、白术,辅以龙骨、牡蛎、萸肉诸收涩之品,服后病稍见愈,遂即原方加海螵蛸四钱,茜草二钱,服后其病顿愈,而分毫不见血矣。愚于斯深知二药止血之能力,遂拟得安冲汤(白术六钱、生黄芪六钱、生龙骨六钱、生牡蛎六钱、大生地六钱、生杭芍三钱、海螵蛸四钱、茜草三钱、川续断四钱,主治妇女经水行时过多而且久,过期不止或不时漏下。编者注)固冲汤(白术一两、生黄芪六钱、龙骨八钱、牡蛎八钱、萸肉八钱、生杭芍四钱、海螵蛸四钱、茜草三钱、棕榈炭二钱、五倍子五分,主治妇女血崩。脉象热者,加大生地一两。凉者,加乌附子三钱。编者注)二方,于方中皆用此二

药,登于处方编中以公诸医界。(《医学衷中参西录·海螵蛸、茜草解》)

案2 邻村星马村刘氏妇,月信月余不止,病家示以前服之方,即拙拟安冲汤去海螵蛸、茜草也,遂于原方中加此二药,服一剂即愈。俾再服一剂以善其后。病家因疑而问曰:所加之药如此效验,前医者如何去之?

答曰:此医者转是细心人,彼盖见此二药有能消癥瘕之说,因此生疑,而平素对于此二药又无确实经验,是以有此失也。(《医学衷中参西录·海螵蛸、茜草解》)

案3 沈阳县尹朱公之哲嗣际生,愚之门生也。黎明时来院叩门,言其夫人因行经下血不止,精神昏愦,气息若无。急往诊视,六脉不全仿佛微动。急用:

生黄芪、野台参、净萸肉各一两,煅龙骨、煅牡蛎各八钱。

煎汤灌下,血止强半,精神见复,过数点钟将药剂减半,又加生怀山药一两,煎服痊愈。(《医学衷中参西录·黄芪解》)

案4 一妇人,因行经下血不止,经医多人,诊治逾两旬,所下之血益多,已昏厥数次矣。及愚诊视,奄奄一息,已不言语,其脉如水上浮麻,不分至数。遂急用麦角寸长者一枚,和乳糖研粉,又将拙拟固冲汤(炒白术一两、生黄芪六钱、煅龙骨八钱、煅牡蛎八钱、萸肉八钱、生杭芍四钱、海螵蛸四钱、茜草三钱、棕边炭二钱、五倍子五分药汁送服,主治妇女血崩。编者注)煎汤一大盅送服,其血顿止,由此知麦角之能力。(《医学衷中参西录·麦角》)

案5 一妇人年二十余。小产后数日,恶露已尽,至七八日,忽又下血。延医服药,二十余日不止。诊其脉洪滑有力,心中热而且渴。疑其夹杂外感,询之身不觉热,又疑其血热妄行,遂将方(安冲汤:白术六钱、生黄芪六钱、生龙骨六钱、生牡蛎六钱、生地黄六钱、生白芍三钱、海螵蛸四钱、茜草三钱、续断四钱;主治妇女经水行时多而且久,过期不止或不时漏下。编者注)中生地改用一两,又加知母一两,服后血不止,而热渴亦如故。因思此证,实兼外感无疑。遂改用白虎加人参汤以山药代粳米。方中石膏重用生者三两。煎汤两盅，分两次温饮下。外感之火遂消，血亦见止。仍与安冲汤，一剂遂痊愈。又服数剂，以善其后。（《医学衷中参西录·治女科方》）

案6　一妇人年过三旬，因患血崩，经西医为之注射流动麦角膏后，其血即止。血止之后，亦月余不能起床，饮食减少，将成劳疾。诊其脉涩而无力，亦俾日服三七细末，后亦下瘀血若干而愈。（《医学衷中参西录·麦角》）

案7　一妇人年三十余。陡然下血，两日不止。及愚诊视，已昏愦不语，周身皆凉，其脉微弱而迟。知其气血将脱，而元阳亦脱也。遂急用此汤（固冲汤：白术一两、生黄芪六钱、煅龙骨八钱、煅牡蛎八钱、山茱萸八钱、生白芍四钱、海螵蛸四钱、茜草三钱、棕榈炭二钱、五倍子五分；由热加生地黄一两，凉者加附子二钱。主治妇女血崩。编者注），去白芍，加野台参八钱、乌附子三钱。一剂血止，周身皆热，精神亦复。仍将白芍加入，再服一剂，以善其后。

或问：血崩之证，多有因其人暴怒，肝气郁结，不能上达，而转下冲肾关，致经血随之下注者，故其病俗亦名之曰气冲。兹方中多用涩补之品，独不虑于肝气郁者，有妨碍乎？

答曰：此证虽有因暴怒气冲而得者，然当其血大下之后，血脱而气亦随之下脱，则肝气之郁者，转可因之而开。且病急则治其标，此证诚至危急之病也。若其证初得，且不甚剧，又实系肝气下冲者，亦可用升肝理气之药为主，而以收补下元之药辅之也。（《医学衷中参西录·治女科方》）

案8　一妇人因行经下血不止，服药旬余无效，势极危殆。诊其脉象浮缓，按之即无，问其饮食不消，大便滑泻。知其脾胃虚甚，中焦之气化不能健运统摄，下焦之气化因之不固也。遂于治下血药中，加白术一两，生鸡内金一两，服一剂血即止，又服数剂以善其后。（《医学衷中参西录·白术解》）

倒　经

案 1　一少妇,倒经半载不愈。诊其脉微弱而迟,两寸不起,呼吸自觉短气,知其亦胸中大气下陷。亦投以升陷汤(生黄芪六钱、知母三钱、柴胡一钱五分、桔梗一钱五分、升麻一钱;主治胸中大气下陷,气短不足以息。或努力呼吸,有似乎喘。或气息将停,危在顷刻;气分虚极下陷者,酌加人参数钱,或再加山茱萸数钱,以收敛气分之耗散,使升者不至复陷更佳;若大气下陷过甚,至少腹下坠,或更作疼者,宜将升麻改用一钱半或倍作二钱。编者注),连服数剂,短气即愈。身体较前强壮,即停药不服。其月经水即顺,逾十月举男矣。(《医学衷中参西录·治女科方》)

案 2　一室女,倒经年余不愈,其脉象微弱。投以此汤(加味麦门冬汤:麦门冬五钱、野台参四钱、清半夏三钱、生山药四钱、生白芍三钱、丹参三钱、甘草二钱、生桃仁二钱、大枣三枚;主治妇女倒经。编者注),服药后甚觉短气。再诊其脉,微弱益甚。自言素有短气之病,今则益加重耳。恍悟其胸中大气,必然下陷,故不任半夏之降也。遂改用拙拟升陷汤,连服十剂。短气愈,而倒经之病亦愈。妇女倒经之证。

或问:《金匮》麦门冬汤所主之病,与妇人倒经之病迥别,何以能借用之而有效验?

答曰:冲为血海,居少腹之两旁。其脉上隶阳明,下连少阴。少阴肾虚,其气化不能闭藏以收摄冲气,则冲气易于上干。阳明胃虚,其气化不能下行以镇安冲气,则冲气亦易于上干。冲中之气既上干,冲中之血自随之上逆,此倒经所由来也。麦门冬汤,于大补中气以生津液药中,用半夏一味,以降胃安冲,且以山药代粳米,以补肾敛冲,于是冲中之气安其故宅,冲中之血自不上逆,而循其故道矣。特是经脉所以上行者,固多因冲气之上干,实亦下行之路,有所壅塞。观其每至下行之期,而后上行可知也。故又加芍药、丹参、桃仁以开其下行之路,使至期下行,毫无滞碍。是以其方非为治倒经而设,而略为加减,即以治倒经甚效,愈以叹经方之涵盖无穷也。用此方治倒经大抵皆效,而间有不效者,以其兼他证也。(《医学衷中参西录·治女科方》)

热入血室

一妇人,寒热往来,热重寒轻,夜间恒作谵语,其脉沉弦有力。因忆《伤寒论》,谓妇人热入血室证,昼日明了,暮则谵语,如见鬼状。遂细询之,因知其初受外感三四日,月信忽来,至月信断后遂变斯证。据所云云,知确为热入血室,是以其脉沉弦有力也。遂为开小柴胡原方,将柴胡减半,外加生黄芪二钱、川芎钱半,以升举其邪之下陷,更为加生石膏两半,以清其下陷之热,将小柴胡如此变通用之,外感之邪虽深陷,实不难逐之使去矣。将药煎服一剂,病愈强半,又服一剂痊愈。

按:热入血室之证,其热之甚者,又宜重用石膏二三两以清其热,血室之中,不使此外感之热稍有存留始无他虞。(《医学衷中参西录·少阳病小柴胡汤证》)

带　下　病

案1　安东王姓女学生来院诊病,自言上焦常觉发热,下焦则畏寒,且多白带,家中存有羚羊角不知可服否,答以此药力甚大,且为珍重之品,不必多服,可用五分煎服之,若下焦不觉凉,而上焦热见退,乃可再服。后其人服羚羊角数次,不惟上焦热消,其白带亦见愈,下焦并不觉凉,是羚羊角性善退热而又非寒凉之品可知也。(《医学衷中参西录·羚羊角解》)

案2　本邑一少妇,累年多病,身形羸弱,继又下白带甚剧,屡经医治不效。诊其脉迟弱无力,自觉下焦凉甚,亦治以清带汤,为加干姜六钱,鹿角胶三钱,炙甘草三钱,连服十剂痊愈。统以上经验观之,则海螵蛸、茜草之治带下不又确有把握哉! 至其能消癥瘕与否,因未尝单重用之,实犹欠此经验而不敢遽定也。(《医学衷中参西录·海螵蛸、茜草解》)

案3 一媪年近六旬,患带下赤白相兼,心中发热,头目眩晕,已半载不起床矣。诊其脉甚洪实,遂于清带汤(生山药一两、生龙骨六钱、生牡蛎六钱、海螵蛸四钱、茜草三钱;单赤带加白芍、苦参各二钱,单白带加鹿角霜、白术各三钱。主治妇女赤白带下。编者注)中加苦参、龙胆草、白头翁各数钱,连服八剂痊愈,心热眩晕亦愈。(《医学衷中参西录·海螵蛸、茜草解》)

案4 一媪年六旬。患赤白带下,而赤带多于白带,亦医治年余不愈。诊其脉甚洪滑,自言心热头昏,时觉眩晕,已半载未起床矣。遂用此方(清带汤:生山药一两、生龙骨六钱、生牡蛎六钱、海螵蛸四钱、茜草三钱;单赤带加白芍、苦参各二钱,单白带加鹿角霜、白术各三钱。主治妇女赤白带下。编者注),加白芍六钱,数剂白带不见,而赤带如故,心热、头眩晕亦如故。又加苦参、龙胆草、白头翁各数钱。连服七八剂,赤带亦愈,而诸疾亦遂痊愈。自拟此方以来,用治带下,愈者不可胜数。而独载此两则者,诚以二证病因,寒热悬殊。且年少者用此方,反加大热之药,年老者用此方,反加苦寒之药。欲临证者,当知审证用药,不可拘于年岁之老少也。(《医学衷中参西录·治女科方》)

案5 一妇人,年二十余,患白带甚剧,医治年余不愈。后愚诊视,脉甚微弱。自言下焦凉甚,遂用此方(清带汤:生山药一两、生龙骨六钱、生牡蛎六钱、海螵蛸四钱、茜草三钱;单赤带加白芍、苦参各二钱,单白带加鹿角霜、白术各三钱。主治妇女赤白带下。编者注),加干姜六钱,鹿角霜三钱,连服十剂痊愈。带下为冲任之证,而名谓带者,盖以奇经带脉,原主约束诸脉,冲任有滑脱之疾,责在带脉不能约束,故名为带也。然其病非仅滑脱也,若滞下然,滑脱之中,实兼有瘀滞。其所瘀滞者,不外气血,而实有因寒因热之不同。此方用龙骨、牡蛎以固脱,用茜草、海螵蛸以化滞,更用生山药以滋真阴固元气。至临证时,遇有因寒者,加温热之药,因热者,加寒凉之药,此方中意也。而愚拟此方,则又别有会心也。尝考《神农本草经》龙骨善开癥瘕,牡蛎善消鼠瘘,是二药为收涩之品,而兼具开通之力也。乌鱼骨即海螵蛸,藘茹即茜草,是二药为开通之品,而实具收涩之力也。四药汇集成方,其能开通者,兼能收涩,能收涩者,兼能开通,相助为理,相得益彰。(《医学衷中参西录·治女科方》)

案6　一妇人,因病带已不起床,初次为疏方不效,后于方(清带汤:生山药一两、生龙骨六钱、生牡蛎六钱、海螵蛸四钱、茜草三钱;单赤带加白芍、苦参各二钱,单白带加鹿角霜、白术各三钱。主治妇女赤白带下。编者注)中加此二药遂大见效验,服未十剂,脱然痊愈。于斯愚拟得清带汤方。(《医学衷中参西录·海螵蛸、茜草解》)

案7　邑北境大仁村刘氏妇,年二十余,身体羸弱,心中常觉寒凉,下白带甚剧,屡治不效,脉甚细弱,左部尤甚。投以:

生黄芪、生牡蛎各八钱,干姜、白术、当归各四钱,甘草二钱。

数剂痊愈。盖此证因肝气太虚,肝中所寄之相火亦虚,因而气化下陷,湿寒下注而为白带。故重用黄芪以补肝气,干姜以助相火,白术扶土以胜湿,牡蛎收涩以固下,更加以当归之温滑,与黄芪并用,气血双补,且不至有收涩太过之弊,甘草之甘缓,与干姜并用,则热力绵长,又不至有过热僭上之患,所以服之有捷效也。(《医学衷中参西录·黄芪解》)

不 孕 症

案1　一妇人,经血调和,竟不产育。细询之,少腹有癥瘕一块。遂单用水蛭一两,香油炙透,为末。每服五分,日两次,服完无效。后改用生者,如前服法。一两犹未服完,癥瘕尽消,逾年即

生男矣。此后屡用生者,治愈多人,亦未有贻害于病愈后者。(《医学衷中参西录·治女科方》)

案2 一妇人,自二十出嫁,至三十未育子女。其夫商治于愚。因细询其性质禀赋,言生平最畏寒凉,热时亦不敢食瓜果。至经脉则大致调和,偶或后期两三日。知其下焦虚寒,因思《神农本草经》谓紫石英:气味甘温,治女子风寒在子宫,绝孕十年无子。遂为拟此汤(温冲汤:生山药八钱、当归四钱、附子二钱、肉桂二钱、补骨脂三钱、小茴香二钱、核桃仁二钱、紫石英八钱、鹿角胶二钱;主治妇人血海虚寒不育。编者注),方中重用紫石英六钱,取其性温质重,能引诸药直达于冲中,而温暖之。服药三十余剂,而畏凉之病除。后数月遂孕,连生子女。益信《神农本草经》所谓治十年无子者,诚不误也。(《医学衷中参西录·治女科方》)

妊娠恶阻

案1 奉天交涉署科员王禅唐之夫人,受妊恶阻呕吐,半月勺水不存,无论何药下咽即吐出,势极危险。爰用自制半夏二两,生赭石细末半斤,生怀山药两半,共煎汤八百瓦药瓶一瓶,或凉饮温饮,随病人所欲,徐徐饮下,二日尽剂而愈。夫半夏、赭石皆为妊妇禁药,而愚如此放胆用之毫无顾忌者,即《内经》所谓"有故无殒,亦无殒也。"(《医学衷中参西录·论用药以胜病为主不拘分量之多少》)

案2 广平县教员吕子融夫人,年二十余,因恶阻呕吐甚剧。九日之间饮水或少存,食物则尽吐出。时方归宁,其父母见其病剧,送还其家,医者皆以为不可治。时愚初至广平寓学舍中,子融固不知愚能医也。因晓之曰:恶阻焉有不可治者,亦视用药何如耳。子融遂延为诊视,脉象有力,舌有黄苔,询其心中发热,知系夹杂外感,遂先用生石膏两半,煎汤一茶杯,防其呕吐,徐徐温饮下,热稍退。继用生赭石二两,煎汤一大茶杯,分两次温饮下,觉行至下胃脘作疼,不复下行转而上逆吐出,知其下脘所结甚坚,原非轻剂所能通。亦用生赭石细末四两,从中再罗出极细末一两,将余三两煎汤,送服其极细末,其结遂开,从此饮食顺利,及期而产。(《医学衷中参西录·赭石解》)

案3　天津杨柳青陆军连长周良坡夫人,年三十许。连连呕吐,五六日间,勺水不存,大便亦不通行,自觉下脘之处疼而且结,凡药之有味者入口即吐,其无味者须臾亦复吐出,医者辞不治。后愚诊视其脉有滑象,上盛下虚,疑其有妊,询之月信不见者五十日矣,然结证不开,危在目前,《内经》谓"有故无殒,亦无殒也。"遂单用赭石二两,煎汤饮下,觉药至结处不能下行,复返而吐出。继用赭石四两,又重罗出细末两许,将余三两煎汤,调细末服下,其结遂开,大便亦通,自此安然无恙,至期方产(《治喘息方》中也录有本案。编者注)。(《医学衷中参西录·赭石解》)

胎　漏

县治西傅家庄王耀南夫人,初次受妊,五月滑下二次,受妊至六七月时,觉下坠见血。时正为其姑治病,其家人仓猝求为治疗,急投以:生黄芪、生地黄各二两,白术、净萸肉、煅龙骨、煅牡蛎各一两。

煎汤一大碗顿服之,胎气遂安,又将药减半,再服一剂以善其后。至期举一男,强壮无恙(《治女科方·寿胎丸》中也录有本案。编者注)。(《医学衷中参西录·黄芪解》)

子　满

一少妇上焦满闷烦躁,不能饮食,绕脐板硬,月信两月未见。其脉左右皆弦细。仲景谓双弦者寒,偏弦者饮,脉象如此,其为上有寒饮、下有寒积无疑。其烦躁者腹中寒气充溢,迫其元阳浮越也。投以理饮汤(白术四钱、干姜五钱、桂枝二钱、炙甘草二钱、茯苓二钱、生白芍二钱、橘红一钱半、厚朴一钱半。服数剂后,饮虽开通,而气分若不足者,酌加生黄芪数钱。编者注),去桂枝加附子三钱,方中芍药改用五钱,一剂满闷烦躁皆见愈。又服一剂能进饮食,且觉腹中凉甚,遂去芍药将附子改用五钱,后来又将干姜减半,附子加至八钱,服逾十剂,大便日行四五次,所下者多白色冷积,汤药仍日进一剂,如此五日,冷积泻尽,大便自止。再诊其脉,见有滑象,尺部较甚,疑其有妊,俾停药勿服,后至期果生子。

夫附子原有损胎之说,此证服附子如此之多,而胎固安然无恙,诚所谓"有故无殒,亦无殒也"。(《医学衷中参西录·附子、乌头、天雄解》)

子　痫

一娠妇,日发痫风。其脉无受妊滑象,微似弦而兼数。知阴分亏损,血液短少也。亦俾煮山药粥(薯蓣粥:生怀山药一斤,轧细过罗,每服用药七钱至一两,和凉水调入锅内煮,以箸搅之,两三沸即成粥服之,小儿服或加白糖。主治阴虚劳热,或喘,或嗽,或大便滑泻,小便不利,一切羸弱虚损之证。编者注)服之即愈。又服数次,永不再发(《治泄泻方·薯蓣粥》中也录有本案。编者注)。(《医学衷中参西录·山药解》)

妊娠伤寒

案 1 一妇人,妊过五月,得伤寒证,八九日间脉象洪实,心中热而烦躁,大便自病后未行,其脐上似有结粪,按之微疼,因其内热过甚,先用白虎加人参汤清之,连服两剂内热颇见轻减,而脐上似益高肿,不按亦疼,知非服降下之药不可也。然从前服白虎加

人参汤两剂,知其大便虽结不至甚燥,治以降下之轻剂当可奏效,为疏方用:

大黄、野台参各三钱,真阿胶_{不炒另炖兑服}、天冬各五钱。

煎汤服下,即觉脐上开通,过一点钟,疼处即不疼矣。又迟点半钟,下结粪十余枚,后代溏粪,遂觉霍然痊愈,后其胎气亦无所损,届期举子矣。

至方中之义,大黄能下结粪,有人参以驾驭之,则不至于伤胎;又辅以阿胶,取其既善保胎,又善润肠,则大便之燥者可以不燥矣。用天冬者,取其凉润微辛之性(细嚼之实有辛味),最能下行以润燥开瘀,兼以解人参之热也。(《医学衷中参西录·阳明病三承气汤证》)

案2　一妊妇,伤寒两三日。脉洪滑异常,精神昏愦,间作谵语,舌苔白而甚厚。为开寒解汤方(生石膏一两、知母八钱、连翘一钱五分、蝉蜕一钱五分。编者注),有一医者在座,问方中之意何居?愚曰:欲汗解耳。曰此方能汗解乎?愚曰:此方遇此证,服之自能出汗,若泛作汗解之药服之,不能汗也。饮下须臾,汗出而愈(《治温病方·寒解汤》中也录有本案。编者注)。(《医学衷中参西录·伤寒风温始终皆宜汗解说》)

产后恶露不绝

邻村泊北庄李氏妇,产后数日,恶露已尽,至七八日,忽又下血。延医服药,二十余日不止,其脉洪滑有力,心中热而且渴。疑其夹杂外感,询之身不觉热,舌上无苔,色似微白,又疑其血热妄行,投以凉血兼止血之药,血不止而热渴亦如故。因思此证实夹杂外感无疑,遂改用白虎加人参汤,方中生石膏重用三两,更以生山药代粳米,煎汤三盅,分三次温饮下,热渴遂愈,血亦见止,又改用凉血兼止血之药而愈。(《医学衷中参西录·石膏解》)

产 后 发 热

春间吴氏之媳病,盖产后月余,壮热口渴不引饮,汗出不止,心悸不寐,延余往治。病患面现红色,脉有滑象,急用甘草、麦冬、竹叶、柏子仁、浮小麦、大枣煎饮不效;继用酸枣仁汤,减川芎加浮小麦、大枣,亦不效;又用归脾汤加龙骨、牡蛎、萸肉则仍然如故。当此之时,余束手无策,忽一人进而言曰"何不用补药以缓之",余思此无稽之谈,所云补药者,心无见识也,姑漫应之。时已届晚寝之时,至次日早起,其翁奔告曰:"予媳之病昨夜用补药医痊矣。"

余将信将疑,不识补药究系何物。乃翁持渣来见,钵中有茯苓四五两。噫,茯苓焉,胡为云补药哉?余半晌不能言。危坐思之,凡病有一线生机,皆可医治。茯苓固治心悸之要药,亦治汗出之主药。仲景治伤寒汗出而渴者五苓散,不渴者茯苓甘草汤。伤寒厥而心下悸者宜先治水,当服茯苓甘草汤。可知心悸者汗出过多,心液内涸,肾水上救入心则悸,余药不能治水,故用茯苓以镇之。是证心悸不寐,其不寐由心悸而来,即心悸亦从汗出而来,其壮热口渴不引饮,脉滑,皆有水气之象,今幸遇种苓家,否则汗出不止,终当亡阳,水气凌心,必当灭火,是谁之过欤?余引咎而退。观竹君此论,不惜暴一己之失,以为医界说法,其疏解经文之处,能将仲景用茯苓之深意,彰彰表出,固其析理之精,亦见其居心之厚也。夫仁人之后必昌,君之哲嗣名余祥,青年英发,驰名医界,时与愚有鱼雁往来,其造就固未可量也。(《医学衷中参西录·茯苓解》)

产 后 胁 痛

一妇人,因临盆努力过甚,产后数日,胁下作疼,又十余日,更发寒热。其翁知医,投以生化汤两剂,病大见愈。迟数日,寒热又作。遂延他医调治,以为产后瘀血为恙,又兼受寒,于活血化瘀药中,重加干姜。数剂后,寒热益甚,连连饮水,不能解渴。时当仲夏,身热如炙,又复严裹厚被,略以展动,即觉冷气侵肤。后愚诊视,左脉沉细欲无,右脉沉紧,皆有数象。知其大气下陷,又为热药所伤也。其从前服生化汤觉轻者,全得川芎升提之力也。治以升陷汤(生黄芪六钱、知母三钱、柴胡一钱五分、桔梗一钱五分、升麻一钱。编者注),将方中知母改用八钱,又加玄参六钱,一剂而寒热已,亦不作渴。从前两日不食,至此遂能饮食。惟胁下微疼,继服拙拟理郁升陷汤(生黄芪六钱、知母三钱、当归三钱、桂枝一钱半、柴胡一钱半、乳香三钱、没药三钱;主治胸中大气下陷。编者注),二剂痊愈。(《医学衷中参西录·治大气下陷方》)

产后汗证

一妇人,产后四五日,大汗淋漓,数日不止,形势危急,气息奄奄,其脉微弱欲无。问其短气乎?心中怔忡且发热乎?病人不能言而颔之。知其大气下陷,不能吸摄卫气,而产后阴分暴虚,又不能维系阳分,故其汗若斯之脱出也。遂用:

生黄芪六钱,玄参一两,山萸肉去净核、生杭芍各五钱,桔梗二钱。

一剂汗减,至三剂诸病皆愈。从前五六日未大便,至此大便亦通下(《医学衷中参西录·黄芪解》中也录有本案。编者注)。(《医学衷中参西录·治大气下陷方》)

产后喘证

案 1 奉天大东关关氏少妇,素有痨疾,因产后暴虚,喘嗽大作。治以此粥（薯蓣粥：生怀山药一斤，轧细过罗，每服用药七钱至一两，和凉水调入锅内煮，以箸搅之，两三沸即成粥服之，小儿服或加白糖。主治阴虚劳热，或喘，或嗽，或大便滑泻，小便不利，一切羸弱虚损之证。编者注），日服两次，服至四五日，喘嗽皆愈。又服数日，其瘰疬自此除根（《山药解》中也录有本案。编者注）。（《医学衷中参西录·治泄泻方》）

案2 一妇人，产后十余日，大喘大汗，身热瘰嗽。医者用黄芪、熟地、白芍等药，汗出愈多。后愚诊视，脉甚虚弱，数至七至，审证论脉，似在不治。俾其急用生山药六两，煮汁徐徐饮之，饮完添水重煮，一昼夜所饮之水，皆取于山药中。翌日又换山药六两，仍如此煮饮之。三日后诸病皆愈（《医学衷中参西录·山药解》中也录有本案。编者注）。（《医学衷中参西录·治阴虚劳热方》）

案3 一妇人，受妊五月，偶得伤寒。三四日间，胎忽滑下。上焦燥渴，喘而且呻，痰涎壅盛，频频咳吐。延医服药，病未去而转添滑泻，昼夜十余次。医者辞不治，且谓危在旦夕。其家人惶恐，迎愚诊视。其脉似洪滑，重诊指下豁然，两尺尤甚。本拟治以滋阴清燥汤，为小产才四五日，不敢遽用寒凉。遂先用生山药二两、酸石榴一个，连皮捣烂，同煎汁一大碗，分三次温饮下。滑泻见愈，他病如故。再诊其脉，洪滑之力较实，因思此证虽虚，确有外感实热，若不先解其实热，他病何以得愈？时届晚三点钟，病人自言，每日此时潮热，又言精神困倦已极，昼夜苦不得睡。遂于斯日，复投以滋阴清燥汤（滑石一两、甘草三钱、生白芍四钱、生山药一两；主治温病外表已解，其人或不滑泻，或兼喘息，或兼咳嗽，频吐痰涎，确有外感实热，脉象甚虚数者；或温病服滋阴宣解汤后，犹有余热者，亦可继服此汤。编者注）。方中生山药重用两半，煎汁一大碗，徐徐温饮下，一次只饮药一口，诚以产后，脉象又虚，不欲寒凉侵下焦也。斯夜遂得安睡，渴与滑泻皆愈，喘与咳亦愈其半。又将山药、滑石各减五钱，加龙骨、牡蛎各八钱，一剂而愈。（《治温病方·滋阴清燥汤》也录有本案。编者注）。（《医学衷中

参西录·山药解》)

产后心悸

一妇人,产后发汗过多,覆被三层皆湿透,因致心中怔忡,精神恍惚,时觉身飘飘上至屋顶,此虚极将脱,而神魂飞越也。延愚诊视,见其汗出犹不止,六脉皆虚浮,按之即无。急用:

生山药、净萸肉各一两,生杭芍四钱。

煎服。汗止精神亦定。翌日药力歇,又病而反复。时愚已旋里,病家复持方来询,为添龙骨、牡蛎(皆不用煅)各八钱,且嘱其服药数剂,其病必愈。孰意药坊中,竟谓方中药性过凉,产后断不宜用,且言此证系产后风,彼有治产后风成方,屡试屡验,怂恿病家用之。病家竟误用其方,汗出不止而脱。夫其证原属过汗所致,而再以治产后风发表之药,何异鸩毒。斯可为发汗不审虚实者之炯戒矣。(《医学衷中参西录·治女科方》)

产后抽搐

案 1 东海渔家妇,产后三日,身冷无汗,发搐甚剧。时愚游海滨,其家人造寓求方。其地隔药房甚远,而海滨多产麻黄,可以采取。遂俾取麻黄一握,同鱼鳔胶一具,煎汤一大碗,乘热饮之,得汗而愈。用鱼鳔胶者,亦防其下血过多,因阴虚而发搐,且以其物为渔家所固有也。(《医学衷中参西录·治女科方》)

案 2 一妇人,产后七八日发搐,服发汗之药数剂不效。询方于愚,因思其屡次发汗不效,似不宜再发其汗,以伤其津液。遂单用阿胶一两,水融化,服之而愈。(《医学衷中参西录·治女科方》)

案 3 一妇人,产后十余日,周身汗出不止,且发搐。治以山萸肉去净核、生山药各一两,煎服两剂,汗止而搐亦愈。(《医学衷

中参西录·治女科方》)

案4 族家嫂,产后十余日,周身汗出不止,且四肢发搐,此因汗出过多而内风动也。急用净萸肉、生山药各二两,俾煎汤服之,两剂愈。(《医学衷中参西录·山萸肉解》)

产后恶心呕吐

奉天大东关安靴铺,安显之夫人,年四十许。临产双生,异常劳顿。恶心呕吐,数日不能饮食,精神昏愦,形势垂危。群医辞不治,延为诊视。其脉洪实,面有火色,舌苔厚而微黄。愚曰:此产后温也。其呕吐若是者,乃阳明热实,胃腑之气上逆也。投以生赭石、玄参各一两,一剂而呕吐止,可进饮食。继仍用玄参同白芍、连翘以清其余热,遂痊愈(《赭石解》中也录有本案,至放胆用玄参而无所顾忌者,以玄参原宜于产乳,《本经》有明文也。编者注)。(《医学衷中参西录·治伤寒温病同用方》)

产后痞满

一妇人,年三十许。胸中满闷,时或作疼,鼻息发热,常常作渴。自言得之产后数日,劳力过度。其脉迟而无力,筹思再三,莫得病之端绪。姑以生山药一两,滋其津液,鸡内金二钱、陈皮一钱,理其疼闷,服后忽发寒热。再诊其脉,无力更甚,知其气分郁结,又下陷也。遂为制此汤(理郁升陷汤:生黄芪六钱、知母三钱、当归三钱、桂枝一钱半、柴胡一钱半、乳香三钱、没药三钱,胁下撑胀或兼疼者加龙骨、牡蛎各五钱,少腹下坠加升麻一钱;主治胸中大气下陷,又兼气分郁结,经络湮淤。编者注),一剂诸病皆觉轻,又服四剂痊愈。(《医学衷中参西录·治大气下陷方》)

产后霍乱

一妊妇得霍乱证,吐泻约一昼夜,病稍退胎忽滑下。觉神气顿散,心摇摇似不能支持,求愚治疗。既至,则病势大革,殓服在身,已昇诸床,病家欲竟不诊视。愚曰:一息犹存,即可挽回。诊之,脉若有若无,气息奄奄,呼之不应。取药无及,适此舍翁,预购药两剂未服,亦系愚方,共有萸肉六钱,急拣出煎汤灌下,气息稍大,呼之能应。又取萸肉、生山药各二两,煎汤一大碗,徐徐温饮下,精神顿复。俾日用生山药末两余,煮粥服之,以善其后。(《治阴虚劳热方·来复汤》中也录有本案。编者注)。(《医学衷中参西录·山萸肉解》)

产后头痛

友人郭省三夫人,产后头疼,或与一方当归、川芎各一两煎服即愈。此盖产后血虚兼受风也。愚生平用川芎治头疼不过二三钱。(《医学衷中参西录·川芎解》)

产后小便不利

一妇人,产后小便不利,遣人询方。俾用生化汤加白芍,治之不效。复来询方,言时有恶心呕吐,小便可通少许。愚恍悟曰:此必因产时努力太过,或撑挤太甚,以致胞系了戾,是以小便不通。恶心呕吐,则气机上逆,胞系有提转之势,故小便可以稍通也。遂为拟此汤(升麻黄芪汤:生黄芪五钱、当归四钱、升麻二钱、柴胡二钱,主治小便滴沥不通、转胞。编者注),一剂而愈。

三焦之气化不升则不降。小便不利者,往往因气化下陷,郁于下焦,滞其升降流行之机也。故用一切利小便之药不效,而投以升提之药恒多奇效。是以拙拟此汤（升麻黄芪汤），不但能治转胞，并能治小便癃闭也。

古方有但重用黄芪治小便不利，积成水肿者。陆定圃《冷庐医话》载：海宁许珊林观察琏，精医理。官平度州时，幕友杜某之戚王某，山阴人。夏秋间忽患肿胀，自顶至踵，大倍常时，气喘声嘶，大小便不通，危在旦夕。因求观察诊之。令用生黄芪四两，秫米一酒盅，煎一大碗，用小匙逐渐呷服。至盏许，气喘稍平。即于一日间服尽，移时小便大通，溺器更易三次，肿亦随消，惟脚面消不及半。自后仍服此方，黄芪自四两至一两，随服随减。佐以祛湿平胃之品，两月复元，独脚面有钱大一块不消。恐次年复发，力劝其归，届期果患前证。延绍城医士诊治，痛诋前方，以为不死乃是大幸。遂用除湿猛剂，十数服而气绝。次日将及盖棺，其妻见其两目微动，呼集众人环视，连动数次。试用芪米汤灌救，至满口不能下，少顷眼忽一睁，汤俱下咽，从此便出声矣。服黄芪至数斤，并脚面之肿全消而愈。观察之弟辛木部曹楣，谓此方治验多人。先是嫂吴氏，患子死腹中，浑身肿胀，气喘身直，危在顷刻。余兄遍检名人医案，得此方遵服，便通肿消，旋即产下，一无苦楚。后在平度有姬顾姓，患肿胀脱胎，此方数服而愈。继又治愈数人，王某更在后矣。盖黄芪实表，表虚则水聚皮里膜外，而成肿胀，得黄芪以开通水道，水被祛逐，胀自消矣。

按：水肿之证，有虚有实，实者似不宜用黄芪。然其证实者甚少，而虚者居多。至其证属虚矣，又当详辨其为阴虚阳虚，或阴阳俱虚。阳虚者气分亏损，可单用重用黄芪，若医话中所云云者。阴虚者其血分枯耗，宜重用滋阴之药，兼取阳生阴长之义，而以黄芪辅之。至阴阳俱虚者，黄芪与滋阴之药，可参半用之。医者不究病因，痛诋为不可用，固属鲁莽，至其连用除湿猛剂，其鲁莽尤甚。盖病至积成水肿，即病因实者，其气血至此，亦有亏损。猛悍药，或一再用犹可。若不得已而用至数次，亦宜以补气血之药辅之。况其证原属重用黄芪治愈之虚证乎。至今之医者，对于此证,纵不用除湿猛剂,亦恒多用利水之品,不知阴虚者,多用利水之药则伤阴,阳虚者,多用利水之药亦伤阳。夫利水之药,非不可用。然贵深究其病因,而为根本之调治,利水之药,不过用作向导而已(《黄芪解》也录有本案。编者注)。(《医学衷中参西录·治癃闭方》)

难 产

案 1 丙寅在津,有胡氏妇,临产二日未下,自备有利产药,服之无效,治以此方(大顺汤:系党参、当归各一两,生赭石一两。主治难产,不可早服,必胎衣破后,小儿头至产门者。编者注),加苏子、怀牛膝各四钱。服后半点钟即产下。

又 丁卯在津治河东车站旁陈氏妇,临产三日未下,亦治以此方,加苏子四钱,怀牛膝六钱,亦服药后半点钟即产矣。(《医学衷中参西录·论难产治法》)

案 2 一妇人,临产交骨不开,困顿三日,势甚危急。亦投以此汤(大顺汤:党参一两、当归一两、生代赭石二两,冬葵子为引;主治产难,不可早服,必胎衣破后,小儿头至产门者,然后服之。编者注),一剂而产。自拟得此方以来,救人多矣。放胆用之,皆可随手奏效。(《医学衷中参西录·治女科方》)

案 3 族侄妇,临盆两日不产。用一切催生药,胎气转觉上逆。为制此汤(大顺汤:党参一两、当归一两、生代赭石二两,冬葵子为引;主治产难,不可早服,必胎衣破后,小儿头至产门者,然后服之。编者注),一剂即产下。(张氏解释大顺汤用代赭石妙用时说,或疑代赭石乃金石之药,不可放胆重用。不知代赭石性至和平,虽重坠下行,而不伤气血。况有党参一两以补气,当归一两以生血。且以参、归之微温,以济代赭石之微凉,温凉调和愈觉稳妥也。矧产难者非气血虚弱,即气血壅滞,不能下行。人参、当归虽能补助气血,而性皆微兼升浮,得代赭石之重坠,则力能下行,自能与代赭石相助为理,以成催生开交骨之功也。至于当归之滑润,原为利产良药,与代赭石同用,其滑润之力亦愈增也。编者注)(《医学衷中参西录·治女科方》)

案4 族侄荫棠媳,临产三日不下,用一切催生药,胎气转觉上逆。因其上逆,心忽会悟,为拟方用赭石二两,野台参、当归各一两,煎服后,须臾即产下。后用此方,多次皆效,即骨盆不开者,用之开骨盆亦甚效。盖赭石虽放胆用至二两,而有人参一两以补气,当归一两以生血,且以参、归之微温,以济赭石之微凉,温凉调和,愈觉稳妥也。矧产难者,非气血虚弱,即气血壅滞不能下行,人参、当归虽能补助气血,而性皆微兼升浮,得赭石之重坠则力能下行,自能与赭石相助为理,以成催生之功也。至于当归之滑润,原为利产良药,与赭石同用,其滑润之力亦愈增也。此方大顺汤(主治难产,不可早服,必胎衣破后,小儿头至产门者,然后服之。编者注)。用此方时,若加卫足花子,或丈菊花瓣更效。(《医学衷中参西录·赭石解》)

乳 痈

在德州时,有张姓妇,患乳痈,肿疼甚剧。投以此汤(消乳汤:知母八钱、连翘四钱、金银花三钱、穿山甲二钱、栝蒌五钱、丹参四钱、生乳香四钱、生没药四钱;主治结乳肿疼或成乳痈新起者,一服即消;若已作脓,服之亦可消肿止疼;俾其速溃。并治一切红肿疮疡。编者注),两剂而愈。然犹微有疼时,怂恿其再服一两剂,以消其芥蒂。以为已愈,不以为意。隔旬日,又复肿疼,复求为治疗。愚曰:此次服药不能尽消,必须出脓少许,因其旧有芥蒂未除,至今已溃脓也。后果服药不甚见效。遂入西医院中治疗,旬日后,其疮外破一口,医者用刀阔之,以期便于敷药。又旬日,内溃益甚,满乳又破七八个口,医者又欲尽阔之使通。病患惧,不敢治。强出院还家,复求治于愚。见其各口中皆脓乳并流,外边实不能敷药。然内服汤药，助其肌肉速生，自能排脓外出，许以十日可为治愈。遂将内托生肌散（内托生肌散：生黄芪四两、甘草二两、生乳香一两半、生没药一两半、生白芍二两、天花粉三两、丹参一两半；共为细末，开水送服三钱，每日三次；若将散剂变作汤剂，须先将花粉改用四两八钱，一剂分作八次煎服，较散剂生肌尤速。主治瘰疬疮疡破后，气血亏损不能化脓生肌；或其疮数年不愈，外边疮口甚小，里边溃烂甚大不能敷药者。编者注），作汤药服之，每日用药一剂，煎服二次，果十日痊愈（《黄芪解》中也录有本案。编者注）。

张氏在此案后特别指出，表侄刘子醖，从愚学医，颖悟异常，临证疏方，颇能救人疾苦。得一治结乳肿疼兼治乳痈方，用生白矾、明雄黄、松萝茶各一钱半，共研细，分作三剂，日服一剂，黄酒送下，再多饮酒数杯更佳。此方用之屡次见效，真奇方也。若无松萝茶，可代以好茶叶。（《医学衷中参西录·治女科方》）

阴　挺

案1　一妇人年三十余。患此证（指阴挺），用陈氏《女科要旨》治阴挺方，治之不效。因忆《傅青主女科》有治阴挺之方，其证得之产后。因平时过怒伤肝，产时又努力太过，自产门下坠一片，似筋非筋，似肉非肉，用升补肝气之药，其证可愈。遂师其意，为制此汤（升肝舒郁汤：生黄芪六钱、当归三钱、知母三钱、柴胡一钱五分、生乳香三钱、生没药三钱、川芎一钱五分；主治妇女阴挺，亦治肝气虚弱，郁结不舒。编者注）服之。数剂即见消，十剂痊愈。张氏分析说，肝主筋，肝脉络阴器，肝又为肾行气。阴挺自阴中挺出，形状类筋之所结。病之原因，为肝气郁而下陷无疑也。故方中黄芪与柴胡、川芎并用，补肝即以舒肝，而肝气之陷者可升。当归与乳香、没药并用，养肝即以调肝，而肝气之郁者可化。又恐黄芪性热，与肝中所寄之相火不宜，故又加知母之凉润者，以解其热

也。(《医学衷中参西录·治女科方》)

案 2　一室女年十五。因胸中大气下陷,二便常觉下坠,而小便尤甚。乃误认为小便不通,努力强便,阴中忽坠下一物,其形如桃,微露其尖,牵引腰际下坠作疼,夜间尤甚,剧时号呼不止。投以理郁升陷汤(生黄芪六钱、知母三钱、当归三钱、桂枝一钱半、柴胡一钱半、乳香三钱、没药三钱;主治胸中大气下陷。编者注),将升麻加倍,二剂疼止,十剂后,其物全消。盖理郁升陷汤,原与升肝舒郁汤相似也。(《医学衷中参西录·治女科方》)

子 宫 炎

南皮张文襄公第十公子温卿夫人,年三十余。十年前,恒觉少腹切疼。英女医谓系子宫炎证,用药数次无效。继乃谓此病如欲除根,须用手术剖割,将生炎之处其腐烂者去净,然后敷药能愈。病人惧而辞之。后至奉,又延东女医治疗,用坐药兼内服药,数年稍愈,至壬戌夏令,病浸增剧,时时疼痛,间下脓血。癸亥正初,延愚诊治。其脉弦而有力,尺脉尤甚。自言疼处觉热,以凉手熨之稍愈。上焦亦时觉烦躁。恍悟此证,当系曾受外感热入血室,医者不知,治以小柴胡汤加石膏,外感虽解,而血室之热未清。或伏气下陷入于血室,阻塞气化,久而生热,以致子宫生炎,浸至溃烂,脓血下注。为疏方,用金银花、乳香、没药、甘草以解其毒,天花粉、知母、玄参以清其热,复本小柴胡汤之义,少加柴胡提其下陷之热上出,诸药煎汤,送服三七细末二钱,以化腐生新。连服三剂病似稍轻,其热仍不少退。因思此证,原系外感稽留之热,非石膏不能解也。遂于原方中加生石膏一两,后渐加至二两,连服数剂,热退强半,痛亦大减。遂去石膏,服数剂渐将凉药减少,复少加健胃之品,共服药三十剂痊愈。后在天津治冯氏妇此证,亦用此方。中有柴胡,即觉脓血不下行,后减去柴胡,为之治愈。

张锡纯在本案后阐发说:愚临证四十余年,重用生石膏治愈之证当以数千计。有治一证用数斤者,有一证而用至十余斤者,其人病愈之后,饮食有加,毫无寒胃之弊。又曾见有用煅石膏数钱,其脉即数动一止,浸至言语迟涩,肢体痿废者,有服煅石膏数钱,其胸胁即觉郁疼,服通气活血之药始愈者。至于伤寒瘟疫、痰火充盛,服煅石膏后而不可救药者尤不胜计。世之喜用煅石膏者,尚其阅仆言而有所警戒哉。

或问:石膏一物也,其于煅与不煅何以若是悬殊?答曰:石膏原质为硫氧氢钙化合,为其含有硫氧氢,所以有发散之力,煅之则硫氧氢之气飞腾,所余者惟钙。夫钙之性本敛而且涩,煅之则敛涩之力益甚,所以辛散者变为收敛也。

或问:丁仲祜译西人医书,谓石膏不堪入药,今言石有之效验如此,岂西人之说不足凭欤?答曰:石膏之原质为硫氧氢钙化合。西人工作之时,恒以硫氧钙为工作之料。迨工作之余即得若干石膏,而用之治病无效,以其较天产石膏,犹缺一原质,而不成其为石膏也。后用天产石膏,乃知其效验非常,遂将石膏及从前未信之中药两味,共列于石灰基中。是故碳氧石灰牡蛎也,磷氧石灰鹿角霜也,硫氧氢石灰石膏也。其向所鄙弃者,今皆审定其原质而列为要药,西人可为善补过矣。何吾中华医界犹多信西人未定之旧说,而不知石膏为救颠扶危之大药乎?

《本经》谓石膏治金疮,是外用以止其血也。愚尝用煅石膏细末,敷金疮出血者甚效。盖多年壁上石灰,善止金疮出血,石膏经煅与石灰相近,益见煅石膏之不可内服也。(《医学衷中参西录·石膏解》)

第三章 儿科医案

伤　寒

一童子年十三,于孟冬得伤寒证。七八日间,喘息鼻煽动,精神昏愦,时作谵语,所言者皆劳力之事。其脉微细而数,按之无力。欲视其舌,干缩不能外伸,启齿探视,舌皮有瘢点作黑色,似苔非苔,频饮凉水,毫无濡润之意。愚曰:此病必得之劳力之余,胸中大气下陷,故津液不能上潮,气陷不能托火外出,故脉道瘀塞。不然,何以脉象若是,恣饮凉水而不滑泻乎?遂治以白虎加人参以山药代粳米汤(生石膏三两、知母一两、人参六钱、生山药六钱、甘草三钱。编者注),煎汁一大碗,徐徐温饮下,一昼夜间连进二剂,其病遂愈。(《医学衷中参西录·治伤寒温病同用方》)

温　病

案1 本村崔姓童子,年十一岁。其家本业农,因麦秋忙甚,虽幼童亦作劳田间,力薄不堪重劳,遂得温病。手足扰动,不能安卧,谵语不休,所言者皆劳力之事,昼夜目不能瞑,脉虽有力,却非洪实。拟投以白虎加人参汤,又虑小儿少阳之体,外邪方炽,不宜遽用人参,遂用生石膏两半、蝉蜕一钱。煎服后诸病如故,复来询方,且言其苦于服药,昨所服者,呕吐将半。愚曰:单用生石膏二两,煎取清汤徐徐温饮之,即可不吐。乃如言服之,病仍不愈。再为诊视,脉微热退,谵语益甚,精神昏昏,不省人事。急用野台参两半,生石膏二两,煎汁一大碗,分数次温饮下,身热脉起,目遂得瞑,手足稍安,仍作谵语。又于原渣加生石膏、麦冬各一两,煎汤两盅,分两次温饮下,降大便一次,其色甚黑,病遂愈(张锡纯撰述治此证及上证之时,习用白虎汤,犹未习用白虎加人参汤。经此两证后,凡其人年过六旬,及劳心劳力之余,患寒温证,而宜用白虎汤者必加人参。且统观以上三案,未用参之先,皆病势垂危,有加参于所服药中,即转危为安,用之得当功效何其捷哉。编者注)。(《医学衷中参西录·人参解》)

案2　奉天大东关,旗人号崧宅者,有孺子年四岁,得温病,邪犹在表,医者不知为之清解,遽投以苦寒之剂,服后滑泻,四五日不止。上焦燥热,闭目而喘,精神昏愦。延为诊治,病虽危险,其脉尚有根柢,知可挽回。俾用滋阴清燥汤原方(滑石一两、甘草三钱、生白芍四钱、生山药一两;主治温病外表已解,其人或不滑泻,或兼喘息,或兼咳嗽,频吐痰涎,确有外感实热,脉象甚虚数者;或温病服滋阴宣解汤后,犹有余热者,亦可继服此汤。编者注),煎汁一大茶杯,为其幼小,俾徐徐温饮下,尽剂而愈。然下久亡阴,余有虚热,继用生山药、玄参各一两以清之,两剂热尽除。大抵医者遇此等证,清其燥热,则滑泻愈甚,补其滑泻,其燥热亦必愈甚。惟此方,用山药以止滑泻,而山药实能滋阴退热,滑石以清燥热,而滑石实能利水止泻,二药之功用,相得益彰。又佐以芍药之滋阴血、利小便,甘草之燮阴阳和中宫,亦为清热止泻之要品。汇集成方,所以效验异常。愚用此方,救人多矣,即势至垂危,投之亦能奏效(《医学衷中参西录·山药解》中也录有本案。编者注)。(《医学衷中参西录·治温病方》)

案3　奉天南关马姓幼女,于端午节前得温病,医治旬日病益增剧,周身灼热,精神恍惚,烦躁不安,形势危殆,其脉确有实热,而至数嫌其过数。盖因久经外感灼热而阴分亏损也。遂用生石膏两半、生山药一两(单用此二味,取其易服),煮浓汁两茶盅,徐徐与之。连进两剂,灼热已退,从前两日未大便,至此大便亦通,而仍有烦躁不安之意,遂用阿司匹林二分,同白糖钱许,开水冲化服之,周身微汗,透出白㾦满身而愈。

或问:外感之证,在表者当解其表,由表而传里者当清其里。今此证先清其里,后复解其表者何也?

答曰:子所论者治伤寒则然也。而温病恒表里毗连,因此表里之界线不清。其证有当日得之者,有表未罢而即传于里者,有传里多日而表证仍未罢者。究其所以然之故,多因此证内有伏气,又薄受外感,伏气因感而发。一则自内而外,一则自外而内,以致表里混淆。后世治温者,恒不以六经立论,而以三焦立论,彼亦非尽无见也。是以愚对于此证有重在解表,而兼用清里之药者,有重在清里而兼用解表之药者,有其证似犹可解表,因脉数烦躁,遂变通其方,先清其里而后解其表者。如此则服药不致瞑眩,而其病亦易愈也。上所治之案,盖准此义。试观解表于清里之后,而白㾦又可表出,是知临证者,原可变通因心,不必拘于一端也。(《医学衷中参西录·临证随笔》)

案 4　奉天小南关马氏幼女,年六七岁,得温病,屡经医治,旬余病势益进,亦遂委之于命,不复治疗。适其族家有幼子得险证,经愚治愈,因转念其女病犹可治,殷勤相求。其脉象数而有力,肌肤热而干涩,卧床上辗转不安,其心中似甚烦躁。以为病久阴亏,不堪外感之灼热,或其㾦疹之毒伏藏于内,久未透出,是以其病之现状如是也。问其大便,数日一行。遂为疏方:

生石膏细末二两,潞党参四钱,玄参、天冬、知母、生怀山药各五钱,连翘、甘草各二钱,蝉蜕一钱。

煎汤两盅,分数次温饮下。连服两剂,大热已退,大便通下,其精神仍似骚扰不安。再诊其脉,较前无力而浮。拟其病已还表,其余热当可汗解,用西药阿司匹林二分强,和白蔗糖水冲服下。周身微汗,透出白㾦若干而愈。(《医学衷中参西录·治幼年温热证宜预防其出㾦疹》)

案5 一农家孺子,年十一。因麦秋农家忙甚,虽幼童亦作劳田间,力薄不堪重劳,遂得温病。手足扰动,不能安卧,谵语不休,所言者皆劳力之事,昼夜目不能瞑。脉象虽实,却非洪滑。拟投以此汤,又虑小儿少阳之体,外邪方炽,不宜遽用人参,遂用:

生石膏两半、蝉蜕一钱。

煎服后,诸病如故。复来询方,且言其苦于服药,昨所服者,呕吐将半。愚曰:单用生石膏二两,煎取清汁,徐徐温饮之,即可不吐,乃如言服之,病仍不愈。再为诊视,脉微热退,谵语益甚,精神昏昏,不省人事。急用:

野台参两半、生石膏二两。

煎汁一大碗,分数次温饮下。身热脉起,目遂得瞑,手足稍安,仍作谵语。又于原渣加生石膏、麦冬各一两,煎汁二盅,分两次温饮下,降大便一次,其色甚黑,病遂愈。

按:此证若早用人参,何至病势几至莫救。幸即能省悟,犹能竭力挽回,然亦危而后安矣。愚愿世之用白虎汤者,宜常存一加人参之想也。

又按:此案与前案(指"一童子,年十七,于孟夏得温证"案。编者注)观之,凡用白虎汤而宜加人参者,不必其脉现虚弱之象也。凡谂知其人劳心过度,或劳力过度,或在老年,或有宿疾,或热已入阳明之腑,脉象虽实,而无洪滑之象,或脉有实热,而至数甚数者,用白虎汤时,皆宜酌加人参。(《医学衷中参西录·治伤寒温病同用方》)

案6 一童子年十四岁,得温病。六七日间胸膈痰涎壅滞,剧时堵塞咽喉,两目上翻,身躯后挺,有危在顷刻之势。其脉关前洪滑有力。其家固设有药坊,愚因谓其父曰:此病虽剧,易治耳。用新炒蒌仁四两捣碎,煮汤一大碗,分两次服下即愈矣。盖彼时荡胸汤(瓜蒌仁二两、生代赭石二两、紫苏子六钱、芒硝四钱。编者注),犹未拟出也。其家人闻愚言,私相计曰:如此重病,而欲用药一味治愈之,先生果神仙乎。盖誉之而实疑之也。其父素晓医理,力主服之,尽剂而愈。

隔数日,其邻家童子亦患此证,用新炒蒌仁三两,苏子五钱,亦一剂而愈。(《医学衷中参西录·治伤寒温病同用方》)

案7 一幼女,温病旬余不愈,先用凉药清其热,热退仍烦躁不安,后与以阿司匹林,发出白痧若干而愈。又曾治一少年,温病阳明腑实,脉虽有力而兼弦。投以白虎加人参汤,大热已退,精神转形骚扰,亦与以阿司匹林,遍身出痧而愈。(《医学衷中参西录·阿司匹林》)

案8 一幼童,得温病三日,热不甚剧,脉似有力,亦非洪实,而精神竟昏昏似睡,不能言语,此亦温病兼脑膜炎也。因其温病甚轻,俾但用羚羊角钱半煎汤服之,其病霍然顿愈。(《医学衷中参西录·论伤寒温病神昏谵语之原因及治法》)

发　热

案1 奉天大南门内官烧锅胡同刘玺珊之幼女,年四岁,于孟夏时胸腹之间出白痧若干,旋即不见,周身壮热,精神昏愦,且又泄泻,此至危之候也。为疏方:

生怀山药、滑石各八钱,连翘、生杭芍各三钱,蝉蜕、甘草各二钱,羚羊角一钱另煎兑服。

煎汤一大盅,和羚羊角所煎之汤共盅半,分两次温服下,其白痧复出,精神顿爽,泻亦遂止。继又用解毒清火之品调之,痊愈。(《医学衷中参西录·羚羊角辨》)

案2 铭勋孙,年九岁。于正月下旬感冒风寒,两三日间,表里俱觉发热。诊其脉象洪实,舌苔白厚。问其大便两日未行,小便色黄。知其外感之实热,已入阳明之府。为疏方:

生石膏二两、知母六钱、连翘三钱、薄荷叶钱半、甘草二钱。

晚六点时煎汤两茶盅,分两次服下。翌晨热退强半。因有事他出,临行嘱煎渣与服。阅四日来信言,铭勋仍不愈。按原方又

服一剂,亦不见轻。斯时头面皆肿,愚遂进城往视,见其头面肿甚剧,脉象之热较前又盛,舌苔中心已黄,大便三日未行。为疏方:

生石膏四两、玄参一两、连翘三钱、银花三钱、甘草三钱。

煎汤三茶盅,又将西药阿司匹林三分,融化汤中,分三次温服下。头面周身微汗,热退肿消,继服清火养阴之剂两剂,以善其后。(《医学衷中参西录·临证随笔》)

案3 一三岁幼童,因失乳羸弱发热,后又薄受外感,其热益甚。为近在比邻,先与以安知歇貌林十分瓦之一弱,俾和以白糖一次服下。至一点钟许,周身微似有汗,其热顿解,迟半日其热又作,又与以前药,服后仍如旧。翌日又与以安知歇貌林十分瓦之一弱,仍和白糖服下,迨微汗热退后,急用生怀地黄一两,煎汤一大盅,俾分两次温服下,其热从此不再反复,盖此证有外感之实热,兼有内伤之虚热,以安知歇貌林退其实热,即以生地黄退其虚热,是以病能痊愈也。或疑西药恐有难与中药并用之处,此原近理,而愚恒中西药并用者,因确知其药之原质及其药之功用,而后敢放胆并用也。(《医学衷中参西录·安知歇貌林》)

咳 嗽

案1 近族曾孙女莹姐,自幼失乳,身形羸弱,自六七岁时恒发咳嗽,后至十一二岁嗽浸增剧,概服治嗽药不效。愚俾用生怀山药细末熬粥,调以白糖令适口,送服生鸡内金细末二三分,或西药百布圣二瓦,当点心服之,年余未间断。劳嗽虽见愈,而终不能除根。诊其脉,肺胃似皆有热,遂俾用北沙参轧为细末,每服二钱,日两次。服至旬余,咳嗽痊愈。然恐其沙参久服或失于凉,改用沙参三两,甘草二两,共轧细,亦每服二钱,以善其后。(《医学衷中参西录·论沙参为治肺劳要药》)

案2 一童子年十三四,吐血数日不愈,其吐之时,多由于咳嗽。诊其脉甚迟濡,右关尤甚。疑其脾胃虚寒,不能运化饮食,询之果然。盖吐血之证，多由于胃气不降。饮食不能运化，胃气即不能下降。咳嗽之证，多由于痰饮入肺；饮食迟于运化，又必多生痰饮，因痰饮而生咳嗽，因咳嗽而气之不降者，更转而上逆，此吐血之所由来也。为拟此汤（温降汤：白术二钱、清半夏三钱、生山药六钱、干姜三钱、生代赭石六钱、生白芍二钱、厚朴一钱半、生姜二钱。主治因凉而胃气不降之吐衄，脉虚濡而迟，饮食停滞胃口不能消化，以温补开通之药，降其胃气，而止血。编者注），一剂血止，数剂咳嗽亦愈。（《医学衷中参西录·治吐衄方》）

喘　证

案 1　奉天同善堂中孤儿院刘小四，年八岁。孟秋患温病，医治十余日，病益加剧。表里大热，喘息迫促，脉象洪数，重按有力，知犹可治。问其大便，两日未行，投以大剂白虎汤，重用生石膏二两半，用生山药一两以代方中粳米。且为其喘息迫促，肺中伏邪，又加薄荷叶一钱半以清之。俾煎汤两茶盅，作两次温饮下，一剂病愈强半，又服一剂痊愈。（《医学衷中参西录·石膏解》）

案 2　一邻村刘姓童子，年十三岁，于孟冬得伤寒证，七八日间，喘息鼻煽动，精神昏愦，时作谵语，所言皆劳力之事。其脉微细而数，按之无力。欲视其舌，干缩不能外伸。启齿视舌皮若瘢点作黑色，似苔非苔，频饮凉水毫无濡润之意。愚曰：此病必得之劳力之余，胸中大气下陷，故津液不能上潮，气陷不能托火外出，故脉道淤塞，不然何以脉象若是，恣饮凉水而不滑泻乎？病家曰：先生之言诚然，从前延医服药分毫无效，不知尚可救否？曰：此证按寻常治法一日只服药一剂，即对证亦不能见效，听吾用药勿阻，定可挽回。遂用生石膏四两，党参、知母、生山药各一两，甘草二钱，煎汤一大碗，徐徐温饮下，一昼夜间，连进二剂，其病遂愈。（《医学衷中参西录·石膏解》）

食 积

一孺子年六岁。因食肉过多，不能消化，郁结肠中。大便不行者六七日，腹中胀满，按之硬如石，用一切通利药皆不效。为用此法（通结用葱白熨法：大葱白四斤切细丝、米醋；将葱白丝和醋炒至极热，分作两包，乘热熨脐，凉则互换，不可间断，凉者仍可加醋少许，再炒热；炒葱时加醋之多少，以炒成布包后不至有汤为度；熨至六点钟，其结自开。主治宿食结于肠间，大便不通。编者注）熨之，至三点钟，其腹渐软。又熨三点钟，大便通下如羊矢，其胀遂消。（《医学衷中参西录·治燥结方》）

疳 证

开原王姓幼童，脾胃虚弱，饮食不能消化，恒吐出，且小便不利，周身漫肿，腹胀大，用生甘草细末与西药百布圣各等分，每服一钱，日三次，数日吐止便通，肿胀皆消。（《医学衷中参西录·甘草解》）

呕 吐

案1 一数月孺子，乳汁不化，吐泻交作，常常啼号，日就羸瘦。其啼时蹙眉，似有腹疼之意。俾用生硫黄末三厘许，乳汁送服，数次而愈。（《医学衷中参西录·杂录·服硫黄法》）

案2 又治一未周岁小孩，食乳即吐，屡次服药亦吐出，额门下陷，睡时露睛，将成脾风。俾其于每吃乳时，用生硫黄细末一捻，置儿口中，乳汁送下，其吐渐稀，旬日痊愈。（《医学衷中参西录·论脾风治法》）

泄　泻

案 1　奉天大东关学校教员郑子绰之女，年五岁。秋日为风寒所束，心中发热。医者不知用辛凉表散，而纯投以苦寒之药，连服十余剂，致脾胃受伤，大便滑泻，月余不止，而上焦之热益炽。医者皆辞不治，始求愚为诊视，其形状羸弱已甚，脉象细微浮数，表里俱热，时时恶心，不能饮食，昼夜犹泻十余次。治以此粥（薯蓣粥：生怀山药一斤，轧细过罗，每服用药七钱至一两，和凉水调入锅内煮，以箸搅之，两三沸即成粥服之，小儿服或加白糖。主治阴虚劳热，或喘，或嗽，或大便滑泻，小便不利，一切羸弱虚损之证。编者注），俾随便饮之，日四五次，一次不过数羹匙，旬日痊愈（本案在《医学衷中参西录·山药解》中也有记载，文字略有出入。编者注）。（《医学衷中参西录·治泄泻方·薯蓣粥》）

案 2　天津市钱姓小儿，四岁，灼热滑泻，重用滋阴清燥汤（生山药一两、滑石一两、甘草三钱、生杭芍四钱；主治温病，太阳未解，渐入阳明；外表已解，其人或不滑泻，或兼喘息，或兼咳嗽，频吐痰涎，确有外感实热，而脉象甚虚数者。编者注）治愈。（《医学衷中参西录·治愈笔记》）

案 3　一孺子三岁失乳。频频滑泻，米谷不化，瘦弱异常。俾嚼服生硫黄如绿豆粒大两块，当日滑泻即愈，又服数日，饮食加多，肌肉顿长。后服数月，严冬在外嬉戏，面有红光，亦不畏寒。（《医学衷中参西录·杂录·服硫黄法》）

案 4　一童子年十四五，伤寒已过旬日，大便滑泻不止，心中怔忡异常，似有不能支持之状。脉至七至，按之不实。医者辞不治。投以：

熟地、生山药、生杭芍各一两，滑石八钱，甘草五钱。

煎汤一大碗，徐徐温饮下，亦尽剂而愈。（《医学衷中参西录·治伤寒温病同用方》）

案5　一五岁幼童。先治以逐寒荡惊汤（胡椒、炮姜、肉桂各一钱，丁香十粒，共为细末，以灶心土三两煮汤，频频灌之；以胡椒为君，若遇寒痰结胸之甚当用二钱，忌用陈胡椒。编者注），可进饮食矣，而滑泻殊甚。继投以加味理中地黄汤（熟地五钱，焦白术三钱，当归、党参、炙黄芪、补骨脂、酸枣仁、枸杞子各二钱，炮姜、山茱萸、炙甘草、肉桂各一钱，生姜三片，红枣三枚，胡桃二个打碎为引；灶心土二两，煮水煎药；取浓汁一茶杯加附子五分，煎水掺入，量小儿大小，分数次灌之；如咳嗽不止者加罂粟壳、金樱子各一钱，如大热不退者加生白芍一钱，泄泻不止者去当归加丁香七粒。编者注），一日连进两剂，泄泻不止，连所服之药亦皆泻出。遂改用红高丽参大者一支，轧为细末，又用生怀山药细末六钱煮作粥，送服参末一钱强。如此日服三次，其泻遂止。翌日仍用此方，恐作胀满，又于所服粥中调入西药百布圣六分。如此服至三日，病痊愈。（《医学衷中参西录·论脾风治法》）

寒痰结胸

案1　愚在籍时，有姻家刘姓童子，年逾十龄，咽喉肿疼，心中满闷堵塞，剧时呼吸顿停，两目上翻，身躯后挺。然其所以呼吸顿停者，非咽喉堵塞，实觉胸膈堵塞也。诊其脉微细而迟，其胸膈常觉发凉，有时其凉上冲即不能息，而现目翻身挺之象。即脉审证，知系寒痰结胸无疑。其咽喉肿疼者，寒痰充溢于上焦，迫其心肺之阳上浮也。为拟方：

生赭石细末一两，干姜、乌附子各三钱，厚朴、陈皮各钱半。

煎服一剂，胸次顿觉开通，咽喉肿疼亦愈强半，又服两剂痊愈。（《医学衷中参西录·论喉证治法》）

案2　族侄荫棠七八岁时，疟疾愈后，忽然吐泻交作。时霍乱盛行，其家人皆以为霍乱证。诊其脉弦细而迟，六脉皆不闭塞。愚曰：此非霍乱。吐泻带有粘涎否，其家人谓偶有带时。愚曰：此寒痰结胸,格拒饮食,乃慢惊风将成之兆也。投以逐寒荡惊汤(胡椒、炮姜、肉桂各一钱,丁香十粒,共为细末,以灶心土三两煮汤,频频灌之;以胡椒为君,若遇寒痰结胸之甚当用二钱,忌用陈胡椒。编者注)、加味理中地黄汤(熟地五钱,焦白术三钱,当归、党参、炙黄芪、补骨脂、酸枣仁、枸杞子各二钱,炮姜、山茱萸、炙甘草、肉桂各一钱,生姜三片,红枣三枚,胡桃二个打碎为引;灶心土二两,煮水煎药;取浓汁一茶杯加附子五分,煎水掺入,量小儿大小,分数次灌之;如咳嗽不止者加罂粟壳、金樱子各一钱,如大热不退者加生白芍一钱,泄泻不止者去当归加丁香七粒。编者注)各一剂而愈。(《医学衷中参西录·治小儿风证方·镇风汤》)

神　昏

案1 一童子,得温病三四日,忽觉痰涎结胸,其剧时痰涎上壅,昏不知人,脉象滑而有力。遂单用新炒瓜蒌仁四两捣碎,煎汤一大茶盅,服之顿愈。(《医学衷中参西录·论伤寒温病神昏谵语之原因及治法》)

案2 一童子,证脉皆如前(温病三四日,忽觉痰涎结胸,其剧时痰涎上壅,昏不知人,脉象滑而有力。编者注)。用蒌仁三两,苏子五钱,煎汤亦服之顿愈。(《医学衷中参西录·论伤寒温病神昏谵语之原因及治法》)

昏　厥

一童子年十四,夏日牧牛野间。众牧童嬉戏,强屈其项背,纳头裤中,倒缚其手,置而弗顾,戏名为看瓜。后经人救出,气息已断。俾盘膝坐,捶其腰背,多时方苏。惟觉有物填塞胸膈,压其胸中大气,妨碍呼吸。剧时气息仍断,两目上翻,身躯后挺。此必因在裤中闷极之时努挣不出,热血随努挣之气方上溢,而停于膈上也。俾单用三七三钱捣细,开水送服,两次痊愈(《医学衷中参西录·三七解》中也录有本案,文字略有不同。编者注)。(《医学衷中参西录·治吐衄方》)

急 惊 风

案 1　沧州河务局科员赵春山之幼子,年五岁,因感受温病发痉,昏昏似睡,呼之不应,举家惧甚,恐不能救。其脉甚有力,肌肤发热。因晓之曰:此证因温病之气循督脉上行,伤其脑部,是以发痉,昏昏若睡,即西人所谓脑脊髓炎也。病状虽危,易治也。遂单用羚羊角二钱,煎汤一盅,连次灌下,发痉遂愈,而精神亦明了矣。继用生石膏、玄参各一两,薄荷叶、连翘各一钱,煎汤一大盅,分数次温饮下,一剂而脉静身凉矣。盖痉之发由于督脉,因督脉上统脑髓神经也(督脉实为脑髓神经之根本)。羚羊之角乃其督脉所生,是以善清督脉与神经之热也。(《医学衷中参西录·羚羊角辨》)

案 2　奉天北陵旁那姓幼子,生月余,周身壮热抽掣,两日之间不食乳,不啼哭,奄奄一息,待时而已。忽闻其邻家艾姓向有幼子抽风,经愚治愈,遂抱之来院求治。知与前证仿佛,为其系婴孩,拟用前方将白虎汤减半,为其抽掣甚剧,薄荷叶、钩藤钩、蜈蚣其数仍加,又加全蝎三个,煎药一盅,不分次数徐徐温灌之,历十二小时,药灌已而抽掣愈,食乳知啼哭矣。翌日,又为疏散风清热镇肝之药,一剂痊愈。(《医学衷中参西录·蜈蚣解》)

案 3　奉天小西边门外,烟卷公司司账陈秀山之幼子,年五岁,周身壮热,四肢拘挛,有抽掣之状,渴嗜饮水,大便干燥,知系外感之热,引动其肝经风火上冲脑部,致脑气筋妄行,失其主宰之常也。投以白虎汤,方中生石膏用一两,又加薄荷叶一钱,钩藤钩二钱,全蜈蚣二条,煎汤一盅,分两次温饮下,一剂而抽掣止,拘挛舒,遂去蜈蚣,又服一剂热亦退净。隔两日其同族又有三岁幼童,

其病状与陈姓子相似,即治以陈姓子所服药,一剂而愈。(《医学衷中参西录·蜈蚣解》)

案4 奉天小西关长发源胡同吴姓男孩,生逾百日,周身壮热,时作抽掣,然不甚剧,投以白虎汤,生石膏用六钱,又加薄荷叶一钱,蜈蚣一条,煎汤分三次灌下,尽剂而愈。此四证皆在暮春上旬,相隔数日之间,亦一时外感之气化有以使之然也。(《医学衷中参西录·蜈蚣解》)

慢惊风

案1 奉天省长公署科长侯寿平之哲嗣,年五岁,因服凉泻之药太过,致成慢惊,胃寒吐泻,常常瘛疭,精神昏愦,目睛上翻,有危在顷刻之象。为处方用:

熟地黄二两,生山药一两,干姜、附子、肉桂各二钱,净萸肉、野台参各三钱。

煎汤一杯半,徐徐温饮下,吐泻瘛疭皆止,精神亦振,似有烦躁之意,遂去干姜加生杭芍四钱,再服一剂痊愈。(《医学衷中参西录·地黄解》)

案2 一六岁幼童患脾风,饮食下咽,移时即吐出,投以逐寒荡惊汤不效。因思此方当以胡椒为主药,在药房中为罕用之品,或陈而减力。俾于食料铺中另买此味,且加倍用二钱,与诸药同煎服。一剂即将寒痰冲开,可以受食。继服加味理中地黄汤(熟地五钱,焦白术三钱,当归、党参、炙黄芪、补骨脂、酸枣仁、枸杞子各二钱,炮姜、山茱萸、炙甘草、肉桂各一钱,生姜三片,红枣三枚,胡桃二个打碎为引;灶心土二两,煮水煎药;取浓汁一茶杯加附子五分,煎水掺入,量小儿大小,分数次灌之;如咳嗽不止者加罂粟壳、金樱子各一钱,如大热不退者加生白芍一钱,泄泻不止者去当归加丁香七粒。编者注),数剂痊愈。(《医学衷中参西录·论脾风治法》)

案3　族侄荫棻六岁时,曾患此证(指慢惊风)。饮食下咽,胸膈格拒,须臾吐出。如此数日,昏睡露睛,身渐发热。投以逐寒荡惊汤原方(胡椒、炮姜、肉桂各一钱,丁香十粒,共为细末,以灶心土三两煮汤,频频灌之;以胡椒为君,若遇寒痰结胸之甚当用二钱,忌用陈胡椒。编者注),尽剂未吐。欲接服加味理中地黄汤,其吐又作。恍悟,此药取之乡间小药坊,其胡椒必陈。且只用一钱,其力亦小。遂于食料铺中,买胡椒二钱,炮姜、肉桂、丁香,仍按原方,煎服一剂。而寒痰开豁,可以受食。继服加味理中地黄汤(熟地五钱,焦白术三钱,当归、党参、炙黄芪、补骨脂、酸枣仁、枸杞子各二钱,炮姜、山茱萸、炙甘草、肉桂各一钱,生姜三片,红枣三枚,胡桃二个打碎为引,灶心土二两,煮水煎药;取浓汁一茶杯加附子五分,煎水掺入,量小儿大小,分数次灌之;如咳嗽不止者加罂粟壳、金樱子各一钱,如大热不退者加生白芍一钱,泄泻不止去者当归加丁香七粒。编者注),一剂而愈。(《医学衷中参西录·治小儿风证方》)

痫　证

案1　邻村高鲁轩,邑之宿医也。甲午仲夏,忽来相访,言第三子年十三岁,于数日之间,痰涎郁于胸中,烦闷异常,剧时气不上达,呼吸即停,目翻身挺,有危在顷刻之状。连次用药,分毫无效,敢乞往为诊视,施以良方。时愚有急务未办,欲迟数点钟再去,彼谓此病已至极点,若稍迟延恐无及矣。于是遂与急往诊视,其脉关前浮滑,舌苔色白,肌肤有热,知其为温病结胸,其家自设有药房,俾用瓜蒌仁三两,炒熟捣碎,煎汤两茶盅,分两次温饮下,其病顿愈。

隔数日,其邻高姓童子,是愚表侄,亦得斯证,俾用新炒蒌仁三两,苏子五钱,煎服,亦一剂而愈。

盖伤寒下早成结胸,温病未经下亦可成结胸,有谓瓜蒌力弱,故小陷胸汤中必须伍以黄连、半夏始能建功者,不知瓜蒌力虽稍弱,重用之则转弱为强,是以重用至四两,即能随手奏效,挽回人命于顷刻也。(《医学衷中参西录·栝蒌解》)

案2 一童子年十一二,咽喉溃烂。医者用吹喉药吹之,数日就愈。忽然身挺,四肢搐搦,不省人事,移时始醒,一日数次。诊其脉甚迟濡。询其心中,虽不觉凉,实畏食凉物。其呼吸似觉短气。时当仲夏,以童子而畏食凉,且征以脉象病情,其为寒痰凝结,瘀塞经络无疑。投以《伤寒论》白通汤(干姜一两、附子一枚、葱白四茎。编者注),一剂痊愈。(《医学衷中参西录·治小儿风证方》)

案3 一小儿,生后数日即抽绵风。一日数次,两月不愈。为拟此方(定风丹:生乳香三钱、生没药三钱、朱砂一钱、蜈蚣大者一条、全蝎一钱,共为细末,每小儿哺乳时,用药分许,置其口中,乳汁送下,一日服五次。主治初生小儿绵风,逐日抽掣,绵绵不已,亦不甚剧。编者注),服药数日而愈。所余之药,又治愈小儿三人。此方以治小儿绵风或惊风,大抵皆效。而能因证制宜,再煮汤剂以送服此丹,则尤效(《治小儿风证方·定风丹》也录有本案。编者注)。(《医学衷中参西录·蜈蚣解》)

案4 又治一沈阳县乡间童子,年七八岁,夜间睡时骚扰不安,似有抽掣之状,此亦痫风也,亦治以此丸(即愈痫丹:硫化铅、生赭石、芒硝各二两,朱砂、青黛、白矾各一两,黄丹五钱,共为细末,复用生怀山药四两为细末,焙熟,调和诸药中,炼蜜为丸,二钱重。当空心时,开水送服一丸,日两次。编者注),服至四十丸痊愈。(《医学衷中参西录·论治痫疯》)

痉　病

壬戌季秋,有奉天北陵旁艾姓孺子患痉证,一日数发,其发时痉挛甚剧,知觉全无,来院求为诊治。脉象数而有力,左部尤甚,右部兼有浮滑之象。知其肝有积热，胃有痰饮，又兼受外感之热以激动之，则痰火相并上冲，扰其脑部而发痉也，与以臭素加里三瓦，作三次服，为一日之量。又为疏方用：

生石膏二两，生杭芍八钱，连翘三钱，薄荷叶钱半。

煎汤两盅，分三次饮下。每服臭素加里一次，即继服汤药一次。一日夜间，病未反复。翌晨再诊，脉已和平。又与以西药一瓦，将汤药煎渣再服，病遂痊愈。（《医学衷中参西录·论小儿痉病治法》）

黄　疸

戊午仲秋，愚初至奉天，有小北门里童子朱文奎者，年十三岁，得黄疸证月余，服药无效，浸至不能饮食，其脉甚沉细，治以此散（硝石矾石散方：硝石、矾石等分为散，大麦粥汁和服一钱，日三服，主治黄疸。编者注）。为其年幼，一次止服六分。旬日病愈，而面目犹微黄。改用生山药、生薏米各八钱，茯苓三钱，连服数剂痊愈。（《医学衷中参西录·治黄疸方》）

瘫　痪

案 1　偶有邻村王姓童子，年十二三岁，忽晨起半身不能动转，其家贫无钱购药，赠以自制半夏，俾为末每服钱半，用生姜煎汤送下，日两次，约服二十余日，其病竟愈。盖以自制半夏辛味犹存，不但能利痰，实有开风寒湿痹之力也。（《医学衷中参西录·半夏解》）

案 2　王姓童子，十二三岁，于晨起忽左半身手足不遂，知其为痰瘀经络，致气血不能流通也。时蓄有自制半夏若干，及所采河北盐山武帝台旋覆花若干，先与以自制半夏，俾为末徐徐服之，服尽六两病愈弱半，继与以武帝台旋覆花，俾其每用二钱半，煎汤服之,日两次,旬日痊愈。盖因其味咸而兼辛,则其利痰开瘀之力当益大,是以用之有捷效也。夫咸而兼辛之旋覆花,原为罕有之佳品,至其味微咸而不甚苦者,药房中容或有之,用之亦可奏效。若并此种旋覆花亦无之,用此方时,宜将方中旋覆花减半,多加赭石数钱,如此变通其方亦权可奏效也。

或问:人之呼吸惟在肺中,旋覆代赭石汤证,其痞硬在于心下,何以妨碍呼吸至噫气不除乎?

答曰:肺者发动呼吸之机关也,至呼吸气之所及,非仅在于肺也,是以肺管有分支下连于心,再下则透膈连于肝,再下则由肝连于包肾之脂膜以通于胞室(胞室男女皆有),是以女子妊子其脐带连于胞室,而竟能母呼子亦呼,母吸子亦吸,斯非气能下达之明征乎?由斯知心下痞硬,所阻之气虽为呼吸之气,实自肺管分支下达之气也。(《医学衷中参西录·太阳病旋覆花代赭石汤证》)

血证/衄血

案1 岁在壬寅,训蒙于邑北境刘仁村庄,愚之外祖家也。有学生刘玉良者,年十三岁,一日之间,衄血四次,诊其脉甚和平,询其心中不觉凉热。为衄血之证,热者居多,且以童子少阳之体,时又当夏令,遂略用清凉止血之品,衄益甚,脉象亦现微弱。知其胃气因寒不降,转迫血上溢而为衄也投以温降汤(白术三钱、清半夏三钱、生山药六钱、干姜三钱、生赭石六钱、生杭芍二钱、川厚朴钱半、生姜二钱,主治吐衄,脉虚濡而迟,饮食停滞胃口不能消化。编者注)一剂即愈(《论吐血、衄血证间有因寒者》中也录有本案。编者注)。(《医学衷中参西录·干姜解》)

案2 一童子,年十三,从愚读书。一日之间衄血四次。诊其脉甚和平,询之亦不觉凉热。为此证热者居多,且以童子少阳之体,时又当夏令,遂略用清凉止血之品,衄益甚,脉象亦现微弱,遂改用此汤(温降汤:白术二钱、清半夏三钱、生山药六钱、干姜三钱、生代赭石六钱、生白芍二钱、厚朴一钱半、生姜二钱。主治因凉而胃气不降之吐衄脉虚濡而迟,饮食停滞胃口不能消化,以温补开通之药,降其胃气,而止血。编者注),一剂而愈。(《医学衷中参西录·治吐衄方》)

血证/吐血

案1 本邑留坛庄高姓童子,年十四五岁,吐血甚剧,医治旬日无效,势甚危急。仓猝遣人询方,俾单用三七末一两,分三次服下,当日服完其血立止。(《医学衷中参西录·三七解》)

案2 一童子年十三四,吐血数日不愈,其吐之时,多由于咳嗽。诊其脉甚迟濡,右关尤甚。疑其脾胃虚寒,不能运化饮食,询之果然。盖吐血之证,多由于胃气不降。饮食不能运化,胃气即不能下降。咳嗽之证,多由于痰饮入肺;饮食迟于运化,又必多生痰饮,因痰饮而生咳嗽,因咳嗽而气之不降者,更转而上逆,此吐血之所由来也。为拟此汤(温降汤:白术二钱、清半夏三钱、生山药六钱、干姜三钱、生代赭石六钱、生白芍二钱、厚朴一钱半、生姜二钱。主治因凉而胃气不降之吐衄脉虚濡而迟,饮食停滞胃口不能消化,以温补开通之药,降其胃气,而止血。编者注),一剂血止,数剂咳嗽亦愈(《论吐血、衄血证间有因寒者》《干姜解》中均录有本案。编者注)。(《医学衷中参西录·治吐衄方》)

案3 一童子年十四,陡然吐血,一昼夜不止,势甚危急,其父通医学,自设有药房亦束手无策。时愚应其邻家延请,甫至其村,急求为诊视。其脉洪长,右部尤重按有力,知其胃气因热不降,血随逆气上升也。为拟此汤(寒降汤:生代赭石六钱、清半夏三钱、瓜蒌仁四钱、生白芍四钱、竹茹三钱、牛蒡子三钱、甘草一钱半。治吐血、衄血,脉洪滑而长,或上入鱼际,此因热而胃气不降也,以寒凉重坠之药,降其胃气则血止矣。编者注),一剂而愈,又服一

剂,脉亦和平。(《医学衷中参西录·治吐衄方》)

大气下陷

一童子年十三四,心身俱觉寒凉,饮食不化,常常短气,无论服何热药,皆分毫不觉热。其脉微弱而迟,右部兼沉。知其心肺阳分虚损,大气又下陷也。为制此汤(回阳升陷汤:生黄芪八钱、干姜六钱、当归四钱、桂枝三钱、甘草一钱;主治心肺阳虚,大气又下陷,症见心冷、背紧、恶寒,常觉短气。编者注),服五剂,短气已愈,身心亦不若从前之寒凉。遂减桂枝之半,又服数剂痊愈。俾停药,日服生硫黄分许,以善其后。(《医学衷中参西录·治大气下陷方》)

疟 病

奉天商埠局旁吕姓童子,年五岁,于季夏初旬,周身发热,至下午三句钟时,忽又发凉,须臾凉已,其热愈烈,此温而兼疟也。彼治于东人所设南满医院,东医治以金鸡纳霜,数日病不少减。盖彼但知治其间歇热,不知治其温热,其温热不愈,间歇热亦不愈。及愚视之,羸弱已甚,饮水服药辄呕吐,大便数日未行,脉非洪大,而重按有力。知其阳明之热已实,其呕吐者,阳明兼少阳也。为兼少阳,所以有疟疾。为拟方:

生石膏三两、生赭石六钱、生山药六钱、碎竹茹三钱、甘草三钱。

煎汤一盅半,分三次温饮下。将药饮完未吐,一剂大热已退,大便亦通。至翌日复作寒热,然较轻矣。投以硫酸规泥涅二分强,分三次用白糖水送下,寒热亦愈。(《医学衷中参西录·临证随笔》)

出　疹

案 1　丙寅季春,愚因应友人延请,自沧来津。有河东俞姓童子病温兼出疹,周身壮热,渴嗜饮水,疹出三日,似靥非靥,观其神情,恍惚不安,脉象有力,摇摇而动,似将发痉。为开白虎汤加羚羊角钱半。药未及煎,已抽搐大作。急煎药服下,顿愈。(《医学衷中参西录·论小儿痉病治法》)

案 2　沧州中学书记张雅曾,河西纪家屯人,来院询方,言其家有周岁小儿出疹,延医调治数日,其疹倒靥皆黑斑,有危在旦夕之势,不知尚可救否。细询之,知毒热内陷,为开羚羊角一钱及玄参、花粉、连翘各数钱,俾将羚羊角另煎汤半茶盅,与余三味所煎之汤兑服,一剂而愈。(《医学衷中参西录·羚羊角辨》)

案 3　奉天北关友人,朱贡九之哲嗣文治,年五岁。于庚申立夏后,周身壮热,出疹甚稠密,脉甚洪数,舌苔白厚,知其疹而兼瘟也。欲以凉药清解之,因其素有心下作疼之病,出疹后,贪食鲜果,前一日犹觉疼,又不敢投以重剂。遂勉用:

生石膏、玄参各六钱,薄荷叶、蝉蜕各一钱,连翘二钱。

晚间服药,至翌日午后视之,其热益甚,喉疼,气息甚粗,鼻翅煽动,且自鼻中出血少许,有烦躁不安之意。愚不得已,重用生石膏三两,玄参、麦冬(带心)各四钱,仍少佐以薄荷叶、连翘诸药。俾煎汤二茶盅,分三次温饮下。至翌日视之,则诸证皆轻减矣。然余热犹炽,而大便虽行一次,仍系燥粪。询其心犹发热,脉仍有力。遂于凉解药中,仍用生石膏一两,连服两剂,壮热始退。继用凉润清解之剂调之痊愈。

按:此证初次投以生石膏、玄参各六钱,其热不但不退而转见增加,则石膏之性原和平,确非大凉可知也。至其证现种种危象,而放胆投以生石膏三两,又立能挽回,则石膏对于有外感实热诸证,直胜金丹可知。此证因心下素有疼病,故石膏、玄参初止用六钱。若稍涉游移,并石膏、玄参亦不敢用,再认定疹毒,宜托之外出而多用发表之品,则翌日现证之危险,必更加剧,即后投以大剂凉药,亦不易挽回也。目睹耳闻,知孺子罹瘟疹之毒,为俗医药误者甚多。故于记此案时,而再四详为申明。瘟疫之证,虽宜重用寒凉,然须谨防其泄泻。若泄泻,则气机内陷,即无力托毒外出矣。是以愚用大剂寒凉,治此等证时,必分三四次徐徐温服下,俾其药力长在上焦,及行至下焦,其寒凉之性已为内热所化,自无泄泻之弊。而始终又须以表散之药辅之,若薄荷、连翘、蝉蜕、僵蚕之类,则火消毒净,疹愈之后亦断无他患矣。至若升麻、羌活之药,概不敢用(《石膏解》中也录有本案。编者注)。(《医学衷中参西录·治瘟疫瘟疹方》)

案4 奉天大南关烧锅胡同刘世忱之幼女,年五岁,周身发热,上焦燥渴,下焦滑泻,迁延日久,精神昏愦,危至极点,脉象数而无力,重诊即无。为疏方用:

生怀山药一两,滑石八钱,连翘、生杭芍、甘草各三钱,蝉蜕、羚羊角各一钱半。

煎汤一盅半,分三次温服下,周身发出白痧,上焦烦渴,下焦滑泻皆愈。(《医学衷中参西录·治幼年温热证宜预防其出痧疹》)

案5 奉天海关税局文牍陈南雅之女,年六七岁,疹后旬余灼热不退,屡服西药不效。后愚视之,脉象数而有力,知其疹毒之余热未清也。俾单用羚羊角一钱,煎汤饮之,其热顿愈。(《医学衷中参西录·羚羊角辨》)

案6 奉天同善堂(省立慈善总机关)堂长王熙春之幼女,年五岁,因出疹倒靥过急,毒火内郁,已过旬日,犹大热不止,其形体病久似弱,而脉象确有实热,且其大便干燥,小便黄赤,知非轻剂所能治愈。将为疏方,熙春谓孺子灌药实难,若用好吃之药,令其自服则尤善矣。于斯为开羚羊角二钱,生石膏二两,煎汤一大盅,俾徐徐饮下。连服两剂痊愈。(《医学衷中参西录·羚羊角辨》)

案7 奉天小北门里淡泊胡同,友人朱贡九之幼女,年五岁,出疹次日即靥,精神骚扰不安,自言心中难受。遂用连翘、蝉蜕、薄荷叶、金银花诸药表之,不出。继用羚羊角二钱煎汤饮之,其疹复出。又将羚羊角渣重煮两次饮之,痊愈。由此可知其表疹外出之力,迥异于他药也。(《医学衷中参西录·羚羊角辨》)

案8 壬申正月中旬,长男荫潮两臂及胸间肉皮微发红,咽喉微疼,疑将出疹,又强被友人挽去,为治小儿发疹。将病治愈,归家途中又受感冒,遂觉周身发冷,心中发热。愚适自津还籍,俾用生石膏细末一两,煎汤送服阿司匹林一瓦。周身得汗,发冷遂愈,心中之热亦轻,皮肤则较前益红。迟半日又微觉发冷,心中之热更增剧,遂又用生石膏细末二两,煎汤送服阿司匹林半瓦。服后微解肌,病又见愈。迟半日仍反复如故,且一日之间下大便两次,知其方不可再用。时地冻未解,遣人用开冻利器,剖取鲜茅根六两,煎汤一大碗,分三次服,每次送服阿司匹林三分瓦之一。服后未见汗而周身出疹若干,病愈十分之八九,喉已不疼。隔两日觉所余之热又渐增重,且觉头目昏沉,又剖取鲜茅根八两,此时因其热增,大便已实,又加生石膏两半,共煎汤一大碗,仍分三次送服阿斯匹林如前。上半身又发出白㾴若干,病遂痊愈。观此可知此三药并用之妙,诚可代羚羊角矣,后返津时,值瘟疹流行,治以此方,皆随手奏效。(《医学衷中参西录·羚羊角辨》)

案9 壬寅之岁,曾训蒙于邑之北境刘仁村,愚之外祖家也。季春夜半,表弟刘铭轩叩门求方,言其子(年六岁)于数日间出疹,因其苦于服药,强与之即作呕吐,所以未求诊视,今夜忽大喘不止,有危在顷刻之势,不知还可救否。遂与同往视之,见其不但喘息迫促,且精神恍惚,肢体骚扰不安,脉象摇摇而动,按之无根,其疹出第三日即靥,微有紫痕,知其毒火内攻,肝风已动也。因思熄风、清火,且托毒外出,惟羚羊角一味能兼擅其长,且色味俱无,煎汤直如清水,孺子亦不苦服。幸药房即在本村,遂急取羚羊角三钱煎汤,视其服下,过十余分钟即安然矣。其舅孙宝轩沧州名医也,翌日适来省视,见愚所用羚羊角方,讶为仙方。其实非方之仙,乃药之良也(《治瘟疫瘟疹方》也录有本案。编者注)。

天津特别三区三马路俞孚尹之幼子,年四岁,出疹三日,似靥非靥,周身壮热,渴嗜饮水,其精神似有恍惚不稳之意,其脉象有力,摇摇而动。恐其因热发痉,为开清热托毒之方,加羚羊角一钱以防其发痉。购药至,未及煎而痉发,且甚剧,遂将羚羊角与诸药同时各煎,取汤混和,连连灌下,其痉即愈。又将其方去羚羊角,再煎服一剂,痉愈。(《医学衷中参西录·羚羊角辨》)

案 10 天津许姓学生,年八岁,于庚申仲春出疹,初见点两日即靥。家人初未介意。迟数日,忽又发热。其父原知医,意其疹毒未透,自用药表之,不效。延他医治疗亦无效,偶于其友处见拙著《衷中参西录》,遂延为诊视。其脉象细数有力,肌肤甚热,问其心中亦甚热。气息微喘,干咳无痰,其咽喉觉疼,其外咽喉两旁各起疙瘩大如桃核之巨者,抚之则疼,此亦疹毒未透之所致也。且视其舌苔已黄,大便数日未行,知其阳明腑热已实,必须清热与表散之药并用方能有效。遂为疏方:鲜茅根半斤,生石膏二两,西药阿司匹林一瓦半。先将茅根、石膏水煮四五沸,视茅根皆沉水底,其汤即成,取清汤一大碗,分三次温饮下,每饮一次,送服阿司匹林半瓦。初次饮后,迟两点钟再饮第二次。若初服后即出汗,后二次阿司匹林宜少用。如法将药服完,翌日视之,上半身微见红点,热退强半,脉亦较前平和,喉疼亦稍轻,其大便仍未通下。遂将原方茅根改用五两,石膏改用两半,阿司匹林改用一瓦,仍将前二味煎汤分三次送服阿司匹林。服后疹出见多,大便通下,表里之热已退十之八九,咽喉之疼又轻,惟外边疙瘩则仍旧。愚恐其所出之疹仍如从前之靥急,俾每日用鲜茅根四两以之煮汤当茶饮,又用金银花六钱,甘草三钱,煎汤一大杯,分三次温服,每次送梅花点舌丹一丸。如此四日,疙瘩亦消无芥蒂矣。(《医学衷中参西录·详论猩红热治法》)

案 11 一六七岁幼女,病温半月不愈。其脉象数而有力,肌肤热而干涩,其心甚烦躁,辗转床上不能安卧。疑其病久阴亏,不堪外感之灼热,或其痧疹之毒伏藏未能透出,是以其病之现状若斯。问其大便,三日未行。投以大剂白虎加人参汤,以生山药代粳米,又为加连翘二钱,蝉蜕一钱,煎汤两盅,分数次温饮下。连服两剂,大便通下,大热已退,心中仍骚扰不安。再诊其脉,已还浮分。疑其余热可作汗解,遂用阿司匹林一瓦和白糖冲水服之,周身得微汗,透出白疹若干,病遂愈。(《医学衷中参西录·详论猩红热治法》)

案 12　一六岁孺子,出疹三四日间,风火内迫,喘促异常。单投以羚羊角三钱,须臾喘止,其疹自此亦愈。夫疹之毒热,最宜表散清解,乃至用他药表散清解无功,势已垂危,而单投以一味羚羊角,即能挽回,其最能清解而兼能表散可知也,且其能避蛊毒,《神农本草经》原有明文。疫病发斑,皆挟有毒疠之气也。(《医学衷中参西录·治瘟疫瘟疹方》)

案 13　愚初来津时,原在陆军为医正,未尝挂牌行医。时有中学教员宋志良君,其两儿一女皆患猩红热,延医治疗无效。因其素阅拙著《衷中参西录》,遂造寓恳求为之诊治。即按以上诸法为之次第治愈。其女年方九岁,受病极重,周身肌肤皆红。细审之,为所出之疹密布不分个数。医者见之,谓凡出疹若斯者,皆在不治之例,志良亦深恐其不治。愚曰:此勿忧,放胆听吾用药,必能挽救,不过所用之白虎汤中分量加重耳。方中所用之生石膏自三两渐加至六两(皆一剂分作数次服),始完全将病治愈。(《医学衷中参西录·详论猩红热治法》)

瘾　疹

邻村生员李子咸先生之女,年十四五,感冒风热,遍身疹瘾,烦渴滑泻,又兼喘促,其脉浮数无力。愚踌躇再四,他药皆不对证,亦重用生山药、滑石,佐以白芍、甘草、连翘、蝉蜕,两剂诸病皆愈。

盖疹瘾最忌滑泻,滑泻则疹毒不能外出,故宜急止之。至连翘、蝉蜕,在此方中不但解表,亦善治疹瘾也。(《医学衷中参西录·山药解》)

脑 疽

赵海珊之侄,年六岁,脑后生疮,漫肿作疼,继而头面皆肿,若赤游丹毒,继而作抽掣,日甚一日,浸至周身僵直,其目不能合,亦不能瞬,气息若断若续,呻吟全无。其家人,亦以为无药可治,待时而已。阅两昼夜,形状如旧,时灌以勺水,似犹知下咽,因转念或犹可治。而彼处医者,又皆从前延请,而屡次服药无效者也。其祖父素信愚,因其向患下部及两腿皆肿,曾为治愈。其父受瘟病甚险,亦舁至院中治愈,遂亦舁之来院,求为诊治。其脉洪数而实,肌肤发热。知其夹杂瘟病,阳明腑证已实,势虽垂危,犹可挽回也。遂用生石膏细末四两,以蒸汽水煮汤四茶杯,徐徐温灌之,用十二时剂尽,脉见和缓,微能作声。又用阿司匹林瓦半,仍以蒸汽水所煎石膏汤,分五次送下,限一日夜服完。服至末二次,皆周身微见汗,其精神稍明了,肢体能微动。从前七八日不食,且不大便,至此少进食,大便亦通下矣。自此用生山药细末二三钱,煮作茶汤,调以白蔗糖,送服阿司匹林三分瓦之一,日两次,若见有热,又间饮蒸汽水所煮石膏汤。又用蜂蜜调黄连末,少加薄荷冰,敷其头面肿处,生肌散敷其疮破处。如此调养数日,病势皆减退,可以能言。其左边手足,仍不能动,试略为屈伸,则疼不能忍。细验之,关节处皆微肿,按之亦觉疼,知其关节之间,因热生炎也。遂又用鲜茅根煎浓汤,调以白蔗糖,送服阿司匹林半瓦,日两次。俾服药后,周身微似有汗,亦间有不出汗之时,俾关节中之炎热,徐徐随发表之药透出。又佐以健补脾胃之药,俾其多进饮食。如此旬余,左手足皆能运动,关节处皆能屈伸。以后饮食复常,停药勿服,静养半月,行动如常矣。此证,共用生石膏三斤,阿司匹林三十瓦,始能完全治愈。愚用阿司匹林治急性关节肿疼者已多次,为此证最险,故详记之(《石膏解》中也录有本案。编者注)。
(《医学衷中参西录·治气血郁滞肢体疼痛方》)

瘰　疬

友人之女,年五岁。项间起瘰疬数个,年幼不能服药,为制此药(消瘰膏:生半夏一两、生穿山甲三钱、生甘遂一钱、生马钱子剪碎四钱、皂角三钱、血竭二钱。上药前五味,用香油煎枯去渣,加黄丹收膏,火候到时将血竭研细搀膏中熔化和匀,随疮大小摊作膏药;临用时每药一帖加麝香少许,消瘰疬。编者注),贴之痊愈。
(《医学衷中参西录·治疮科方》)

梅　毒

案 1　奉天一宦家公子,有遗传性梅毒,年六岁不能行,遍身起疮若小疖,愈而复发,在大连东人医院住近一年不愈。后来院求治,其身体羸弱,饮食甚少,先用药理其脾胃,俾能饮食,渐加以解毒之药,若金银花、连翘、天花粉诸品,身体渐壮,疮所发者亦渐少。然毒之根蒂仍未除也,遂将洗髓丹(轻粉二钱、红粉一钱、露蜂房如拳大一个、核桃十个,主治杨梅疮毒蔓延周身。编者注)五分许研细,开水调服,三日服一次,仍每日服汤药一剂。后将洗髓丹服至十次,疮已不发。继又服汤药月余,兼用滋阴补肾之品,每剂中有核桃仁三个,取其能健胃也,从此遂能步履行动如常童矣。
(《医学衷中参西录·答人疑洗髓丹中轻粉红粉性过猛烈》)

案 2　一郝姓小孩,因食乳传染,咽喉溃烂,至不能进食,肛门亦甚溃烂,其肠胃之溃烂可知。其父为奉天师范学校教员,来院细言其病状,问还有救否?

答曰:果信用余方,仍能救。遂与以洗髓丹(轻粉二钱、红粉一钱、露蜂房如拳大一个、核桃十个,主治杨梅疮毒蔓延周身。编者注)六粒,俾研细,水调服三次,痊愈。(《医学衷中参西录·答人疑洗髓丹中轻粉红粉性过猛烈》)

外　伤

戊辰冬,本镇有吴姓幼童,年六岁,由牛马厂经过,一牛以角牴入幼童口中,破至耳边,血流不止,幼童已死。此童无祖无父,其祖母及其母闻之,皆吓死。急迎为挽救。即取食盐炒热熨丹田,用妙化丹(火硝八两、皂矾二两、明雄黄一两、辰砂三钱、冰片二钱,主治外伤甚重,其人呼吸已停,或因惊吓而猝然闷觉,甚至气息已断,急用此丹一厘,点大眼角,再用三分,以开水吞服。其不知者,开水冲药灌之,须臾即可苏醒。编者注)点大眼角,幼童即活。再用妙化丹点其祖母及其母大眼角,须臾亦活。再用灰锰氧将幼童内外洗净,外以胶布贴之,加绑扎,内食牛乳。三日后视之,已生肌矣。又每日用灰锰氧冲水洗之,两旬痊愈,愈后并无疤痕。(《医学衷中参西录·外伤甚重救急方》)

胬肉攀睛

奉天都护王六桥之孙女,年五六岁,患眼疾。先经东医治数日不愈,延为诊视。其两目胬肉长满,遮掩目睛,分毫不露,且疼痛异常,号泣不止。遂单用羚羊角二钱,俾急煎汤服之。时已届晚九点钟,至夜半已安然睡去,翌晨胬肉已退其半。又煎渣服之,痊愈。盖肝开窍于目,羚羊角性原属木,与肝有同气相求之妙,故善入肝经以泻其邪热,且善伏肝胆中寄生之相火,为眼疾有热者无上妙药。(《医学衷中参西录·羚羊角辨》)

喉　蛾

　　沧州兴业布庄刘耀华之幼子,甫周岁,发生扁桃体炎喉证,不能食乳,剧时有碍呼吸,目睛上翻。急用羚羊角一钱,煎汤多半杯,灌下,须臾呼吸通顺,食乳如常。(《医学衷中参西录·羚羊角辨》)

第四章 外科医案

疒 腮

案 1 本村刘氏女,颔下起时毒甚肿硬,抚之微热,时愚甫弱冠,医学原未深造,投药两剂无甚效验。后或授一方,用壁上全蝎七个,焙焦为末,分两次用黄酒送下,服此方三日,其疮消无芥蒂。盖墙上所得之蝎子,未经盐水浸腌,其力浑全,故奏效尤捷也。
(《医学衷中参西录·蝎子解》)

案 2 一人年三十余,初则感冒发颐,数日额下颈项皆肿,延至膺胸渐肿而下。其牙关紧闭。惟自齿缝可进稀汤,而咽喉肿疼又艰于下咽。延医调治,服清火解毒之药数剂,肿势转增。时当中秋节后,淋雨不止,因病势危急,冒雨驱车迎愚。既至见其额下连项壅肿异常,状类时毒,抚之硬而且热,色甚红,纯是一团火毒之气,下肿已至心口,自牙缝中进水半口,必以手掩口,十分努力始能下咽,且痰涎壅滞胸中,上至咽喉,并无容水之处,进水少许必换出痰涎一口,且觉有气自下上冲,常作呃逆,连连不止。诊其脉洪滑而长,重按有力,兼有数象。愚谓病家曰:此世俗所称虾蟆瘟也。毒热炽盛,盘踞阳明之腑,若火之燎原,必用生石膏清之乃可缓其毒热之势。从前医者在座,谓曾用生石膏一两,毫无功效。愚曰:石膏乃微寒之药,《本经》原有明文,如此热毒,仅用两许,何能见效?遂用生石膏四两,清半夏四钱,金线重楼三钱,连翘、蝉蜕各一钱,煎服后,觉药停胸何不下,其热与肿似有益增之势,知其证兼结胸,火热无下行之路,故益上冲也。幸药坊即在本村,复急取生石膏四两,赭石三两,又煎汤徐徐温饮下,仍觉停于胸间。又急取赭石三两,蒌仁二两,芒硝八钱,又煎汤饮下,胸间仍不开通。此时咽喉益肿,再饮水亦不能下。病家惶恐无措,愚晓之曰:我所以亟亟连次用药者,正为此病肿势浸长,恐稍迟缓则药不能进。今其胸中既贮如许多药,断无不下行之理。药下行则结开便通,毒火随之下降,而上焦之肿热必消矣。时当晚十点钟,至夜半觉药力下行,黎明下燥粪数枚,上焦肿热觉轻,水浆可进,晨饭时牙关亦微开,服茶汤一碗。午后肿热又渐增,抚其胸热犹烙手,脉仍洪实,意其燥结必未尽下,遂投以大黄四钱,芒硝五钱,又下燥粪兼有油粪,病遂大愈,而肿处之硬者仍不甚消,胸间抚之犹热,脉象亦仍有余热,又用生石膏三两,温饮下,金银花、连翘、金线重楼各数钱,煎汁一大碗,分数次温饮下,三日痊愈。(《医学衷中参西录·治瘟疫瘟疹方》)

　　案3　乙丑孟夏末旬,愚寝室窗上糊纱一方以透空气,夜则以窗帘障之。一日寝时甚热,未下窗帘。愚睡正当窗,醒时觉凉风扑面袭入右腮,因睡时向左侧也。至午后右腮肿疼,知因风袭,急服西药阿司匹林汗之。乃汗出已透,而肿疼依然。迟至翌晨,病又加剧,手按其处,连牙床亦肿甚,且觉心中发热。于是连服清火、散风、活血消肿之药数剂。心中热退,而肿疼仍不少减,手抚之肌肤甚热。遂用醋调大黄细末屡敷其上,初似觉轻,迟半日仍无效,转觉其处畏凉。因以热水沃巾熨之,又见轻,乃屡熨之,继又无效。因思未受风之先,头面原觉发热,遽为凉风所袭,则凉热之气凝结不散。因其中凉热皆有,所以乍凉之与热相宜则觉轻,乍热之与凉相宜亦觉轻也。然气凝则血滞肿疼,久不愈必将化脓。遂用山甲、皂刺、乳香、没药、粉草、连翘诸药迎而治之。服两剂仍分毫无效,浸至其疼彻骨,夜不能眠。踌躇再四,恍悟三七外敷,善止金疮作疼,以其善化瘀血也,若内服之,亦当使瘀血之聚者速化而止疼。遂急取三七细末二钱服之,约数分钟其疼已见轻,逾一句钟即疼愈强半矣。当日又服两次,至翌晨已不觉疼,肿亦见消。继又服两日,每日三次,其肿消无芥蒂。(《医学衷中参西录·论三七有殊异之功能》)

口 角 生 疔

愚堂侄女于口角生疔,疼痛异常,心中忙乱。投以清热解毒药不效,脉象沉紧,大便三日未行。恍悟寒温之证,若脉象沉洪者,可用药下之,以其热在里也。今脉象沉紧,夫紧为有毒,紧而且沉,其毒在里可知。律以寒温脉之沉洪者可下其热,则疔毒脉之沉紧者当亦可下其毒也,况其大便三日未行乎。遂为疏方:

大黄、天花粉各一两,皂刺四钱,穿山甲、乳香、没药各三钱,薄荷叶一钱,全蜈蚣三大条。

煎服一剂,大便通下,疼减心安。遂去大黄,又服一剂痊愈。(《医学衷中参西录·论治疔宜重用大黄》)

对 口 疮

一妇人,年五十许。脑后发一对口疮。询方于愚,时初拟出活络效灵丹方(当归五钱、丹参五钱、生乳香五钱、生没药五钱;主治气血凝滞,痃癖癥瘕,心腹疼痛,腿疼臂疼,内外疮疡,一切脏腑积聚,经络湮淤。编者注),即书而予之,连服十剂痊愈。(《医学衷中参西录·治气血郁滞肢体疼痛方》)

臂 上 疔 毒

奉天陆军次长韩芳辰之太夫人,年六十余,臂上生疔毒,外科不善治疗,致令毒火内攻,热痰上壅,填塞胸臆,昏不知人。时芳辰督办奉天兵工厂,有东医数人为治,移时不愈,气息益微。延为诊视,知系痰厥。急用硼砂五钱,煮至融化,灌下三分之二,须臾呕出痰涎若干,豁然顿醒。而患处仍肿疼,其疔生于左臂,且左脉较右脉洪紧,知系肝火炽盛,发为肿毒也。遂投以清火解毒之剂,又单将羚羊角二钱煎汤兑服,一剂而愈。(《医学衷中参西录·羚羊角辨》)

乳胁疮疡

一少妇左胁起一疮,其形长约五寸,上半在乳,下半在肋,皮色不变,按之甚硬而微热于他处。延医询方,调治两月不效,且渐大于从前。后愚诊视,阅其所服诸方,有遵林屋山人治白疽方治者,有按乳痈治者,愚晓病家曰:此证硬而色白者阴也,按之微热者阴中有阳也,统观所服诸方,有治纯阴纯阳之方,无治半阴半阳之方,勿怪其历试皆不效也。亦俾用活络效灵丹(当归五钱、丹参五钱、生乳香五钱、生没药五钱;主治气血凝滞,疬癖癥瘕,心腹疼痛,腿疼臂疼,内外疮疡,一切脏腑积聚,经络湮淤。编者注)作汤服之,数剂见消,服至三十剂,消无芥蒂。(《医学衷中参西录·乳香、没药解》)

上脘疮疡

一人,当上脘处发疮,大如核桃,破后调治三年不愈。疮口大如钱,觉自内溃烂,循胁渐至背后,每日自背后以手排挤至疮口,流出脓水若干。求治于愚,自言自患此疮后,三年未尝安枕,强卧片时,即觉有气起自下焦上逆冲心。愚曰:此即汝疮之病根也。俾用生芡实一两,煮浓汁送服生赭石细末五钱,遂可安卧。又服数次,彻夜稳睡。盖气上逆者,乃冲气之上冲,用赭石以镇之,芡实以敛之,冲气自安其宅也。继用拙拟活络效灵丹(当归五钱、丹参五钱、生乳香五钱、生没药五钱;主治气血凝滞,疬癖癥瘕,心腹

疼痛,腿疼臂疼,内外疮疡,一切脏腑积聚,经络湮淤。编者注),
加生黄芪、生赭石各三钱煎服,日进一剂,半月痊愈。(《医学衷中
参西录·治喘息方》)

脐 旁 痈

奉天陆军营长赵海珊君之封翁,年过六旬,在脐旁生痈,大径
三寸,五六日间烦躁异常,自觉屋隘莫容。其脉左关弦硬,右关洪
实,知系伏气之热与疮毒俱发也。问其大便数日未行,投以大剂
白虎汤加金银花、连翘、龙胆草,煎汤一大碗,徐徐温饮下,连服三
剂,烦躁与疮皆愈。(《医学衷中参西录·石膏生用直同金丹煅用
即同鸩毒说》)

腰 部 疮 疡

一人因抬物用力过度,腰疼半年不愈,忽于疼处发出一疮,
在脊梁之旁,微似红肿,状若覆盂,大径七寸。疮医以为腰疼半
年始发现此疮,其根蒂必深,不敢保好,转求愚为治疗(用内托生
肌散:生黄芪四两、甘草二两、乳香一两半、没药一两半、生杭芍
二两、天花粉三两、丹参一两半,主治瘰疬疮疡破后,气血亏损不
能化脓生肌,或其疮数年不愈,且不能敷药者。编者注),调治两
旬始愈详案载内托生肌散后。然使当腰初觉疼之时,亦服三七、土
鳖以开其瘀,又何至有后时之危险乎!(《医学衷中参西录·肢
体疼痛门》)

环 跳 部 疮 疡

丙寅季春,愚自沧州移居天津。有表侄刘骥如在津为德发米
庄经理,其右腿环跳穴处肿起一块,大如掌,按之微硬,皮色不变,

继则渐觉肿处骨疼,日益加重。及愚诊视时,已三阅月矣。愚因思其处正当骨缝,其觉骨中作疼者,必其骨缝中有瘀血也。俾日用三七细末三钱,分作两次服下。至三日,骨已不疼。又服数日,其外皮色渐红而欲腐。又数日,疮顶自溃,流出脓水若干,遂改用生黄芪、天花粉各六钱,当归、甘草各三钱,乳香、没药各一钱。连服十余剂,其疮自内生肌排脓外出,结痂而愈。

按: 此疮若不用三七托骨中之毒外出,其骨疼不已,疮毒内陷,或成附骨疽为不治之证,今因用三七,不但能托骨中之毒外出,并能化疮中之毒使速溃脓,三七之治疮,何若斯之神效哉!因恍悟愚之右腮肿疼时,其肿疼原连于骨,若不服三七将毒托出,必成骨槽风证无疑也。由此知凡疮之毒在于骨者,皆可用三七托之外出也。(《医学衷中参西录·论三七有殊异之功能》)

流　注

奉天高等师范书记张纪三,年三十余。因受时气之毒,医者不善为之清解,转引毒下行,自脐下皆肿,继又溃烂,睾丸露出,少腹出孔五处,小便时五孔皆出尿。中西医者皆以为不可治,遂舁之至院中求为治疗,惴惴惟恐不愈。愚晓之曰:此证尚可为,非多服汤药,俾其自内长肉以排脓外出不可。为疏方:

生黄芪、花粉各一两,乳香、没药、银花、甘草各三钱。

煎汤连服二十余剂。溃烂之处,皆生肌排脓外出,结疤而愈,始终亦未用外敷生肌之药。(《医学衷中参西录·黄芪解》)

瘰　疬

案1 沧州西河沿李氏妇,年二十余,因在西医院割瘰疬,住其院中,得伤寒证甚剧,西医不能治。延往诊视,其喘息迫促,脉数近七至,确有外感实热,而重诊无力,因其割瘰疬已至三次,屡次闻麻药,大伤气分故也,其心中觉热甚难支,其胁下疼甚。急用羚羊角二钱,煎一大盅,调入生鸡子黄三枚,服下,心热与胁疼顿止。继投以大剂白虎加人参汤,每剂煎汤一大碗,仍调入生鸡子黄三枚,分数次温服下,连服二剂痊愈。(《医学衷中参西录·羚羊角辨》)

案2 一少年,项侧起一瘰疬,大如茄,上连耳,下至缺盆,求医治疗,言服药百剂,亦不能保其必愈。而其人家贫佣工,为人耘田,不惟无钱买如许多药,即服之亦不暇。然其人甚强壮,饮食甚多,俾于每日三餐之时,先用饭汤送服煅牡蛎细末七八钱,一月之间消无芥蒂。然此惟身体强壮,且善饭者,可如此单服牡蛎,若脾胃稍弱者,即宜佐以健补脾胃之药,不然恐瘰疬未愈,而脾胃先伤,转致成他病也。(《医学衷中参西录·牡蛎解》)

案3 族侄女患此证(指瘰疬。编者注),治数年不愈。为制此方(消瘰丸:牡蛎十两、生黄芪四两、三棱二两、莪术二两、血竭一两、生乳香一两、生没药一两、龙胆草二两、玄参三两、浙贝母二两;上药共为细末,蜜丸桐子大,每服三钱,用海带五钱洗净切丝,煎汤送服,每日2次。主治瘰疬。编者注),服尽一料而愈。张氏分析消瘰丸方义时说,此方重用牡蛎、海带,以消痰软坚,为治瘰疬之主药,恐脾胃弱者,久服有碍,故用黄芪、三棱、莪术以开胃健脾三药并用能开胃健脾,十全育真汤下曾详言之,使脾胃强壮,自能运化药力,以达病所。且此证之根在于肝胆,而三棱、莪术善理肝胆之郁。此证之成,坚如铁石,三棱、莪术善开至坚之结。又佐以血竭、乳香、没药,以通气活血,使气血毫无滞碍,瘰疬自易消散也。而犹恐少阳之火炽盛,加胆草直入肝胆以泻之,玄参、贝母清肃肺金以镇之。且贝母之性,善于疗郁结利痰涎,兼主恶疮。玄参之性,《名医别录》谓其散颈下核,《开宝本草》谓其主鼠瘘,二药皆善消瘰疬可知。(《医学衷中参西录·治疮科方》)

癞　病

有锦州县署传达处戎宝亭患此证（指癞证。编者注），在其本地服药无效，来奉求为诊，服药六剂即愈。隔三年，其证陡然反复。先起自面上，状若顽癣，搔破则流黄水，其未破之处，皮肤片片脱落，奇痒难熬，歌哭万状。在其本处服药十余日，分毫无效，复来奉求为诊治。其脉象洪实，自言心中烦躁异常，夜间尤甚，肤愈痒而心愈躁，彻夜不眠，若再不愈，实难支持，遂为疏方用：蛇蜕四条，蝉蜕、僵蚕、全蝎、甘草各二钱，黄连、防风各三钱，天花粉六钱，大枫子十二粒，连皮捣碎。为其脉洪心躁，又为加生石膏细末两半。煎汤两茶盅，分两次温饮下，连服三剂，面上流黄水处皆结痂，其有旧结之痂皆脱落，瘙痒烦躁皆愈强半，脉之洪实亦减半。遂去石膏，加龙胆草三钱。服一剂，从前周身之似有似无者，其癞亦皆发出作瘙痒。仍按原方连服数剂，痊愈，愈后病人心甚感激。（《医学衷中参西录·论治癞》）

梅　毒

案1　抚顺马姓，年四十余，在京陆军部充差，先染淋毒，后因淋毒变为梅毒。注射西人药针十余次，初则旋愈旋发，继则连注数针亦不见效。据西人云，凡由淋毒变梅毒者，其毒深入骨髓，无论何药不能拔除病根。本人闻之亦信为不可治之痼疾也。后经奉天其同寅友韩芳辰介绍，来奉求为诊治。其毒周身不现形迹，惟觉脑际沉昏颇甚，心中时或烦躁，骨节多有疼痛之处，所甚异者，其眉棱眼梢及手指之节多生软骨，西人亦谓系梅毒所凝结也。愚对于此证，不敢谓其必治愈，犹幸身体不甚羸弱，遂将洗髓丹（轻粉二钱、红粉一钱、露蜂房如拳大一个、核桃十个，主治杨梅疮毒蔓延周身。编者注）一剂倂分四次服完；歇息旬日，再服一剂，将其分量减三分之一;歇息旬日,又服一剂,较二次所服之分量又减三分之一,皆四日服完,其病递次消除。凡软骨之将消者,必先发起,然后徐徐消肿,化为无有。共计四浃辰,诸病皆愈。(《医学衷中参西录·答人疑洗髓丹中轻粉红粉性过猛烈》)

案 2 沈阳县署科长某,患梅毒,在东人医院治疗二十余日,头面肿大,下体溃烂,周身壮热,谵语不省人事,东人谓毒已走丹不可治。其友人警务处科员孙俊如,邀愚往东人院中为诊视。疑其证夹杂温病,遂用生石膏细末半斤,煮水一大瓶,伪作葡萄酒携之至其院中,托言探友,盖不欲东人知为疗治也。及入视病人,其头面肿而且红,诊其脉洪而实,知系夹杂温病无疑,嘱将石膏水徐徐温服。翌日又往视,其头面红肿见退,脉之洪实亦减半,而较前加数,仍然昏愦谵语,分毫不省人事。所饮石膏之水尚余一半,俾自购潞党参五钱,煎汤兑所余之石膏水饮之。翌日又往视之,则人事大清,脉亦和平。病人遂决意出彼院来院中调治,后十余日其梅毒亦愈。此证用潞党参者,取其性平不热也。(《医学衷中参西录·人参解》)

案 3 一少年素染花柳毒,服药治愈,惟频频咳嗽,服一切理嗽药皆不效。经西医验其血,谓仍有毒,其毒侵肺,是以作嗽。询方于愚,俾用鲜小蓟根两许,煮汤服之,服过两旬,其嗽遂愈。(《医学衷中参西录·鲜小蓟根解》)

睾 丸 肿

东海渔者,年三十余,得骗白证甚剧。旬日之间,大见衰惫,惧甚,远来求方。其脉左右皆弦,而左部弦而兼长。夫弦长者,肝木之盛也。木与风为同类,人之脏腑,无论何处受风,其风皆与肝木相应。《内经》阴阳应象论所谓"风气通于肝"者是也。脉之现象如此,肝因风助,倍形其盛,而失其和也。况病人自言因房事后小便当风,从此外肾微肿,遂有此证,尤为风之明征乎?盖房事后,肾脏经络虚而不闭,风气乘虚袭入,鼓动肾脏不能蛰藏,而为肾行气之肝木,又与风相应,以助其鼓动,而大其疏泄,故其病若是之剧也。为拟此汤(舒和汤:桂枝四钱、生黄芪三钱、续断三钱、桑寄生三钱、知母三钱,服数剂后病未痊愈者,去桂枝,加龙骨、牡蛎各六钱。主治小便遗精白浊,因受风寒者,其脉弦而长,左脉尤甚。编者注),使脉之弦长者变为舒和。服之一剂见轻,数剂后遂痊愈。以后凡遇此等病,其脉象与此同者,投以此汤无不辄效。(《医学衷中参西录·治淋浊方》)

破 伤 风

一媪年六旬。其腿为狗咬破受风,周身抽掣。延一老医调治,服药十余日,抽掣愈甚。所用之药,每剂中皆有全蝎数钱,佐以祛风、活血、助气之药,仿佛此汤而独未用蜈蚣。遂为拟此汤(逐风汤:生黄芪六钱、当归四钱、羌活二钱、独活二钱、全蝎二钱、蜈蚣大者两条;主治中风抽掣及破伤后受风抽掣者。编者注),服一剂而抽掣即止。又服一剂,永不反复(《治内外中风方·逐风汤》也录有本案。编者注)。(《医学衷中参西录·蜈蚣解》)

第五章

五官科医案

视物模糊

一妇人年三旬。瞳子散大,视物不真,不能针黹。屡次服药无效,其脉大而无力。为制此丸(益瞳丸:山茱萸二两、野台参六钱、柏子仁一两、玄参一两、菟丝子一两、羊肝一具切片焙干,上药共为细末,炼蜜为丸桐子大,每服三钱,每日两次。主治目瞳散大昏耗,或觉视物乏力。编者注),服两月痊愈。(《医学衷中参西录·治眼科方》)

胬肉攀睛

案1 有门役之弟李汝峰,为纺纱厂学徒,病目久不愈。眼睑红肿,胬肉遮睛,觉目睛胀疼甚剧,又兼耳聋鼻塞,见闻俱废,跬步须人扶持。其脉洪长甚实,左右皆然。其心中甚觉发热,舌有白苔,中心已黄,其从前大便原燥,因屡服西药大便日行一次。知系冬有伏寒,感春阳而化热,其热上攻,目与耳鼻皆当其冲也。拟用大剂白虎汤以清阳明之热,更加白芍、龙胆草兼清少阳之热。病人谓厂中原有西医,不令服外人药,今因屡服其药不愈,偷来求治于先生,或服丸散犹可,断乎不能在厂中煎服汤药。愚曰:此易耳,我有自制治眼妙药,送汝一包,服之眼可立愈。遂将预轧生石膏细末两半与之,嘱其分作六次服,日服三次,开水送下,服后又宜多喝开水,令微见汗方好。持药去后,隔三日复来,眼疾已愈十之八九,耳聋鼻塞皆愈,心中已不觉热,脉已和平。复与以生石膏细末一两,俾仍作六次服。将药服尽痊愈。(《医学衷中参西录·论目疾由于伏气化热治法》)

案2　愚在奉时,有高等检查厅书记官徐华亭,年逾四旬,其左目红胀肿疼,入西人所设施医院中治数日,疼胀益甚。其疼连脑,彻夜不眠。翌晨视之,目上已生肉螺,严遮目睛。其脉沉部有力,而浮部似欠舒畅,自言胸中满闷且甚热。投以调味承气汤加生石膏两半,柴胡二钱,下燥粪若干,闷热顿除,而目之胀疼如故。再诊其脉,变为洪长,仍然有力。恍悟其目之胀疼连其脑中亦觉胀疼者,必系脑部充血,因脑而病及于目也。急投以拙拟建瓴汤(生怀山药一两、怀牛膝一两、生赭石八钱、生龙骨六钱、生牡蛎六钱、生地黄六钱、生杭芍四钱、柏子仁四钱,可预防脑充血证。编者注),服一剂,目脑之疼胀顿愈强半。又服两剂,痊愈。至其目中所生肉螺,非但服药所能愈。点以拙拟磨翳药水(生炉甘石一两、硼砂八钱、胆矾二钱、薄荷叶三钱、蝉蜕三钱,主治目翳遮睛。编者注),月余其肉螺消无芥蒂。(《医学衷中参西录·论目疾由于脑充血者治法》)

云　翳

一室女,病目年余,医治无效,渐生云翳。愚为出方,服之见轻,停药仍然反复。后得此方(护眉神应散:炉甘石煅一两,童便淬七次;珍珠大如绿豆以上二颗,纳通草中,珠爆即速取出;琥珀三分,梅片二分,半两钱、五铢钱俗名马镫钱、开元钱各一个红醋淬七次,共为细末,乳调涂眉上,日二三次。主治一切眼疾。无论气蒙、火蒙、肉螺、云翳、或瞳人反背。编者注),如法制好,涂数次即见轻,未尽剂而愈,妙哉。

按:此方若加薄荷冰二分更效。(《医学衷中参西录·治眼科方》)

眼　痛

于俊卿母尝患眼疾，疼痛异常，经延医调治，数月不愈，有高姓媪，告以此方（蒲公英汤：鲜蒲公英四两或蒲公英二两；煎汤两大碗，温服一碗。余一碗乘热熏洗。主治眼疾肿疼，或翳肉遮睛，或赤脉络目，或目睛胀疼，或目疼连脑，或羞明多泪，一切虚火实热之证。编者注），一次即愈。愚自得此方后，屡试皆效。（《医学衷中参西录·治眼科方》）

鼻　衄

案1　近治奉天大西关溥源酱房郭玉堂，得此证半载不愈。鼻中时流浊涕，其气腥臭，心热神昏，恒觉眩晕。其脉左右皆弦而有力，其大便恒干燥，知其肝移热于脑，其胃亦移热于脑矣。恐其病因原系风袭，先与西药阿司匹林瓦许以发其汗，头目即觉清爽。继为疏方用：

生石膏两半，龙胆草、生杭芍、玄参、知母、花粉各四钱，连翘、金银花、甘草各二钱，薄荷叶一钱。

连服十剂，石膏皆用两半，他药则少有加减，其病遂脱然痊愈。（《医学衷中参西录·石膏解》）

案2　近治奉天商埠警察局长张厚生，年近四旬，陡然鼻中衄血甚剧，脉象关前洪滑，两尺不任重按，知系上盛下虚之证，自言头目恒不清爽，每睡醒舌干无津，大便甚燥，数日一行。为疏方：

赭石、生地黄、生山药各一两，当归、白芍、生龙骨、生牡蛎、怀牛膝各五钱。

煎汤送服旱三七细末二钱，一剂血顿止。后将生地减去四钱，加熟地、枸杞各五钱，连服数剂，脉亦平和。（《医学衷中参西录·赭石解》）

牙　疳

天津竹远里于氏幼童,年六七岁,身出麻疹,旬日之外热不退,牙龈微见腐烂。其家人惧甚,恐成走马牙疳,延愚诊视。脉象有力而微弦,知毒热虽实,因病久者,气分有伤也。问其大便,三日未行。遂投以大剂白虎加人参汤,方中生石膏用三两,野党参用四钱,又加连翘数钱,以托疹毒外出。煎汤三茶盅,俾分三次温饮下。又用羚羊角一钱,煎水一大茶盅,分数次当茶饮之,尽剂热退而病愈。牙龈腐烂之处,亦遂自愈。张氏分析说,走马牙疳之原因,有内伤外感之殊。得之由内伤者轻而缓,由外感者重而急。此幼童得于麻疹之后,其胃中蕴有瘟毒上攻,是以三日之间,即腐烂如此。幸内服石膏、寒水石,外敷藤黄,内外夹攻,皆中要肯,是以其毒易消,结痂亦在三日内也。若当牙疳初起之时,但能用药消其内蕴之毒热,即外不敷药,亦可治愈。(《医学衷中参西录·治牙疳方》)

牙　痛

案1　友人袁霖普君,素知医,时当季春,牙疼久不愈,屡次服药无效。其脉两寸甚实,俾用怀牛膝、生赭石各一两,煎服后,疼愈强半,又为加生地黄一两,又服两剂,遂霍然痊愈。(《医学衷中参西录·牛膝解》)

案2　愚素无牙疼病。丙寅腊底,自津回籍,早六点钟之车站候乘,至晚五点始得登车,因此感冒风寒,觉外表略有拘束,抵家后又眠于热炕上,遂陡觉心中发热,继而左边牙疼。因思解其外表,内热当消,牙疼或可自愈。服西药阿司匹林一瓦半,得微汗,心中热稍退,牙疼亦觉轻。迟两日,心中热又增,牙疼因又剧。方书谓上牙龈属足阳明,下牙龈属手阳明,愚素为人治牙疼有内热者,恒重用生石膏少佐以宣散之药清其阳明,其牙疼即愈,于斯用生石膏细末四两,薄荷叶钱半,煮汤分两次饮下,日服一剂。两剂后,内热已清,疼遂轻减。翌日因有重证应诊远出,时遍地雪深三尺,严寒异常,因重受外感,外表之拘束甚于初次,牙疼因又增剧,而心中却不觉热。遂单用麻黄六钱,于临睡时煎汤服之未得汗,继又煎渣再服,仍未得汗,睡至夜半始得汗,微觉肌肤松畅,而牙疼如故。剧时觉有气循左侧上潮,疼彻辅颊,且觉发热;有时其气旁行,更疼如锥刺。恍悟此证确系气血挟热上冲,滞于左腮,若再上升至脑部,即为脑充血矣。遂用怀牛膝、生赭石细末各一两煎汤服之,其疼顿愈,分毫不复觉疼,且从前头面畏风,从此亦不复畏风。盖愚向拟建瓴汤方见第三卷论脑充血证可预防篇中,用治脑充血证甚效,方中原重用牛膝、赭石,今单用此二药以治牙疼,更捷如影响,此诚能为治牙疼者别开一门径矣,是以详志之。(《医学衷中参西录·自述治愈牙疼之经过》)

失 音

一妇人年四十,上焦发热,咳吐失音,所吐之痰自觉腥臭,渐渐羸瘦,其脉弦而有力。投以清火润肺之药,数剂不效。为制此汤(清金益气汤:生黄芪三钱、生地黄五钱、知母三钱、甘草二钱、玄参三钱、沙参三钱、川贝母三钱、牛蒡子三钱;治尪羸少气,劳热咳嗽,肺痿失音,频吐痰涎,一切肺金虚损之病。编者注),于大队清火润肺药中,加生黄芪一味以助元气,数剂见轻,十余剂后,病遂痊愈。(《医学衷中参西录·治肺病方》)